視覺光學實務
與屈光原理

（下）

Clinical Optics and Refraction

Vol. 2

隱形眼鏡光學及其視力矯正應用篇

Andrew Keirl

Caroline Christie

審閱

林 葦　英國曼徹斯特大學視光學 博士
中臺科技大學視光系助理教授

路建華　中央大學光電科學與工程學 博士
馬偕醫專視光學科助理教授

劉璟慧　英國曼徹斯特大學視光學 碩士

翻譯

郭奕萱、游德怡、鄧光廷、林淑媛

ELSEVIER

ELSEVIER

Rm. N-818, 8F, Chia Hsin Building II, No. 96, Zhong Shan N. Road, Sec. 2, Taipei 10449 Taiwan

Clinical Optics and Refraction: A Guide for Optometrists, Contact Lens Opticians and Disensing Opticians
Copyright©2007 by Elsevier Limited.
ISBN: 978-0-7506-8889-5

This translation of Clinical Optics and Refraction by Andrew Keirl and Caroline Christie was undertaken by Elsevier Taiwan LLC and is published by arrangement with Elsevier Limited.

本書譯自自 Clinical Optics and Refraction，作者 Andrew Keirl 以及 Caroline Christie，經 Elsevier Limited 授權由台灣愛思唯爾有限公司出版發行

視覺光學實務與屈光原理 (下)- 隱形眼鏡光學及其視力矯正應用篇。作者：Andrew Keirl 以及 Caroline Christie，審閱：林葦、路建華、劉璟慧，翻譯：郭奕萱、游德怡、鄧光廷、林淑媛

Copyright ©2017 Elsevier Taiwan LLC.
ISBN: 978-986-95485-5-7

Printed in Taiwan
Last digit is the print number:　9　8　7　6　5　4　3　2　1

目錄

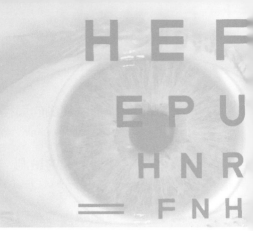

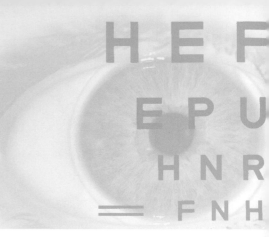

貢獻者

Bruce Evans, BSc, PhD, FCOptom, DipCLP, DipOrth, FAAO
Director of Research, Institute of Optometry, London, UK; Visiting Professor, City University, London, UK

Andrew Franklin, BSc, FBCO, DOrth, DCLP
Professional Programme Tutor, Boots Opticians Examiner, College of Optometrists, UK; Optometrist in private practice, Gloucestershire, UK

William Harvey, MCOptom
Visiting Clinician and Boots Opticians' Tutor Practitioner, Fight for Sight Optometry Clinic, City University, London, UK; Clinical Editor, Optician, Reed Business Information, Sutton, UK; Examiner, College of Optometrists, UK

序言

視光學是臨床眼視學裡範圍最廣的學科之一，包含了眼解剖學、幾何與物理光學、生理光學、眼科透鏡理論、屈光、儀器及許多其它方面。在視光學這個課題當然有許多主要的教科書，學生與從業人員可加以利用，最普遍也最被重視的兩本，是 Alan Tunnacliffe 與 *Bennett and Rabbetts* 所 著 的《*Introduction to Visual Optics*》 與 Ronald Rabbetts 的《*Clinical Visual Optics*》。這些主要的著作已經歷了時間的考驗，所以本書與前述教科書有一些相似處也就不是巧合。然而，與嚴謹的理論教科書相反，本書應被想成是「how-to-do-it」的書。作者相信，要全盤了解任何以光學為基礎的學科，一個學生必須投入相當多的時間，以精通那些能闡述並加強光學理論基礎的各種計算。就是這個理由，本書裡的大部分章節都包含了實際的例題，讓學生可以解決並探索與討論主題有關的問題。任何可能的地方，實際的例題都運用基本的原理，因此避免了冗長的推導。有興趣的讀者當然可從其它的教科書找到那些推導。

本書可以分為上冊與下冊兩個部分。上冊討論眼睛基本的視光學，以及正視、屈光不正、以眼鏡矯正屈光不正等。臨床上的屈光檢查及相關儀器，與視力、老視一起也包含在這一部分。上冊特別適合大學視光本科生與訓練中的眼科專科醫師。下冊討論隱形眼鏡的光學，以及以隱形眼鏡矯正視力。就我們所知，下冊有一些主題，不曾在之前隱形眼鏡相關的教科書裡做深入的介紹。這些主題包括隱形眼鏡實務上的戴鏡驗光技術與雙眼視力的熟慮。去猜測為什麼這些主題在其它隱形眼鏡相關的教科書裡極少被注意，是一件有趣的事。只是，以作者的觀點，戴鏡驗光應該要包含在所有隱形眼鏡的驗配與事後回診裡，成為其中的一部分。此外，臨床實務上絕大部分的病人都有兩個眼睛，對雙眼視力及其評估的基本知識是必要的。下冊特別適合大學視光本科生與隱形眼鏡驗光師。

本書是為大學本科生與剛合格的驗光師、隱形眼鏡驗光師與配鏡師設計的。這本指南的內容源自英國一些視光教育機構與英國配鏡師協會所採用的視光學計畫教材。雖然對學生的評量已慢慢離開傳統的考試，朝向以能力為導向的設計，作者希望本書對所有類型——驗光的、隱形眼鏡、配鏡的——現在的與未來的學生都有用。作者誠摯希望書的內容反映了書名，並且這書做到了它在封面說的！

Andrew Keirl
Callington
Caroline Christie
London

致謝

本書前幾章有許多材料，原先是為 Anglia 遠距學習公司的視光學遠距學習課程而寫的教材。作者感謝 Anglia 遠距學習公司，同意我們將這些早先的部分材料做修改增訂後放入本書中。

本書用的大部分計算，是基於英國配鏡師協會過去的測驗問題。作者感謝英國配鏡師協會的 Mark Chandler 先生提供過去的相關測驗卷。

也要感謝 Andrew Franklin、Bill Harvey 與 Bruce Evans 教授對本書的貢獻，以及 Ron Beerten 提供本書第二部分所用的幾張影像。

許多同事參與一些章節初始版本的閱讀與提供建議。這些同事包括 David Adams 博士、Ron Beerton、Esther Hobbs、Richard Payne 與 Eleanor Parke。作者感謝他們真誠坦白的意見。

最後，要感謝許多隱形眼鏡與眼科儀器製造公司，提供技術上的意見與資訊，支持了本書的一些論點。

獻詞

獻給 Alison、Ray 與 Sarah，為了這兩年的苦難、強力忍耐與遲來的晚餐！

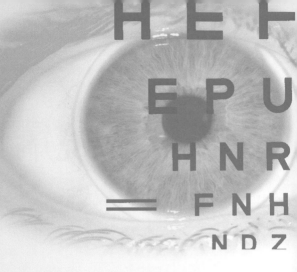

隱形眼鏡光學及其視力矯正
應用篇

隱形眼鏡矯正屈光異常

簡介

本章將對隱形眼鏡使用在屈光異常的矯正進行精要說明。幾乎所有類型的屈光異常皆能以框架眼鏡作矯正，特殊框架眼鏡形式可包含特定稜鏡的矯正(the correction of differential prism)，稜鏡合併作適用矯正時，不一定適用作近用矯正，反之亦然。然而，該種隱形眼鏡的取得和其成功率是受到限制的。

重要的是，驗配者應該瞭解幾乎所有的屈光異常都能用隱形眼鏡加以矯正。對於一位合格的隱形眼鏡驗配者，要能成功地矯正近視、遠視、散光與老視並不難。不規則散光包含眼部疾病，如圓錐角膜和角膜移植，也常以隱形眼鏡作為最佳矯正方式。此外，隱形眼鏡也常是對眼屈光手術術後結果不滿意的患者們，後續矯正最佳的選項。

本章內容

硬式和軟式隱形眼鏡

硬式和軟式隱形眼鏡是現今隱形眼鏡的主流驗配型式。「硬式」是指硬式高透氣 (rigid gas permeable) 的隱形眼鏡或 RGP 鏡片；而「軟式」是指傳統的水膠或矽水膠材質的隱形眼鏡 (參見第 21 章)。軟式和硬式隱形眼鏡的優缺點詳列於表 17.1 與表 17.2。

硬式隱形眼鏡特別適合有以下需求的配戴者：

- 需全天配戴隱形眼鏡。
- 需極佳的矯正視力。
- 需緩解先前戴用軟式隱形眼鏡出現的問題。
- 需精準地矯正散光。
- 在老視矯正時需較好的視力。

視力矯正：軟式與硬式高透氧 (RGP) 隱形眼鏡之比較

當眼睛配戴軟式隱形眼鏡時，具有彈性的鏡片材料特性，會使軟式鏡片後表面的幾何形狀隨著角膜前表面而變化，也就是說，像布一樣柔軟的軟式鏡片會與在角膜表面服貼，而且角膜上任何的散光會被傳遞到軟式隱形眼鏡上一併顯現。這種服貼特性的鏡片特別會出現在傳統水膠材質上。一個良好配適 (well-fitted) 單焦軟式鏡

表 17.1　球面和非球面硬式高透氧 (RGP) 隱形眼鏡的優缺點

優點	缺點
提供良好視力	舒適度問題
可以矯正至 2.50 D 散光	配戴時間缺乏彈性
視覺品質不會受鏡片旋轉影響	鏡片更換成本高
耐用	驗配需較高技術
保養簡單	不適合某些體育運動
好操作	
透氧性高	
微生物感染發生率低	

表 17.2　球面和非球面軟式隱形眼鏡的優缺點

優點	缺點
球面屈光異常的視力矯正效果好	散光大於或等於 0.75 的矯正視力變差
初始配戴舒適感良好	容易產生鏡片表面沉積物
視力品質不受鏡片旋轉影響	某些鏡片材質容易造成眼睛脫水
配戴時間彈性高	傳統水膠材質透氧性低

片的鏡片中心應該位在角膜中央，且其鏡片橫向偏位量達到最小，藉此使鏡片和眼睛系統產生的像差不顯著。一般來說，在任何不同的光線照明條件下，軟式鏡片的光學區直徑大小通常會大於眼睛入瞳 (entrance pupil)。這意味著可以避免光源周圍所出現的光暈 (閃光 [flare])。由於傳統水膠鏡片的折射率接近角膜的折射率，軟式鏡片造成的反射光損耗量與正常眼睛的反射損耗量是差不多的。當鏡片戴在眼表時，軟式鏡片可能出現的光學缺點，包括有鏡片柔曲 (lens flexure) 和含水量變化等，這些都可能改變鏡片度數。為患者訂購軟式隱形眼鏡時，標示出患者的眼睛屈光度數 (角膜弧度值 [K]) 是必要的。軟式隱形眼鏡鏡片在空氣中測得的後頂點屈光力 (BVP)，被假設為與患者的眼睛屈光度數相等，這適用於球面與散光的軟式隱形眼鏡。

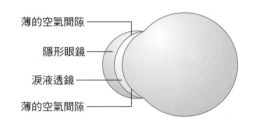

圖 17.1　隱形眼鏡淚鏡系統。

對於矯正屈光異常來說，使用 RGP 鏡片與使用軟式鏡片有著極大的差異。當鏡片置於眼表時，RGP 鏡片的後表面維持原來其表面的形狀，而不像軟式鏡片會順應貼合角膜表面使軟式鏡片後表面隨著角膜幾何形狀變化。因此，RGP 鏡片的後表面與角膜前表面之間隙，及其形成淚鏡型式及其屈光度數是可被預測的。當 RGP 鏡片置於眼表時**隱形眼鏡－淚鏡系統**中有三個要素影響最終視網膜影像的形成：

1. RGP 隱形眼鏡。
2. 淚鏡 (也稱液態鏡片)。
3. 眼睛。

隱形眼鏡－淚鏡系統由：RGP 隱形眼鏡與淚液透鏡等二個部分所組成。在計算 RGP 的鏡片光學系統時，可以簡單將每一個元件一(指 RGP 隱形眼鏡和淚液鏡片) 被無限薄的「空氣膜」(air film) 或「空氣間隙」(air gap) 所隔開 (圖 17.1)。淚鏡的屈光度取決於 RGP 後表面 (後光學區曲率半徑 [back optic zone radius, BOZR]) 和角膜前表面的相對幾何關係。淚鏡可以是正透鏡的 (配戴的 RGP 鏡片較陡 [圖 17.2])、平光透鏡 (配戴的 RGP 鏡片與角膜表面吻合 [圖 17.3])，或是負透鏡 (配戴的 RGP 鏡片較平 [圖 17.4])。如果有一 RGP 隱形眼鏡要用來矯正遠距屈光異常，那麼離開 RGP 隱形眼鏡－淚鏡系統中的淚鏡後表面的聚散度 (vergence)，必須等於患者眼睛屈光度。該值也就是 RGP 隱形眼鏡－淚鏡系統的後頂點屈光

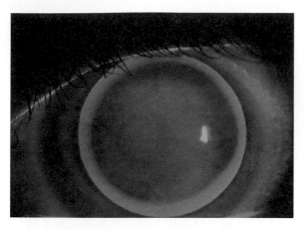

圖 17.2 弧度較陡的 RGP 隱形眼鏡驗配在彎曲度較平的角膜上，會產生正淚鏡。(參照彩色圖)

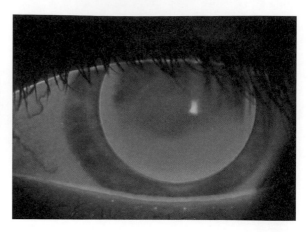

圖 17.4 弧度較平的 RGP 隱形眼鏡驗配在彎曲度較陡的角膜上，會產生負淚鏡。(參照彩色圖)

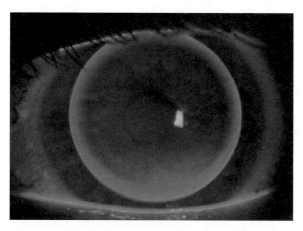

圖 17.3 RGP 隱形眼鏡彎曲度與角膜弧度相同，會產生平光淚鏡。(參照彩色圖)

度，但該值不等於在空氣中測量到的 RGP 隱形眼鏡後頂點屈光度。因此，與軟式鏡片不同的是，患者的眼睛屈光度不等於在空氣中測量到的 RGP 隱形眼鏡後頂點屈光度。唯一例外是當 RGP 隱形眼鏡的後表面形狀與角膜前表面弧度完全吻合時，此時所得的淚鏡屈光度為零。

RGP 鏡片：選擇最佳球面

臨床上，RGP 鏡片度數根據淚鏡度數和患者眼睛表現的屈光度數使用「經驗法」(empirical method) 作挑選，或是藉由讓患者眼睛戴上合適的試戴鏡片執行戴鏡驗光法 (over-refraction)，再確定最後所要的鏡片度數。經驗法的概述如下：

1. 框架眼鏡度數處方先轉換為負散光型式處方後，再換算成眼睛的屈光度數 (當框架眼鏡度數 > ±4.00 D 時)。
2. 忽略任何散光。
3. 藉由計算鏡片後光學區弧度與角膜最平弧度之間的屈光度數差異，來決定淚鏡的度數。
4. 將眼睛上的球面屈光度數和淚鏡屈光度數加總後，得到最終的 RGP 隱形眼鏡度數。

以試戴鏡片進行戴鏡驗光法

為了避免頂點距離換算改變而作的補償，試戴鏡片的度數應盡可能愈接近眼睛的屈光度數愈好。如果戴鏡驗光結果超過 ±4.00 D，就應該進行頂點距離的換算。

淚鏡與後光學區曲率半徑

後光學區半徑 (BOZR) 是指隱形眼鏡後表面的曲率半徑，該曲率半徑的量測被限定在隱形眼鏡後表面的中央範圍 (後光學區直徑 [back optic zone diameter]) 之內。BOZR 在 RGP 隱形眼

表 17.3　散光發生率

眼睛散光 (DC)	總人口百分比
0.00	32.0
0.25~0.50	34.6
0.75~1.00	17.7
1.25~2.00	9.8
2.25~3.00	3.8
3.25~4.00	1.5
>4.00	0.6

After Rabbetts (1998).

鏡驗配中是相當重要的參數。重要的是，要能夠確定可能會產生淚鏡度數，以及淚鏡如何隨著 BOZR 改變而變化，這有助於評估鏡片適片。

以下是驗配 RGP 隱形眼鏡的經驗通則：

- 每當 BOZR 比角膜弧度陡 0.05 mm，淚鏡屈光度就隨之增加 +0.25 D。
- 每當 BOZR 比角膜弧度平 0.05 mm，淚鏡屈光度就隨之增加 -0.25 D。

軟式／矽水凝膠隱形眼鏡矯正視力

瞭解軟式隱形眼鏡和矽水凝膠隱形眼鏡並不會形成淚鏡是重要的。對於使用這類鏡片矯正患者的屈光異常時，空氣中測量到的隱形眼鏡 BVP 應等於患者的眼睛屈光度數。而結束驗配時，最終所訂購的軟式隱形眼鏡度數，通常為此兩種度數的加總，分別為初始試戴隱形眼鏡的度數與能提供良好視力的戴鏡驗光度數。切記！此時不用考慮淚鏡。要再次提醒，為了避免頂點距離效應的補償換算，試戴片的度數應盡可能接近患者的眼睛屈光度。若戴鏡驗光度數大於 ±4.00 D，則頂點距離效應應該被考慮進去。由於在驗配時，常有多款軟式隱形眼鏡可供選擇，如此一來，通常能找到非常接近患者眼睛度數的試戴片。這也可經常避免在進行軟式隱形眼鏡驗配時，得到大量的戴鏡驗光

度數。隱形眼鏡驗配的戴鏡驗光技術將於第 26 章討論。

散光矯正

散光矯正可使用下列方法。

框架眼鏡

使用框架眼鏡矯正散光沒有任何限制。

球面和非球面的硬式高透氧隱形眼鏡

這類隱形眼鏡可以矯正角膜散光高達 2.50 D。

球面和非球面的軟式隱形眼鏡

只有少量的散光度數 (約 0.25~0.50 D) 能被軟式球面隱形眼鏡有效地掩蓋。軟式非球面設計、較厚的單一曲率設計，以及第一代矽水凝膠的隱形眼鏡可以掩蓋高達 0.75 DC 的散光。

軟式複曲面隱形眼鏡

更高的散光度數 (約 3.75 D) 可使用「庫存」的複曲面軟式鏡片 (toric soft lenses) 和更高等級的客製化鏡片進行矯正。

RGP 複曲面隱形眼鏡

更高的散光度數 (約 3.75 D) 可使用客製化的 RGP 複曲面 (toric) 和雙複曲面 (bitoric) 隱形眼鏡進行矯正。藉由驗配球面或非球面的 RGP 隱形眼鏡，可以成功矯正較高比例的角膜散光患者。然而，隨著散光度數的增加，只有驗配 RGP 複曲面鏡片，才能達到高比率的理想視覺品質和／或物理性舒適度 (參閱第 22 章)。

散光發生率見表 17.3。

隱形眼鏡矯正老視

如本書上冊第 13 章所述，「老視」是老化

和生活不便的開始，它會使原本正常的生活方式發生變化並且漸進惡化！然而，眼睛照護專家也因此多了提供照顧服務的機會。45 歲以上的人口比例持續增長中，1991 年，年齡超過 45 歲的英國人口估計有 37.1%。預計到 2011 年，這一數字將上升 6.4%。大約 20~25 年前被驗配隱形眼鏡的患者目前會出現老視，而這些患者需要尋求如何使用框架眼鏡和隱形眼鏡作為老視矯正的專業建議。常有人說老視眼市場是提升隱形眼鏡驗配率的最大潛力領域之一，而 45~60 歲的中老年人大概就是多焦點隱形眼鏡驗配的目標族群。

相對來說，老視隱形眼鏡的驗配數量還沒有那麼多，而且這類驗配有時被描述成是「專家」才能取得的「驗配商機」。驗配老視隱形眼鏡的確是有獲利的，因為在新聞界經常描述有 87% 的財富掌握在超過 50 歲的人的手中！配鏡滿意的老視眼患者不會經常換地方買鏡片，或是經常尋求其他專業建議，他們是一群具有高度忠誠且穩定的被轉介族群。

毫無疑問地，用框架眼鏡矯正老視，比用隱形眼鏡矯正老視更加容易。框架眼鏡矯正老視通常採用下列方式：

- 單焦鏡片，包括現成的閱讀用框架眼鏡。
- 增強型閱讀鏡片 (enhanced reading lenses)。
- 雙焦鏡片。
- 三焦鏡片。
- 漸進多焦點鏡片。

使用隱形眼鏡的老視矯正包含下列方法：

- 遠距離度數處方修改 (處方修成少一點負度數，或多一點正度數)。
- 近用框架眼鏡搭配遠用隱形眼鏡。
- 單眼視覺法：通常將遠用鏡片度數驗配給主力眼 (dominant eye)。雙焦隱形眼鏡：硬式和軟式隱形眼鏡都有的交替 (轉換) 型設計 (alternating [translating] designs)。多焦隱形眼

鏡：硬式和軟式隱形眼鏡都有的同步視覺型設計 (simultaneous designs)。

- 單眼視覺法結合多焦鏡片：
  - 改良型 (modified)：調整多焦鏡片提供折衷後的最佳視覺，此法會讓實際的雙眼視覺受損。
  - 增強型 (enhanced)：一般選擇主力眼做遠用單焦度數矯正，而非主力眼使用將多焦點鏡片做矯正。

以上所有方法都是採用視覺折衷的方式去作矯正，本書第 25 章會再討論。

隱形眼鏡與框架眼鏡之比較

當進行框架眼鏡矯正屈光異常以及隱形眼鏡矯正屈光異常的比較時，需要注意以下重點：

視覺

與戴框架眼鏡相比，使用隱形眼鏡矯正的近視眼患者容易有更好的視覺品質，這是因為戴隱形眼鏡所形成的視網膜影像尺寸，大於戴框架眼鏡所形成的視網膜影像尺寸。患有高度近視的患者戴隱形眼鏡時，可能會明顯比戴框架眼鏡看得更好。對於遠視眼患者剛好與上述相反。

調節和聚合

為了看清近處的物體，近視眼戴隱形眼鏡比戴框架眼鏡需要更多的調節力 (accommodation) 和聚合力 (convergence)。相反地，遠視眼患者戴隱形眼鏡比戴框架眼鏡所需的調節力和聚合力卻是較少。這在隱形眼鏡驗配中具有某些臨床意義，因為當患者從隱形眼鏡改戴框架眼鏡 (反之亦然) 時，調節聚合力的比率 (accommodation convergence ratio) 僅被些微影響。此外，與戴框架眼鏡相比，配戴隱形眼鏡的近視眼患者需要近用閱讀附加度數的時間點可能會稍微提早開始。

調節力和聚合力詳見第 13、15 章。隱形眼鏡驗配的雙眼視覺考量將於第 31 章討論。

不等視

　　兩眼不等視 (anisometropia) 是指右眼與左眼的處方度數間出現差異。當以框架眼鏡矯正時，此現象會造成數個光學方面與物理方面的問題。以下是四種會出現的問題：

- 水平與垂直方向的稜鏡效應：因患者的視線偏離鏡片的光心而產生。
- 當戴框架眼鏡時，右眼與左眼的放大率不相等會進而造成兩眼不等像 (aniseikonia)，即視覺皮質區的兩眼視網膜影像為不等大。此外，對於病患的外觀也會有所影響。
- 鏡片邊緣厚度不等或鏡片中心厚度不等而導致美觀不佳。
- 鏡片重量不等。

　　不過，上述問題在戴隱形眼鏡時大多不會出現。因為隱形眼鏡會隨著眼睛視線移動，在光學上產生的稜鏡效應便不會出現。框架鏡片放大率不相等、框架鏡片邊緣厚度不相等而造成不美觀的問題，在戴隱形眼鏡時更是不用擔心。一對隱形眼鏡的各別重量差異通常不是大問題，但是當試著減輕隱形眼鏡的重量以改善鏡片戴在眼中的中心定位時，隱形眼鏡材質的密度可能是重要因素 (隱形眼鏡材質的相關介紹見第 21 章)。戴隱形眼鏡唯一會出現的光學問題，一般可能是在隱形眼鏡配戴者帶有的兩眼度數不等是屬於軸性屈光異常 (axial ametropia)，由此兩眼影像不等情形。在這種情況下，與處方隱形眼鏡相比，這類患者反而在處方框架眼鏡時會有較低程度的兩眼影像不等與更舒適的雙眼視覺，這在第 20 章有更深入的探討。

不規則屈光

　　本書上冊第 7 章已敘述過，這種情形一開始使用框架眼鏡矯正，後期則改為使用隱形眼鏡。當不規則屈光出現在角膜，例如圓錐角膜、角膜手術、屈光手術術後，硬式隱形眼鏡會是常見的處置方式，因為淚鏡 (由隱形眼鏡後表面與角膜前表面之間的間隔所製造出來的液體鏡片) 會填滿角膜上的任何剩餘表面空隙。與戴框架眼鏡相比，此情況配戴隱形眼鏡能夠有效的大幅提升視力品質。

遮蔽：部分和完全

　　隱形眼鏡作用於部分遮蔽的適應症，包含有白化症、瞳孔異常、馬凡氏症候群 (Marfan syndrome) 以及色素性視網膜退化症。對於上述疾病，使用隱形眼鏡可以減少光線經由隱形眼鏡周邊區域進入眼睛，尤其在限定某些特定波長的光可被接收的時候，隱形眼鏡也會是一個比較有效的選擇，因為就算框架眼鏡被配得極為貼近眼睛表面，也還是沒有隱形眼鏡的效果好。隱形眼鏡用於完全遮蔽的適應症，包含有頑固性複視以及弱視治療。

治療用途

　　驗配治療型隱形眼鏡的主要目標是保護受損的角膜以協助其傷口復原，所以不會以將達到最佳矯正視力作為主要驗配目標。這類醫療用隱形眼鏡時會納入多個治療效果考量而非單一治療效果。疼痛減緩、物理性保護和促進角膜傷口復原經常是需要被綜合處理的。傳統長戴型或拋棄型的軟式隱形眼鏡，是最常被應用作為治療鏡片；而新型矽水凝膠、傳統矽水凝膠彈性聚合物、鞏膜鏡或大尺寸的角膜鏡也都有各自在治療用途上的貢獻。

美觀用途

　　根據字典中對美觀的定義是，除了美容以外並無其他功用。醫療用的美容隱形眼鏡也可

能提供視力矯正功能，假如患者仍有視覺，但視力矯正並非首要目標。常見使用時機如下：

- 遮蓋過度成熟的白內障以及創傷性白內障。
- 隱藏角膜混濁和角膜萎縮。
- 遮蓋手術無法處理的大量斜視。
- 恢復正常的虹膜或瞳孔大小、外觀與顏色。
- 遮蓋虹膜破孔，因其會造成複視或多重影像。
- 白化症。

最簡單的解決方式往往是最好的，因為在需要更換鏡片時，使其輕易再製相同的鏡片。以遮蔽明顯混濁的白內障為例，繪有黑色瞳孔的軟式鏡片是最簡單、便宜以及省時的選擇。

近視控制

長久以來，聚甲基丙烯酸甲酯 (polymethyl methacrylate, PMMA) 和 RGP 鏡片經常被處方給年幼患者，用以減緩近視惡化。不過，到目前為止並沒有假說被提出以支持這種鏡片處方的合理性。此外，評估這種鏡片處方對近視控制成效的臨床研究發表相當有限，因為這類試驗通常沒有提供長期的追蹤數據、沒有明顯近視控制的效果以及研究設計不良 (缺乏適當對照組、盲化和隨機分配)。近期來說，在這類評估研究中，隱形眼鏡與近視控制 (Contact lens and Myopia Progression, CLAMP) 研究屬於規模最大的研究之一。CLAMP 研究執行的試驗包含觀察者盲化、隨機分配的研究設計，該試驗共追蹤 158 個配戴硬式隱形眼鏡的兒童 (年齡 6~11 歲) 與 225 個配戴框架眼鏡的兒童作為對照組 (年齡與性別配對過)，為期 2 年。該研究試驗結果顯示，兩個組別在 2 年期間平均增加的近視度數為 1.30 D，且近視進展速度在兩個組別之間沒有差異。因此，臨床上對於硬式隱形眼鏡控制近視度數進展的效果仍抱持存疑的態度。

雖然角膜塑型術 (Orthokeratology, OK) 施行

數個世紀之久，而近期發展出速效角膜塑型術 (Accelerated orthokeratology, AOK) 的施作方式為戴著特殊設計的硬式隱形眼鏡過夜睡覺，藉此暫時矯正患者的屈光異常，此方法已於臨床上與科學上獲得認可。速效角膜塑型術被定義為：「使用 RGP 鏡片逐漸地、有系統地改變角膜形狀，藉以暫時性降低近視度數。因為角膜還是會恢復原狀，對於患者而言，速效角膜塑型術是一個相對安全、不用透過手術，而且有科學根據的半永久性視覺矯正治療方法。

速效角膜塑型術的要領是藉由驗配合適的高 DK(透氧性) 反轉幾何 RGP 鏡片 (其減少角膜離心率 (corneal eccentricity) 並壓平角膜頂端的曲度) 來降低近視度數。此鏡片在起床時被移除，在睡前重新戴上。如果有必要，日間也可配戴此鏡片以達到更好的視力，因為鏡片處方是依據病患的度數設計。對現代的技術來說，角膜塑型最大的實際改變範圍可達近視度數 5.00 D 和順規散光度數 1.50 D。在某些國家，特別是遠東地區，角膜塑型術被提倡為一種控制或預防近視的方法。然而，西方科學家仍然在觀望，儘管角膜塑型術提供年輕的近視青少年和那些正在考慮屈光手術的低度近視者另一個矯正的選擇。

離軸像差

像差是鏡片本身帶有的特質所產生的缺點，即使鏡片生產時選用最好的材質也無法避免，而且與製造過程和其他缺陷無關。按照在框架鏡片中會造成的損害，像差可被分為兩大類：影像變成像差 (image-deforming aberrations) 和影像失真像差 (image-degrading abberations)。此外，某些發生在單色光的像差稱為**單色像差** (monochromatic abberations) (以下第 1~5 項)；而其他發生在兩種光波長以上的稱為**色像差** (chromatic aberrations) (以下第 6 點)。

以下為六種像差：

1. 球面像差 (spherical aberration)。
2. 彗星像差 (coma)。
3. 斜向像散 (oblique astigmatism)。
4. 場曲 (curvature of field)。
5. 畸變 (distortion)。
6. 色像差 (chromatic aberration)。

此外，球面像差和色像差兩者都有縱向和橫向 (transverse or lateral) 變因，這兩個變因都各有其成因與解決方式。

上述像差出現當框架眼鏡使用者偏軸注視時，所以框架鏡片設計製作的挑戰就是減少斜向像散與場曲的影響，讓眼睛在透過框架鏡片周圍視物時，鏡片離軸的成像品質依然不錯。然而，隱形眼鏡的設計製造卻有不同的困難。當注視不同方向時，隱形眼鏡會隨著眼睛轉動而移動，所以隱形眼鏡片設計的主要挑戰是球面像差和彗星像差，因為此類像差會發生在鏡片遲滯 (lens lag) 而使鏡片中心偏移角膜時。

視野

一如所料的，隱形眼鏡的視野範圍比框架眼鏡大得多。尤其是遠視眼患者更為明顯，因為在戴框架眼鏡時，遠視眼患者的視野比近視眼患者的視野要小。

總結隱形眼鏡的光學優點

隱形眼鏡不會導致：

- 斜向像散。
- 畸變。
- 色像差。
- 視野侷限。
- 因為鏡框造成的視野盲區。
- 兩眼度數不等造成的稜鏡效應。
- 兩眼度數不等造成的調節力需求不等。
- 無晶體患者使用框架眼鏡矯正而造成的視網膜影像過度放大。

第 17 章總結

本章設計為本書下冊作的提要介紹，內容提及的所有重點將在後續章節有延伸及更深入的介紹。

參考資料

Rabbetts R B (1998) *Bennett & Rabbetts' Clinical Visual Optics.* Butterworth Heinemann, Oxford.

延伸閱讀

Douthwaite W A (2006) *Contact Lens Optics and Lens Design.* Elsevier, Oxford

Efron N (2002) *Contact Lens Practice.* Butterworth-Heinemann, Oxford

Mountford J, Ruston D, Dave T (2004) *Orthokeratology: Principles and Practice.* Elsevier, Oxford

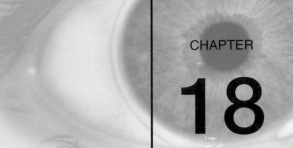

角膜測量：角膜弧度儀及其進階介紹

簡介

「角膜弧度量測術」(Keratometry)是指測量角膜(嚴格地說，是淚液層)前表面的主要曲率半徑的專業術語。執行角膜弧度量測術時，角膜被視為一個凸面鏡，而實際要測量的就是這個「面鏡」的曲率半徑。基本上，角膜弧度量測術是一種藉由測量「物體被反射後所形成的影像大小」，再加上給定物體的大小及從像到物的距離，即可算出角膜曲率半徑的方法。角膜弧度量測術所用的發光物或目標物(mire)，可以是兩個分開的目標物，或是在特定距離處個別目標物上的兩個點。反射光顯示範圍約角膜中心區的3~4 mm，儘管精確的範圍大小會受到測量儀器和角膜大小的影響。角膜弧度量測術的光學原理是取得位於角膜內被反射形成的第一個Purkinje影像(此反射來自角膜前表面)。最終形成的反射影像大小則取決於物體(目標物)的大小、角膜的曲率半徑，以及從角膜到目標物的距離。

本章內容

- 角膜弧度量測術
- 角膜弧度儀的實際操作
- 角膜鏡檢查術
- 角膜地形圖檢查術

角膜弧度量測術

角膜弧度量測術將角膜視為一個曲率半徑為 r 的球面鏡，且物高為 h，像高為 h'。使用牛頓放大關係式，則角膜弧度儀的量測方程式為：

$$r = 2\frac{h'}{h}d$$

理論上，如果從目鏡的刻度上取得量測讀值 h'，則上述方程式可以用來找到 r。其所形成的反射影像，如圖 18.1 所示。角膜弧度方程式的推導如下，牛頓放大率方程式為：

$$m = \frac{h'}{h} = -\frac{f}{x}$$

其中，h 是物體的大小、h' 是反射影像的大小、f 是反射面鏡的焦距、x (物體外焦距 [the extra-object focal distance]) 是 F 到 h 的距離，影像外焦距 (the extra-image focal distance)x' 也如圖 18.1 所示。

對於一個彎曲面鏡：

$$f = \frac{r}{2}$$

這表示牛頓放大率方程式可變成：

$$\frac{h'}{h} = -\frac{r}{2x}$$

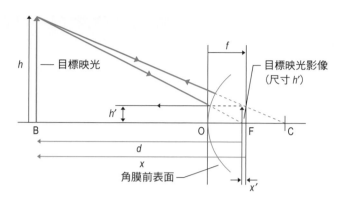

圖 18.1 目標物的影像形成。(After Douthwaite 2006, with permission of Elsevier Ltd.)

參考圖 18.1，距離 x 為量測從 F 到 B 的距離，這表示 x 是負值。若我們假設距離 d 趨近等於 $-x$，則可得到：

$$r = 2\frac{h'}{h}d$$

在上述的方程式中，h' 是角膜反射影像的大小、h 是物體 (目標物) 的大小、d 是目標物和角膜反射影像之間的距離。

這裡有兩個問題與角膜弧度儀方程式有關。雖然此方程式是角膜弧度儀設計的基礎，但它屬於一種近軸方程式，加上所涉及的反射角度不算小，因此在測定角膜曲率半徑時會產生誤差。要記得的是，小角度是近軸方程式的基礎，所以在角膜曲率半徑的測量紀錄中，顯示出使用角膜弧度儀方程式導致顯著的測量誤差 (高達 5%)，這表示曲率半徑 7.90 mm 的測量誤差幾乎為 0.40 mm。因此，在製造過程中，角膜弧度儀使用已知半徑的球形表面來進行校準。第二個問題是反射影像從來不在完全靜止狀態下被直接測量，因為患者眼睛持續地進行小幅移動。這第二個問題可藉由將反射影像倍增為兩個作克服，通過測量該倍增影像的位移距離來獲得反射影像的大小。相較於前兩個問題，以下所提雖然不是問題，但也值得注意。

要注意的是，角膜的真實折射率 (1.3760) 並沒有被來校準角膜弧度儀。取而代之的是經常被使用的折射率 1.3375，這使得儀器獲取全部角膜屈光力 (約為 90% 的前表面屈光力)。

影像倍增

倍增 (doubling) 裝置 (一雙稜鏡與一平凸透鏡背對背放置) 可將角膜內原本的一個反射影像變成兩個。這發生在角膜弧度儀的觀察系統內，並讓檢查者可以調整倍增的量 (the amount of doubling)，直到兩個影像上下接觸。如上所述，由於患者的眼睛從不停止移動，因而無法直接測量影像的大小，所以需要倍增裝置。因此，即使影像持續移動，藉由判斷倍增影像何時正好上下接觸是比較容易的。當倍增影像被正確設置為「正好接觸」時，表示角膜弧度儀已被校準好，且可測得正確的前表面角膜曲率半徑。影像倍增方程式為：

$$h' = \frac{dP}{100}$$

其中，d 是影像和目標物之間的距離，而 P 是倍增裝置的度數 (以稜鏡度數作表示)

倍增原理

產生倍增影像有兩種方式。(1) 由雙稜鏡

所產生的倍增量取決於稜鏡相對於物鏡的位置,而雙稜鏡的鏡片位置是可以改變的。如果該距離減少,則倍增的量減少,如果該距離增加,則倍增量增加。因此,藉由改變雙稜鏡的位置,可使倍增量等於影像大小。使用此原理的角膜弧度儀稱為**可變倍增型角膜弧度儀 (variable doubling keratometers)**。(2) 當倍增量保持不變時,倍增影像的校正也可以通過改變目標物的大小來獲得,使用此原理的角膜弧度儀則稱為**可變目標物型角膜弧度儀 (variable mire keratometers)**。

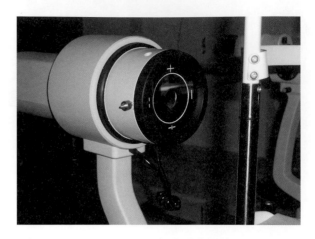

圖 18.2　Bausch & Lomb 角膜弧度儀的目標物。

角膜弧度儀的類型

　　常用的儀器有兩種類型。每個類型使用的是上述兩個原理其中之一來測量兩目標物影像的分隔距離。如前所述,在進行角膜曲率半徑測量時需要倍增影像,否則快速的眼睛移動會使這項工作變得非常困難。角膜弧度儀測量角膜中心範圍約 3~4 mm 的彎曲程度,因此角膜弧度儀可以決定:

- 曲率半徑。
- 主子午線的方向。
- 角膜散光程度。
- 任何角膜變形的存在。

　　同一個角膜被二台以上儀器測量會有不同的測量值產生,因為不同的角膜弧度儀使用:

- 不同的目標物分隔距離,使得反射的角膜範圍亦不相同。
- 不同的校準用折射率,使得相同曲率半徑可被換算出多種表面度數。

可變倍增

　　這種類型儀器的目標物呈現固定分隔量。其兩目標物影像的分隔量可藉由變化位置和倍增裝置度數被找出。Bausch & Lomb 角膜弧度儀 (圖 18.2) 具有兩個可變的倍增裝置和兩組固

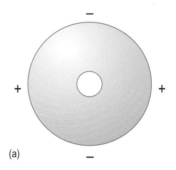

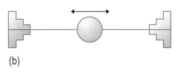

圖 18.3　發光目標物被用在 (a) Bausch & Lomb 和 (b) Javal-Schiötz 角膜弧度儀。角膜弧度儀目標物:(a) 固定目標物,單位法;(b) 可變目標物,雙位法。

定的目標物影像,兩個主子午線因此可以被同步測量,所以此種設計稱為**單位儀 (one-position instrument)**。此儀器使用的目標物如圖 18.3(a) 所示。兩個可被獨立地調整的稜鏡位於由 A、B、C、D 四個光圈 (圖 18.4) 所組成的特殊擋板後面,倍增的目標物影像位於兩條相互垂直的子午線上。儀器需被正確地讓檢查者看到儀器目標

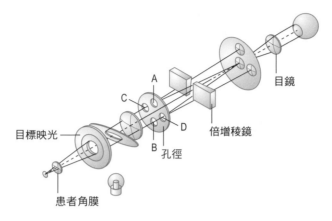

圖 18.4　Bausch & Lomb 單位角膜弧度儀的倍增系統中使用的光圈檔板。

物的三個影像對齊。光圈 C 與垂直位移稜鏡有
關，而光圈 D 與水平位移稜鏡有關，垂直稜鏡
的移動使垂直位移的影像移動，而水平稜鏡的移
動則使水平位移的影像移動。中央影像不受兩邊
稜鏡的移動影響。光圈 A 和 B 被視為一夏納氏
圓盤 (a Scheiner disc)，當系統對焦錯誤時，中央
目標物影像會被倍增。因此，該「夏納氏圓盤」
在單位式角膜弧度儀中被視為一對焦裝置。

　　Bausch & Lomb 單位式角膜弧度儀必須被
轉動，用以先找到散光表面的其中一條主子午
線，一旦發現其中一條主子午線，隨後可同步
測得兩條子午線的曲率半徑，而不需要進一步
旋轉儀器去找第二條主子午線。圖 18.5 顯示：

- 垂直倍增剛好，但水平倍增不足 (圖 18.5a)。
- 垂直倍增過多，但水平倍增剛好 (圖 18.5b)。
- 垂直和水平倍增皆剛好 (圖 18.5c)。
- 顯示主子午線方向設置錯誤的散光角膜 (圖
  18.5d)。

固定倍增

　　這種儀器的影像倍增是固定的，其目標
物影像有特定分隔。只能透過改變目標物的
分隔量，才能讀到測量值。這種角膜弧度儀被
稱 為 **雙 位 儀 (two-position instrument)**，是以

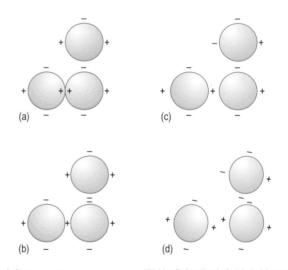

圖 18.5　Bausch & Lomb 單位式角膜弧度儀上使用
目標物校準時的四個範例。(見內文說明)

Javal-Schiötz 設計作為基礎 (圖 18.6)，目標物
是一個「階梯」和一個「正方形」的圖形 (圖
18.3)，附著在兩個小燈箱的前面，燈箱經由一
個傳動裝置可沿著圓弧形方向往相反方向均勻
移動，其彎弧中心對應患者的眼睛。影像倍增
透過放置於物鏡後面的一稜鏡達成 (圖 18.7)。
整個儀器可以作前後軸旋轉，以便能夠沿著任
何子午線來量測角膜曲率半徑。階梯形目標物
上覆蓋一個綠色濾片，而正方形目標物則覆蓋

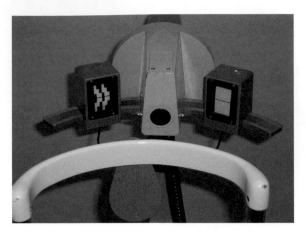

圖 18.6　Javal Schiötz 角膜弧度儀的目標物。

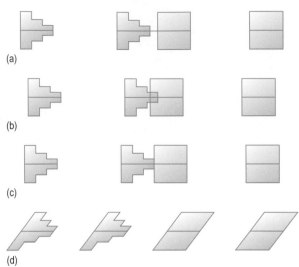

圖 18.8　Javal-Shiötz 雙位角膜弧度儀使用目標物校準時的四個範例。(見內文說明)

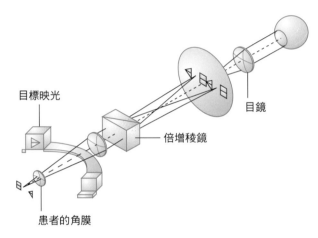

圖 18.7　Javal-Shiötz 雙位式角膜弧度儀中使用的倍增裝置。

著紅色濾片。這些濾片能幫助檢查者識別何時目標物重疊，因為疊加區域會顯示為黃色。圖 18.8 顯示 Javal-Schiötz 使用的目標物，當：

- 目標物分隔量過大 (圖 18.8a)。
- 目標物分隔量太小 (圖 18.8b)。
- 目標物分隔量剛好 (圖 18.8c)。
- 顯示主子午線方向設置錯誤的散光角膜 (圖 18.8d)。

遠心角膜弧度儀

　　遠心角膜弧度儀是第三種類型的角膜弧度儀，在一般臨床中很少遇到。然而，該儀器的設計有優於 Bausch & Lomb 和 Javal-Schiötz 儀器的特色。首先，角膜影像形成在角膜 (F) 的焦平面處，而不是靠近角膜。這意味著 d 和 x 現為相等，解決假設 $d = x$ 時，在角膜弧度儀方程式中的近似值。如前所述，這種假設可能導致角膜曲率半徑的測量誤差高達 5%。該儀器的另一個有趣的不同是它使用一對偏心的鏡片，會產生可變的稜鏡度數。

　　當使用「傳統的」角膜弧度儀時，檢查者必須確保目鏡影像在目鏡十字線平面上。這是藉由確認觀察到的目標物影像和目鏡十字線影像是否同時清楚來辦到。如果目標物影像沒有在目鏡十字線的平面上形成，那麼使用傳統的角膜弧度儀讀到的測量值是不正確的。而遠心角膜弧度儀的一個主要優點，是不需要所觀察的目標物影像剛好形成在目鏡十字線平面上，因此不需要可調整的目鏡或目鏡十字線。在三種可用角膜弧度儀中，遠心角膜弧度儀可能是最容易使用的。有關該角膜弧度儀的更多知識，讀者可參考 Douthwaite(2006)。

角膜弧度儀的實際操作

方法

目鏡歸零

　　大多數角膜弧度儀的目鏡提供量測刻度。在取得刻度讀值前，應將角膜弧度儀聚焦在遠方物體上，以避免檢查者調節力介入，導致判讀結果錯誤。

患者定位

　　患者應該舒適地坐著，其前額穩定地置於頭靠上。患者需準確、穩定地注視正前方。遮蔽未測眼可以使患者穩定地注視前方，藉此避免當患者視線看向他處時，不預期地量到測量眼的周邊角膜讀值。

光學系統對齊

　　為使光學系統對齊 (line up)，並定位患者的角膜：

- 檢查者眼睛看向儀器目鏡。
- 透過目鏡中的筆燈發出的光線，尋找角膜反射。

使用角膜弧度儀

　　儀器主體最初置於比角膜所需更遠的距離處，然後緩慢地朝向患者角膜推進，直到清晰地看到目標物的影像出現於中心位置。

- 當使用的是 Bausch & Lomb 單位儀（圖 18.2）時，檢查者在仔細對齊相鄰兩個加號 (+) 影像和對齊相鄰兩個減號 (-) 影像前，必須先將倍增的圓形影像對焦清楚、完全重疊。當主子午線**不**出現在 90° 和 180° 方向時，需要旋轉儀器主體以幫助這些輔助目標完整對齊。完成上述事項後，以及在取得角膜曲率及其所在方向的最終讀值前，必須將主要的圓形目標和輔助目標再一次都需要被重新聚焦清楚。

- 當使用的是 Javal-Schiötz 雙位儀（圖 18.6）時，儀器主體最初設置成水平平面。通過目鏡觀察，檢查者可看見四個影像：中央和兩側各有兩個目標物影像。彩色編碼有助於確認影像排序是否正確，以及最後是否有完全對齊。位在中央的一對目標物影像需要一同移動靠近，直到兩個影像剛好接觸。若散光出現在 180° 方向，其影像中心的細黑線可完美地對齊成一直線，如果不是在 180° 方向，則需要旋轉儀器主體直到對齊。然後，儀器外部的量角器刻度可以用來讀出散光方向。在取得散光方向讀值前，應該再次確認實際目標物影像的聚焦和對齊。然後旋轉儀器主體 90°，再以完全相同的方式進行第二次測量。

- **記住**，無論使用哪一種儀器，即使患者保持穩定地注視前方，仍需反覆進行影像再聚焦以獲得最佳測量效果。在理想情況下，每一子午線方向應取三次讀值，再取其平均值。

儀器校準

　　與所有測量設備一樣，角膜弧度儀的定期校準很重要。這可以使用精確度為 ±0.001 mm 的鋼球來輕鬆做到。每次校準使用至少三個鋼球，每個鋼球採樣五次讀值，從而繪製校準線以確認儀器測量精確度。

測量範圍擴充

　　在角膜弧度儀的物鏡前面設置一個 +1.25 DS 或 −1.00 DS 的試鏡片，可擴充測量範圍。藉此可量測到超出儀器測量範圍的曲率半徑（如圓錐角膜中的過陡曲率和在角膜進行屈光矯正術後的過平曲率）。執行此測量前，必須先使用其曲率半徑已知且被驗證過的鋼球進行再校準。這對 Javal-Shiötz 的儀器格外有用，因為最陡的讀值範圍可被擴展到 5.50 mm。

使用提示

- 角膜弧度儀的量測讀數以沿著特定子午線方向表示。
- 記住，並不是所有眼睛的主子午線都位在 90° 和 180° 方向。
- 在異常的角膜中，兩條主子午線的方向差值不為 90°。
- 角膜弧度儀通常以 mm 和屈光度 (D) 顯示角膜曲率，前者是英國最常用的表示方式。

例題 18.1

在某個角膜弧度儀中，其倍增稜鏡的稜鏡度數為 2.50 Δ，目標物之間的距離為 17 cm。若目標物和角膜影像之間的距離為 16 cm，試算其角膜曲率半徑。

要找到角膜曲率半徑，我們需利用角膜弧度儀方程式：

$$r = 2\frac{h'}{h}d$$

已知 h（目標物之間的距離）和 d（目標物和角膜影像之間的距離），接著需要求出 h'。我們可以藉由使用成像倍增方程式來計算得出：

$$h' = \frac{dP}{100}$$

代入成像倍增方程式得出：

$$h' = \frac{16 \times 2.5}{100} = 0.40 \text{ cm}$$

代入角膜弧度儀方程式得出：

$$r = 2\left(\frac{0.40}{17}\right)16 = 0.75294 \text{ cm}$$

因此，角膜曲率半徑為 7.5294 mm。

自動角膜弧度儀

自動角膜弧度儀沿著視軸測定曲率半徑和主子午線。自動角膜弧度儀還可以在遠離角膜頂點的預定位置測量周邊範圍的曲率半徑。有些儀器使用電腦化影像處理系統，在相應的子午線上測定最平坦和最陡峭的角膜曲率半徑及其所在方向。

自動角膜弧度儀通過計算來自發光二極管 (LED) 的反射影像間距離作量測。目標物通常是普拉西多式圓形目標物 (circular and placido in nature)，可用來顯示任何角膜變形。自動角膜弧度儀還包含距離指示器，使測量值能夠被讀取。不論其測量速度有多快，患者的穩定注視仍有必要。這通常可藉由 LED 作輔助，但在測量時，檢查者還應該仔細觀察患者眼睛，並確保患者保持夠寬的瞼裂。

角膜鏡檢查術

如前所述，角膜弧度儀僅基於角膜前表面大約中央 3~4 mm 的範圍來估計角膜的彎曲程度。角膜弧度儀測量還假設角膜是純球形的表面，但那當然不是。角膜的形狀實際上被比作為扁橢圓形，其彎曲程度逐漸向周邊愈趨平坦化。這種扁平化的現象加上不同的角膜弧度儀，其目標物會從角膜不同的區域被反射，這將造成使用兩台不同的角膜弧度儀分別測量相同的角膜，卻可能不會出現相同曲率半徑的結果。這是因為角膜弧度儀在測量時，角膜反射光不是來自角膜中心，而是來自儀器光軸兩側的兩個小區域。該區域的大小取決於角膜弧度儀物鏡的有效孔徑。然而，角膜鏡檢查術 (keratoscopy) 比傳統角膜弧度量測法更能全面地評估角膜輪廓。第一代角膜鏡結合現代攝影角膜鏡檢查術，使用一系列被照亮的多圈同心圓環，稱為普拉西多氏盤 (placido disc)。這些圓環被投射到角膜上，讓檢查者觀察這些圓環的反射。藉由判斷圓環狀影像的規律性來評估角膜輪廓。雖然這是一種簡單的方法，可對角膜的任何不規則進行粗略評估，但是這種方法卻不能提供角膜輪廓的精細量化評估。最早嘗

試量化角膜輪廓的其中一台儀器稱為「Wesley–Jessen 光電角膜鏡」(photoelectronic keratoscope, PEK)，藉由拍攝一系列同心圓的寶麗來照片來測量每個圓環的直徑，由此可以計算出形狀因子。但由於其測量的即時性不足和使用該系統訂購系統使用鏡片的再現性問題，限制其在商業上的成功。

角膜地形圖檢查術

　　動態攝影角膜鏡檢查 (videokeratoscopy) 藉由現代化電腦分析的方式可以更詳細地評估角膜的整體形貌。現今這些儀器已較普遍地被使用，主要以普拉西多氏盤與電腦化角膜地形圖系統為測量基礎。由淚膜所反射的圓環影像是數位攝影機拍攝的，然後再使用演算法偵測並識別圓環的位置。應用數位影像去偵測角膜影像邊界以重建角膜彎曲弧度，角膜影像邊界的偵測會因系統不同而有差異。

　　從現在市面上可收集到不同儀器的數據呈現方式是日益精細。數據結果以彩色的角膜輪廓地形圖作為呈現方式，可分析角膜曲率和度數的分佈情形。曲率圖的選項多有不同，但最常用在隱形眼鏡驗配的是正切曲率半徑圖 (tangential radius of curvature) 和軸向呈現圖 (axial representation)，因為這些選項可以讓角膜中周區到其外圍區顯示更多細微的曲率差異而容易表現出臨床的顯著差異。彩色比例尺的標示通常從紅色延伸到藍色，紅色代表陡峭端，藍色代表平坦端。此選項使用「絕對」比例尺，比例尺的單位是一致的，方便在不同眼睛之間或在不同時間點之間作直接比較，或者是使用「標準化」的比例尺，可自動調整地形圖至更小的顏色間隔，以獲得更多的細節資訊，但容易因為角膜不同而有所變化。高度地形圖 (elevation maps) 描繪出相對的高度差異，可以用於分析高透氧鏡片的螢光染色圖 (fluorescein patterns)，高的紅色區表示螢光素不存在區域，低的藍色區則表示螢光素堆積區域。而差異地形圖 (difference maps) 特別有助於監測角膜變化情形或是角膜扭曲變形，因為差異地形圖的呈現，將選定的兩個地形圖進行減法運算的結果。然而，這容易掩蓋掉數據本身的實際臨床價值，因此無法讓呈現結果引人注目。其實真正有用的訊息是角膜輪廓地形圖本身，它可以輕鬆顯示角膜表面上的輪廓變化，並且幫助檢測和鑑別診斷規則或不規則的角膜表面。圖 18.9 (a) 顯示球形角膜，(b) 高度數規則散光 (蝴蝶結) 和 (c) 圓錐角膜。

　　角膜地形圖還針對角膜頂點的曲率半徑 (apical radius of the cornea) 提供一個稱為 r_o 的數值。值得注意的是，此數值與角膜弧度儀在同一眼睛讀得的任何測量值是不同的，因為角膜弧度儀的量測區是謹從角膜頂點延伸約 3 mm 的整體範圍。

　　在隱形眼鏡驗配時，動態攝影角膜鏡檢查對於評估角膜偏心率 (corneal eccentricity, e-value)、表面不規則性和不規則散光特別有用。減法圖 (subtractive plots) 也適用於監測以下各種情形的角膜變化，如角膜塑形術 (orthokeratology) 或停戴聚甲基丙烯酸甲酯 (PMMA) 鏡片或低透氧係數 (DK) 鏡片。測量時，視軸偏移會誤導測量結果。

　　以下列出常見的角膜極度不對稱或角膜變形：

- 不規則散光，與規則散光不同的是其角膜地形圖中缺乏對稱的「蝴蝶結」圖案 (圖 18.9 (b))。
- 圓錐角膜。
- 穿透性角膜移植術 (penetrating keratoplasty)。
- 隱形眼鏡引起的角膜翹曲 (warpage)。
- 屈光手術。
- 外傷。

更近期的角膜地形圖儀是以裂隙燈原理為基礎，使用來自角膜表面、虹膜和晶體的漫射反射光，如 Orbscan，影像由動態攝影機取得，該狹縫光束可掃描超過 7,000 個獨立且直接測量的資料點。光線追蹤三角測量法確定角膜前、後表面的標高，給出一側角膜緣至另一側角膜緣 (limbus to limbus) 的測量數據。觀察所產生的角膜地形圖可以對角膜進行全面分析，包括

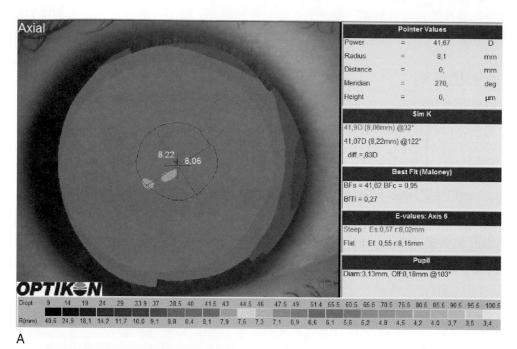

A

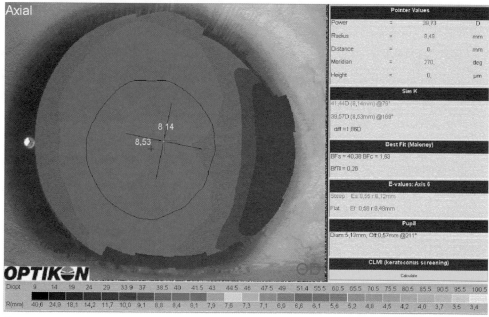

B

圖 18.9 (a) 球面角膜的地形輪廓圖。(參照彩色圖) 角膜地形輪廓圖顯示：(b) 高度數的規則散光角膜；

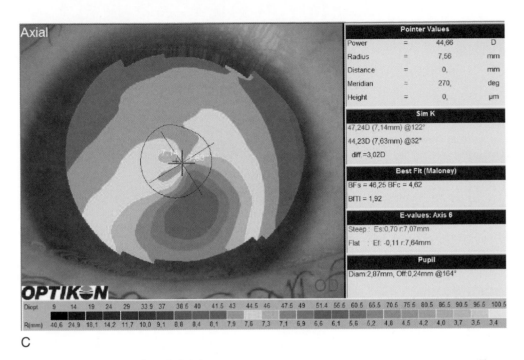

C

圖 18.9，續 (c) 圓錐角膜。(參照彩色圖)

各種度數的角膜分佈圖、用於隱形眼鏡驗配的中央區 (光軸識別) 和周邊區的角膜測量數據、全角膜厚度測量、和三維空間的擬真模型。

另一個近期的儀器 (Oculus Pentacam) 也已從普拉西多氏技術中脫穎而出，使用旋轉式沙姆普弗魯克攝影機 (rotating Scheimpflug camera)。這個儀器提供前、後角膜形狀數據、角膜厚度、前房深度與前房隅角的數據。還有水晶體前表面成像的功能可供選擇，如果瞳孔夠大，也可作水晶體後表面成像。

幾乎所有的角膜地形圖設備都包含隱形眼鏡驗配軟體，其功能範圍包含從預先安裝現有鏡片製造商的庫存鏡片設計，到允許驗光師創造自己的隱形眼鏡設計。

第 18 章總結

適用角膜弧度儀量測術的適用情形

- 隱形眼鏡驗配初始評估時，取得角膜基準數據，並找出角膜散光的所在位置。

- 隱形眼鏡後續照護檢查時，取得當次數據，並與先前記錄的基準數據做比較，以顯示出任何角膜變化或變形。

- RGP 鏡片驗配時，提供資料以輔助經驗的驗配法 (empirical fitting)，或初始試鏡片選擇法 (initial lens selection)。

- 隱形眼鏡戴在眼睛時的鏡片柔曲 (flexure) 測量。

- 非侵入性淚液破裂時間的測量 (NIBUT)。

角膜弧度儀量測術的限制

- 僅能評估角膜中央區域，周邊角膜難以通過標準方法測量。

- 由於儀器的測量誤差，即使角膜曲率半徑讀值出現 0.05 mm 的，也無臨床意義。

- 由於校準差異，患者角膜曲率讀值可能受到所使用的儀器影響。

- 在隱形眼鏡驗配時，鏡片合適性和中心定位僅能靠鏡片戴在眼睛上時進行評估，因為鏡

片度數和眼瞼作用都是影響隱形眼鏡配適 (fitting) 的因素。

參考資料

Douthwaite W A (2006) *Contact Lens Optics and Lens Design*. Elsevier, Oxford.

延伸閱讀

Efron N (2002) *Contact Lens Practice*. Butterworth-Heinemann, Oxford

Elliott D B (2003) *Clinical Procedures in Primary Eyecare*. Butterworth-Heinemann, Oxford

Mountford J, Ruston D, Dave T (2004) *Corneal topography and its measurement. Orthokeratology Principles and Practice*. Butterworth-Heinemann, Oxford

Rabbetts R B (1998) *Bennett & Rabbetts' Clinical Visual Optics*. Butterworth-Heinemann, Oxford

Tunnacliffe A H (1993) *Introduction to Visual Optics*. Association of the British Dispensing Opticians, London

硬式高透氧隱形眼鏡與隱形眼鏡淚鏡系統的光線追跡

簡介

雖然第17章已經簡介過隱形眼鏡的光學，但是第19章才是首次以隱形眼鏡光學為主的篇章。有些讀者或許會發現第19章可能是本書迄今為止最難的一章。然而，當讀者仔細閱讀一些實例後，便會發現本章所需用到的「工具」早已在前幾章介紹過了，例如：有

效性、等效空氣距離、表面屈光力的計算、順向光線追跡法以及逆向光線追跡法。能夠以清楚的圖示來標示所有必要的聚散度，並以謹慎和合乎邏輯的方式來組織計算，也是十分重要的。讀者也必須理解到所有應用在處理本章的專業技巧，已經在本書中多次重複使用。

本章內容

• 硬式高透氧 (RGP) 隱形眼鏡的光線追跡。
• 隱形眼鏡淚鏡系統的光線追跡。

硬式高透氧隱形眼鏡的光線追跡

　　儘管硬式高透氧 (RGP) 隱形眼鏡的中心厚度僅有 0.50 mm，但其表面陡峭的曲率，意味著它必須被視為厚透鏡。薄透鏡方程式無法適用於隱形眼鏡。單獨考量隱形眼鏡，即隱形眼鏡未戴在眼睛上時，第1章所介紹的標準光線追跡技巧，可以應用於空氣中的隱形眼鏡。在此有必要介紹與使用和隱形眼鏡相關的術語：隱形眼鏡前表面的曲率半徑 (r_1)，以**前光學區半徑 (FOZR)** 稱之；而隱形眼鏡後表面的曲率半徑 (r_2)，則以**後光學區半徑 (BOZR)** 稱之。

例題 19.1

試求下列條件對空氣中的 RGP 隱形眼鏡所產生的後頂點屈光力 (BVP)：

前光學區半徑 (FOZR)(r_1) = 7.30 mm

後光學區半徑 (BOZR)(r_2) = 7.80 mm

$t = 0.50$ mm

$n = 1.50$

　　由於隱形眼鏡是厚透鏡，因此進行光線追跡時，應使用等效空氣距離 (EAD)。如此一來，即可使用標準的順向光線追跡法，來計算後頂點屈光力 (BVP)。

　　首要的任務是求解兩個表面屈光力。曲率半徑 r 以公尺 (m) 為單位，並適切地使用**標準形式 (Standard form)** 表示，例如 6.50 mm 應寫為 6.5×10^{-3} m，而不是 0.0065 m。所有的計算步驟至少要取到小數點後第四位，並且在計算時不可進位或四捨五入。精確度對計算凸面

的屈光度來說相當重要。求解表面屈光度須使用：

$$F_1 = \frac{n' - n}{r_1}$$

和

$$F_2 = \frac{n - n'}{r_2}$$

符號規則顯示 r_1 和 r_2 都是正值：

$$F_1 = \frac{1.50 - 1.00}{+7.3 \times 10^{-3}} = +68.49315 \text{ D}$$

$$F_2 = \frac{1.00 - 1.50}{+7.8 \times 10^{-3}} = -64.1026 \text{ D}$$

等效空氣距離 (代入以公尺為單位的 t_{cl}) 可得：

$$\text{EAD} = \frac{t_{cl}}{n_{cl}} = \frac{5 \times 10^{-4}}{1.5} = 3.333^{-4} \text{ m}$$

現在已得出等效空氣距離，兩個表面之間的折射率可以假定為**等於空氣的折射率** (n = 1)。這個等效距離的值可用於以下的光線追跡，且後頂點屈光度 (BVP) 可用順向光線追跡求解。如同先前的求解方式，將算式區分為兩欄處理：一欄為聚散度，另一欄為距離。圖 19.1 顯示此題目的聚散度。

聚散度(D)   距離(m)

$L_1 = 0.0000$

$F_1 = +68.49315 \text{ D}$

$L'_1 = L_1 + F_1 = 68.49315 \text{ D} \rightarrow l'_1 = \dfrac{n}{L'_1}$

$$l'_1 = \frac{1}{+68.4931} = +0.0146 \text{ m}$$

$$l_2 = l'_1 - \left(\frac{t_{cl}}{n_{cl}}\right)$$

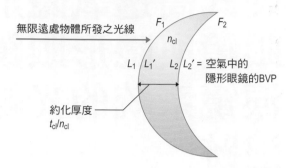

圖 19.1 例題 19.1 的示意圖。空氣中的 RGP 隱形眼鏡被當做厚透鏡處理。

$L_2 = \dfrac{n}{l_2} \qquad \leftarrow \qquad l_2 = +0.0147 - 3.333 \times 10^{-4}$
$$= +0.014267 \text{ m}$$

$$L_2 = \frac{1}{+0.014267} = +70.09346 \text{ D}$$
$$L'_2 = L_2 + F_2$$
$$L'_2 = +70.09346 + (-64.1026) = +5.9909 \text{ D}$$

故 $L_1 = 0.0000$, $L'_2 = \text{BVP}$, $F'_v = +5.9909 \text{ D}$

因此，在空氣中的 RGP 隱形眼鏡的後頂點屈光力 (BVP) 為 + 5.9909 D。

例題 19.2

一個中心厚度為 0.45 mm，折射率為 1.51，BVP 為 -8.00 D 的硬式高透氧隱形眼鏡。若其後光學區半徑 (BOZR) 為 8.00 mm，試求其前光學區半徑 (FOZR) 為何？

在本題中，前表面半徑是未知數。因此，我們必須使用逆向光線追跡法，來求解 F_1 以及後續的 FOZR(r_1)。題目已提供 BOZR(r_2)、中心厚度 (t_{cl})、透鏡材料折射率 (n_{cl}) 以及 BVP(L'_2)。利用這些已知的條件，我們可以計算出後表面屈光度 (F_2) 和約化厚度 (t_{cl} / n_{cl})。後表面屈光力可由下式求出：

$$F_2 = \frac{n - n'}{r_2}$$

符號規則顯示 r_2 是正值:

$$F_2 = \frac{1.00 - 1.51}{+8.00 \times 10^{-3}} = -63.7500 \text{ D}$$

代入以公尺為單位的 t_{cl},可解出 EAD 為:

$$\text{EAD} = \frac{t_{cl}}{n_{cl}} = \frac{4.5 \times 10^{-4}}{1.51} = 2.9801 \times 10^{-4}$$

現在已經解出 EAD,並假定兩個表面之間的折射率可以**等於為空氣的折射率** (n = 1)。這個數值將應用在稍後的光線追跡中。逆向光線追跡可用來求解前表面屈光力。同樣地,算式將分別置於兩欄中求解:一欄為聚散度,另一欄為距離。

聚散度(D)　　　　　距離(m)

$L'_2 = -8.0000 \text{ D}$

$L_2 = L'_2 - F_2$

$L_2 = -8.0000 - (-63.7500)$

$L_2 = +55.7500 \text{ D} \rightarrow l_2 = \dfrac{1}{+55.7500} = +0.01794 \text{ m}$

$\qquad\qquad\qquad l'_1 = l_2 + \left(\dfrac{t_{cl}}{n_{cl}}\right)$ (逆向的)

$\qquad\qquad \leftarrow l'_1 = +0.01794 + 2.9801 \times 10^{-4}$

$\qquad\qquad\qquad = +0.018235 \text{ m}$

$L'_1 = \dfrac{1}{+0.018235} = +54.8389 \text{ D}$

當 $L_1 = 0.0000$, $L_1 = F_1$

$F_1 = +54.8389 \text{ D}$

FOZR 可以用下式解出:

$$r_1 = \frac{n' - n}{F_1}$$

$$r_1 = \frac{1.51 - 1}{+54.8389} = +9.2999 \times 10^{-3} \text{ m}$$

因此,該隱形眼鏡的 FOZR 為 + 9.2999 mm。

上面的例題證明了空氣中的隱形眼鏡與空氣中的眼鏡的求解方法相同。然而,在計算隱

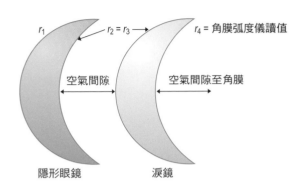

圖 19.2　隱形眼鏡淚鏡系統的表面半徑。

形眼鏡時,其表面屈光力會比眼鏡的表面屈光力強。

隱形眼鏡淚鏡系統的光線追跡

如第 17 章所述,當戴上硬式高透氧隱形眼鏡時,會產生淚鏡系統。這個系統包含兩個部分:**隱形眼鏡**和**液鏡或淚鏡** (liquid or tear lens)。因此,淚鏡的形式取決於隱形眼鏡的後表面曲率半徑 (BOZR)、角膜的前表面曲率半徑 (角膜弧度儀數據),以及淚液的折射率。為了使計算更容易,可想像隱形眼鏡、淚鏡和角膜,被兩個無限薄的「空氣膜」或「空氣間隙」隔開 (圖 17.1)。

由 RGP 隱形眼鏡和淚鏡構成的淚鏡系統,至少有下列幾種組成。

四個表面的半徑

- 隱形眼鏡的前表面半徑 (FOZR or r_1)。
- 隱形眼鏡的後表面半徑 (BOZR or r_2)。
- 淚鏡的前表面半徑 (r_3)。
- 淚鏡的後表面半徑 (r_4)。

　　這些半徑的位置如圖 19.2 所示。

　　淚鏡的形式 (形狀) 會著隨著隱形眼鏡的 BOZR 和角膜前表面的曲率半徑而改變:

$r_3 = r_2$ 且

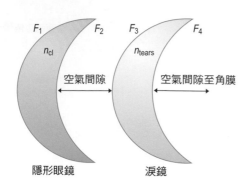

圖 19.3 隱形眼鏡淚鏡系統的表面屈光力。

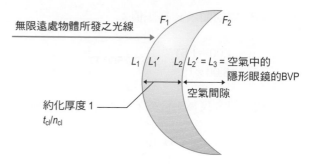

圖 19.4 隱形眼鏡的聚散度。

r_4 = 角膜弧度儀的讀值

符號規則顯示上述的半徑都是正值。

四個表面的屈光力

只要表面兩側的折射率不同，每個表面就必定會產生表面的屈光力。隱形眼鏡淚鏡系統至少有四個表面屈光力如下：

- F_1 = 隱形眼鏡的前表面屈光力。
- F_2 = 隱形眼鏡的後表面屈光力。
- F_3 = 淚鏡的前表面屈光力。
- F_4 = 淚鏡的後表面屈光力。

這些表面屈光力如圖 19.3 所示。

每個表面都被視為的無限薄之空氣間隙所隔開：

$$F_1 = \frac{n_d - 1}{r_1}$$

$$F_2 = \frac{1 - n_d}{r_2}$$

$$F_3 = \frac{n_{tears} - 1}{r_3}$$

$$F_4 = \frac{1 - n_{tears}}{r_4}$$

切記：

- 空氣的折射率通常取 1.00。

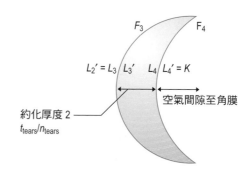

圖 19.5 淚鏡的聚散度。

- 淚液的折射率通常取 1.336。
- 無限薄的空氣間隙並無光學效果。
- $r_2 = r_3$。
- r_4 = 角膜弧度儀的讀值。

隱形眼鏡淚鏡的聚散度

順向光線追跡和逆向光線追跡，可被應用於隱形眼鏡的淚鏡系統，以求解每一個表面的聚散度。在淚鏡系統中，至少有八個聚散度。

隱形眼鏡的聚散度如圖 19.4 所示：

- L_1 是到達隱形眼鏡前表面的聚散度。
- L_1' 是離開隱形眼鏡前表面的聚散度。
- L_2 是到達隱形眼鏡後表面的聚散度。
- L_2' 是離開隱形眼鏡後表面的聚散度。

離開隱形眼鏡後表面（單獨區隔）的聚散度，等於隱形眼鏡在空氣中的後頂點屈光度：

- L_2' 等於在空氣中的 RGP 隱形眼鏡的 BVP。

淚鏡的聚散度如圖 19.5 所示。

由於隱形眼鏡和淚鏡被無限薄的空氣間隙所隔開,所以它們並無光學效應,即 $L_2' = L_3$。

- L_3 是到達淚鏡前表面的聚散度。
- L_3' 是離開淚鏡前表面的聚散度。
- L_4 是到達淚鏡後表面的聚散度。
- L_4' 是離開淚鏡後表面的聚散度。

離開隱形眼鏡淚鏡系統後表面的聚散度,將等於隱形眼鏡淚鏡系統的後頂點屈光度:

- $L_4' = $ 隱形眼鏡淚鏡系統的 BVP(L_v')。

由於淚鏡和角膜之間被無限薄的空氣間隙所隔開,所以它們並無光學效應,離開淚鏡系統的後表面的聚散度相當於患者的眼睛屈光度 (假設物體在遠處且 $L_1 = 0$):

- $L_4' = K$。

所以,

- L_2' 等於獨立在空氣中的 RGP 隱形眼鏡的 BVP。
- L_4' 等於隱形眼鏡淚鏡系統的 BVP,也等於患者的眼睛屈光度。

前一段的敘述提供至少四個表面作為參考。這是當一個球面的 RGP 隱形眼鏡戴在一個前表面為球面的角膜的狀況。若系統中有一個或多個表面是環曲面,則半徑數目、表面屈光力和聚散度都會增加。散光系統將於第 23 章討論。

例題 19.3

求解以下 RGP 隱形眼鏡淚鏡系統的 BVP:
隱形眼鏡的 FOZR(r_1) = 8.90 mm
隱形眼鏡的 BOZR(r_2) = 8.10 mm
角膜曲率半徑 = 7.80 mm
隱形眼鏡的中心厚度 = 0.50 mm
淚鏡的中心厚度 = 0.30 mm
隱形眼鏡材料的折射率 = 1.49
淚液的折射率 = 1.336

如同上面的例題,現在條件變得愈來愈複雜,重要的是整合出題目所提供的資料,以便確認哪些是已知的、哪些可初步計算,以及解決此問題需要什麼類型的光線追跡法。在本例題中,r_1、r_2 和角膜半徑為已知。切記,淚鏡的形狀是由隱形眼鏡的後光學區半徑 (BOZR) 和角膜半徑形成的。淚鏡 (r_3) 的前表面半徑等於其 BOZR(r_2),淚鏡的後表面半徑 (r_4) 等於其前角膜曲率半徑。

符號規則顯示所有的半徑都是正值。因此:

$r_1 = +8.90\,\text{mm}$

$r_2 = +8.10\,\text{mm}$

$r_3 = +8.10\,\text{mm}$(等於 r_2)

$r_4 = +7.80\,\text{mm}$(與前角膜半徑相同)

隱形眼鏡材料的折射率為 1.490,且淚液的折射率為 1.336。首要的課題是計算出四個表面的屈光力。切記,每一個表面都被無限薄且無光學意義的空氣間隙所隔開 (如圖 19.3)。這四個表面的屈光力可用下列方程式算出:

$$F_1 = \frac{n_{cl} - 1}{r_1} = \frac{1.49 - 1.00}{+8.90^{-3}} = +55.0562\,\text{D}$$

$$F_2 = \frac{1 - n_{cl}}{r_2} = \frac{1.00 - 1.49}{+8.10 \times 10^{-3}} = -60.4938\,\text{D}$$

$$F_3 = \frac{n_{tears} - 1}{r_3} = \frac{1.336 - 1.00}{+8.10 \times 10^{-3}} = +41.4815\,\text{D}$$

$$F_4 = \frac{1 - n_{tears}}{r_4} = \frac{1.00 - 1.336}{+7.80 \times 10^{-3}} = -43.0769\,\text{D}$$

接下來的課題是解出隱形眼鏡和淚鏡的等效距離 EAD。隱形眼鏡的等效距離 EAD(代入以公尺為單位的 t_{cl}),可由下列算式得出:

$$\text{EAD} = \frac{t_{cl}}{n_{cl}} = \frac{5^{-4}}{1.49} = 3.3557 \times 10^{-4}\,\text{m}$$

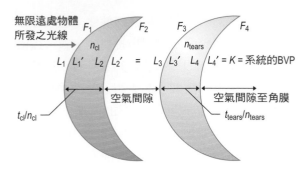

圖 19.6 例題 19.3 的示意圖。

淚鏡的等效空氣距離（代入以公尺為單位的 t_{tears}），可由下列算式得出：

$$\text{EAD} = \frac{t_{tears}}{n_{tears}} = \frac{3^{-4}}{1.336} = 2.2455^{-4}\,\text{m}$$

現在，EAD 已被解出，隱形眼鏡的兩個表面以及淚鏡的兩個表面之間的折射率，可假定為**等效空氣的折射率** (n = 1)。在之後的光線追跡中，都將使用這個數值。BVP 需要用順向光線追跡才能解出。如同先前的求解方式，將算式區分為兩欄處理，一欄為聚散度，另一欄為距離。本題的聚散度如圖 19.6 所示。由於我們處理的是四個折射面的問題，因此光線追跡需要被擴增。首先，對隱形眼鏡實施順向光線追跡；然後再對淚鏡實施順向光線追跡。

聚散度(D)	距離(m)

$L_1 = 0.0000$

$F_1 = +55.0562\,\text{D}$

$L_1' = L_1 + F_1 = 55.0562\,\text{D} \;\rightarrow\; l_1' = \dfrac{n}{L_1'}$

$$l_1' = \frac{1}{+55.0562} = +0.01816\,\text{m}$$

$$l_2 = l_1' - \left(\frac{t_{cl}}{n_{cl}}\right)$$

$L_2 = \dfrac{n}{l_2} \qquad \leftarrow \qquad$ $l_2 = +0.01816 - 3.3557 \times 10^{-4}$

$\qquad\qquad\qquad\qquad\qquad = +0.017828\,\text{m}$

$$L_2 = \frac{1}{+0.017828} = +56.0925\,\text{D}$$

$L_2' = L_2 + F_2$

$L_2' = +56.0925 + (-60.4938) = -4.4013\,\text{D}$

L_2' 相當於用驗度儀在空氣中個別量測出的透鏡的 BVP。特別注意！由於空氣間隙極薄，故 $L_2' = L_3$。我們現在必須進行淚鏡的第二次順向光線追跡。建議讀者詳細參照圖 19.6 中全部的聚散度。

$L_3 = -4.4013$

$F_3 = +41.4815\,\text{D}$

$L_3' = L_3 + F_3 = +37.0801\,\text{D} \;\rightarrow\; l_3' = \dfrac{n}{L_3'}$

$$l_3' = \frac{1}{+37.0801} = +0.02697\,\text{m}$$

$$l_4 = l_3' - \left(\frac{t_{tears}}{n_{tears}}\right)$$

$L_4 = \dfrac{n}{l_4} \qquad \leftarrow \qquad$ $l_4 = +0.02697 - 2.2455 \times 10^{-4}$

$\qquad\qquad\qquad\qquad\qquad = +0.02674\,\text{m}$

$$L_4 = \frac{1}{+0.02674} = +37.3915\,\text{D}$$

$L_4' = L_4 + F_4$

$L_4' = +37.3915 + (-43.0769) = -5.6854\,\text{D}$

當 $L_1 = 0.0000$, $L_4' = \text{BVP}$ 且 $F_v' = -5.6854\,\text{D}$

因此，該 RGP 隱形眼鏡淚鏡系統的 BVP 為 -5.6854 D。

作為此特定眼睛矯正用的隱形眼鏡淚鏡系統而言，眼睛的屈光力也必須等於 -5.6854 D。這是第一個對 RGP 隱形眼鏡淚鏡系統所做的順向光線追跡的例子，可證得下列結論：

- 此方法極需要條理與細心謹慎。
- 在進行光線追跡之前，須先求所有的表面屈光力。
- 在進行光線追跡之前，也應算出等效空氣距離。
- 順向光線追跡的技巧可以很容易地擴充應用到第二個元件（淚鏡）。

- 此法需要相當高的精確度。

　　整個求解過程至少須取四位小數，不可做四捨五入，且應該使用計算機中的記憶功能。

例題 19.4

求解下列 RGP 隱形眼鏡的 FOZR：

受試者的眼鏡矯正 (F_{sp}) 在頂點距離 14 mm 時為 -10.00 D

隱形眼鏡的 BOZR(r_2) 為 8.00 mm

角膜曲率半徑為 7.40 mm

隱形眼鏡的中心厚度為 0.40 mm

淚鏡的中心厚度為 0.10 mm

隱形眼鏡的折射率為 1.49

淚液的折射率為 1.336

　　此例題中，需要用到隱形眼鏡的 FOZR (r_1)。我們需要先算出 F_1，以求解 r_1，若是物體假定位於無限遠處，即 $L_1 = 0$，且 $F_1 = L_1'$。欲求解 L_1'，需要從 L_4' 開始進行順向光線追跡。假設 RGP 隱形眼鏡淚鏡系統是用來矯正患者的屈光不正，則離開系統的聚散度將等於患者的眼睛屈光度，所以 K 和 L_4' 會是相等的。此問題提供了可以轉換成眼睛屈光度的患者的眼鏡屈光度 F_{sp}。由於 $L_4' = K$，故此聚散度是逆向光線追跡的起始值。因此，首先需要算出 K：

$$K = \frac{F_{sp}}{1-(dF_{sp})} = \frac{-10.00}{1-(0.0140 \times -10.00)}$$
$$= -8.7719 \text{ D}$$

　　現在，可以解出表面的屈光力。題目給出了 BOZR 的 r_2 與角膜半徑。淚鏡的形狀是由隱形眼鏡的後光學區半徑 (BOZR) 和角膜半徑形成的，因此淚鏡 (r_3) 的前表面半徑與 BOZR 是相同的，且淚鏡的後表面半徑 (r_4) 與前角膜半徑會相等。符號規則顯示這些半徑都是正值。因此：

$r_2 = +8.00 \text{ mm}$

$r_3 = +8.00 \text{ mm}$（等於 r_2）

$r_4 = +7.40 \text{ mm}$（等於前角膜半徑）

　　未知半徑為 FOZR 的 r_1

　　切記，每一個表面都被無限薄且無光學意義的空氣間隙所隔開（如圖 19.3）。可使用以下方程式解出三個表面屈光度：

$$F_2 = \frac{1-n_{cl}}{r_2} = \frac{1.00-1.49}{+8.00 \times 10^{-3}} = -61.2500 \text{ D}$$

$$F_3 = \frac{n_{tears}-1}{r^3} = \frac{1.336-1.00}{+8.00 \times 10^{-3}} = -42.0000 \text{ D}$$

$$F_4 = \frac{1-n_{tears}}{r_4} = \frac{1.00-1.336}{+7.40 \times 10^{-3}} = -45.4054 \text{ D}$$

　　現在，可以計算出隱形眼鏡和淚鏡的 EAD。隱形眼鏡的 EAD（代入以公尺為單位的 t_{cl}），可由下式解得：

$$EAD = \frac{t_{cl}}{n_{cl}} = \frac{4^{-4}}{1.490} = 2.6846 \times 10^{-4} \text{ m}$$

　　淚鏡的 EAD（代入以公尺為單位的 t_{tears}），可由下式得出：

$$EAD = \frac{t_{tears}}{n_{tears}} = \frac{1 \times 10^{-4}}{1.336} = 7.4850 \times 10^{-5} \text{ m}$$

　　此時，EAD 已被解出，隱形眼鏡的兩個表面與淚鏡的兩個表面之間的折射率，可假定為等效空氣的折射率 (n = 1)。這個數值可被用於隨後的光線追跡中。求解前表面屈光力時，需要使用逆向光線追跡。如同先前的求解方式，將算式區分為兩欄處理，一欄為聚散度，另一欄為距離。圖 19.6 顯示此題的聚散度。圖 19.6 說明了此題的聚散度，且光線追跡法再度被擴充應用於這四個折射面中。這次，應從淚鏡開始，然後再通過隱形眼鏡的方向，實施逆向光線追跡。

聚散度(D)　　　　　距離(m)

$L_4' = -8.7719\,D$

$L_4 = L_4' - F_4$

$L_4 = -8.7719 - (-45.4054) = +36.6335\,D$

$L_4 = +36.6335\,D \rightarrow l_4 = \dfrac{1}{+36.6335} = +0.02730\,m$

$$l_3' = l_4 + \left(\dfrac{t_{\text{tears}}}{n_{\text{tears}}}\right)(\text{逆向的})$$

$L_3' = \dfrac{1}{+0.02737}$ ← $l_3' = +0.02730 + 7.4850 \times 10^{-5}$

$\quad = +36.5333\,D \qquad\qquad = +0.02737\,m$

$L_3 = L_3' - F_3$

$L_3 = +36.5333 - (+42.0000) = -5.4667\,D$

由於空氣間隙極薄，故 $L_3 = L_2'$。我們現在須透過隱形眼鏡，實施第二次逆向光線追跡。再度建議讀者詳細參照圖 19.6 中全部的聚散度。

$L_3 = L_2' = -5.4667\,D$

$L_2' = -5.4667\,D$

$L_2 = L_2' - F_2$

$L_2 = -5.4667 - (-61.25) = +55.7833\,D$

$L_2 = 55.7833\,D \rightarrow l_2 = \dfrac{1}{+55.7833} = +0.01793\,m$

$$l_1' = l_2 + \left(\dfrac{t_{\text{cl}}}{n_{\text{cl}}}\right)(\text{逆向的})$$

$L_1' = \dfrac{1}{+0.01819}$ ← $l_1' = +0.01793 + 2.6846 \times 10^{-4}$

$\quad = +54.9602\,D \qquad\qquad = 0.01819\,m$

當 $L_1 = 0.0000$, $L_1 = F_1$

$F_1 = +54.9602\,D$

FOZR 可以由下式求出：

$$r_1 = \dfrac{n' - n}{F_1}$$

$$r_1 = \dfrac{1.49 - 1.00}{+54.9602} = +8.9155 \times 10^{-3}\,m$$

因此，隱形眼鏡的 FOZR 為 + 8.9155 mm。

這是一個對 RGP 隱形眼鏡淚鏡系統所實施的逆向光線追跡的例子，可證得下列結論：

- 此方法極需要條理與細心謹慎。
- 將特定的數值，亦即 $K = L_4'$，置於光線追跡順序中的正確位置是很重要的。
- 在進行光線追跡之前，須先求所有的表面屈光力。
- 在進行光線追跡之前，也應算出等效空氣距離。
- 等效空氣距離應在光線追跡前先解出。
- 逆向光線追跡的技巧，可很容易地擴充應用到第二個元件 (隱形眼鏡)。
- 此法需要相當高的精確度。
- 整個求解過程至少須取四位小數，不可做四捨五入，且應該使用計算機中的記憶功能。

例題 19.5

有一隻眼睛配戴著具下列規格的 RGP 隱形眼鏡：

BOZR = 8.20 mm

中心厚度 = 0.55 mm

BVP = + 4.00 D

鏡片折射率 = 1.51

透鏡比角膜陡 0.20 mm，且與角膜有 0.10 mm 的空隙。求解眼睛的屈光力與鏡片的 FOZR。淚液的折射率為 1.336。

這個例題需要非常深入的思考，而且也是一個如何同時將逆向與順向光線追跡法用於求解問題的很好的例子。此題中，隱形眼鏡在空氣中所測得的 BVP 為已知數值，而此數值等效於光線追跡過程中的 L_2'。

由於空氣間隙極薄，故 L_2' 也等於 L_3。因此，我們可以很輕鬆地從 L_3 以順向光線追跡法求出 L_4'，即等於眼睛屈光力 K。我們必須從 L_2' 做逆向光線追跡，以便求出 FOZR。本題中的某些數據並非題目直接給出。「鏡片比角膜陡 0.20 mm」意味著：若 RGP 隱形眼鏡的 BOZR

為 8.20 mm，則前角膜半徑必定會比它平坦 0.20 mm。因此，前角膜半徑會是 8.40 mm。此外，「間隙為 0.10 mm」意指淚鏡的中心厚度為 0.10 mm。

總而言之，題目所提供的數據（可改用其他或另一種方式）表示為：

- 隱形眼鏡的 BOZR 為 8.20 mm。
- 隱形眼鏡的中心厚度為 0.55 mm。
- 隱形眼鏡的 BVP 為 + 4.00 D。
- 隱形眼鏡材料的折射率為 1.51。
- 前角膜半徑為 8.40 mm。
- 淚鏡的中心厚度為 0.10 mm。
- 淚液的折射率為 1.336。

我們已經求得 r_2(BOZR) 和角膜半徑。與先前的處理方式相同，淚鏡的形狀是由隱形眼鏡的後光學區半徑 BOZR 和角膜半徑所形成的，因此淚鏡 (r_3) 的前表面半徑與 BOZR (r_2) 相等，且淚鏡的後表面半徑 (r_4) 與前角膜半徑也會相等。符號規則顯示上述的所有半徑均為正值。因此：

$r_2 = + 8.20$ mm

$r_3 = + 8.20$ mm(等於 r_2)

$r_4 = + 8.40$ mm(等於前角膜半徑)

其中，r_1(FOZR) 和眼睛屈光度 K 是未知數

切記，每一個表面都被無限薄且無光學意義的空氣間隙所隔開 (圖 19.3)。這三個表面的屈光力，可以使用已知的半徑和下列方程式計算出：

$$F_2 = \frac{1 - n_{cl}}{r_2} = \frac{1.00 - 1.51}{+8.20 \times 10^{-3}} = -62.1951 \text{ D}$$

$$F_3 = \frac{n_{tears} - 1}{r^3} = \frac{1.336 - 1.00}{+8.20 \times 10^{-3}} = -40.9756 \text{ D}$$

$$F_4 = \frac{1 - n_{tears}}{r_4} = \frac{1.00 - 1.336}{+8.40 \times 10^{-3}} = -40.0000 \text{ D}$$

現在，隱形眼鏡和淚鏡的 EAD 均可被解出。隱形眼鏡的 EAD(代入以公尺為單位的 t_{cl}) 可由下式解出：

$$EAD = \frac{t_{cl}}{n_{cl}} = \frac{5.5^{-4}}{1.51} = 3.6424^{-4} \text{ m}$$

淚鏡的 EAD(代入以公尺為單位的 t_{tears}) 可由下式解出：

$$EAD = \frac{t_{tears}}{n_{tears}} = \frac{1^{-4}}{1.336} = 7.4850^{-5} \text{ m}$$

現在已經求解出 EAD，隱形眼鏡的兩個表面與淚鏡的兩個表面之間的折射率，可假定為**等於空氣的折射率** (n = 1)。此數值可用於接下來的光線追跡中。首先，以逆向光線追跡求解前表面屈光力和 FOZR。如同先前的求解方式，將算式區分為兩欄處理，一欄為聚散度，另一欄為距離，並假定物體位於無限遠處 ($L_1 = 0$)。圖 19.6 再度顯示了本題的聚散度。對隱形眼鏡進行逆向光線追跡，以求解出 L_1'，並藉此解出 F_1。算式中的初始聚散度為 L_2' (本題所給定的 BVP)。

聚散度(D)　　　　　距離(m)

$L_2' = +4.0000$ D

$L_2 = L_2' - F_2$

$L_2 = +4.0000 - (-62.1951) = +66.1951$ D

$L_2 = +66.1951$ D $\rightarrow$ $l_2 = \dfrac{1}{+66.1951} = +0.01511$ m

$l_1' = l_2 + \left(\dfrac{t_{cl}}{n_{cl}}\right)$ (逆向的)

$L_1' = \dfrac{1}{+0.01547}$ $\leftarrow$ $l_1' = +0.01511 + 3.6424 \times 10^{-4}$

$= +64.6367$ D　　　　　$= 0.01547$ m

當 $L_1 = 0.00$, $L_1 = F_1$

$F_1 = +64.6367$ D

FOZR 可由下式解得：

$$r_1 = \frac{n' - n}{F_1}$$

29

$$r_1 = \frac{1.51 - 1.00}{+64.6367} = +7.89026 \times 10^{-3} \text{ m}$$

因此,隱形眼鏡的 FOZR 為 + 7.89026 mm。

求解眼睛的屈光力為本題的第二個部分,可使用順向光線追跡解得。圖 19.6 再度顯示本題的聚散度。對淚鏡進行逆向光線追跡可解得 L_4',並因此求得 K 值。算式的初始聚散度為 L_3,得利於極薄的空氣間隙,故與 L_2' (題目所給定的 BVP) 相同:

$$L_3 = +4.0000 \text{ D}$$
$$F_3 = ++40.97561 \text{ D}$$

$$L_3' = L_3 + F_3 = +44.97561 \text{ D} \;\rightarrow\; l_3' = \frac{n}{L_3'}$$

$$l_3' = \frac{1}{+44.97561} = +0.02223 \text{ m}$$

$$l_4 = l_3' - \left(\frac{t_{\text{tears}}}{n_{\text{tears}}} \right)$$

$$L_4 = \frac{n}{l_4} \quad\leftarrow\quad \begin{aligned} l_4 &= +0.022223 - 7.4850 \times 10^{-4} \\ &= +0.02216 \text{ m} \end{aligned}$$

$$L_4 = \frac{1}{+0.02216} = +45.1275 \text{ D}$$

$$L_4' = L_4 + F_4$$
$$L_4' = +45.1275 + (-40.0000) = +5.1275 \text{ D}$$
故,$L_1 = 0.0000$, $L_4' = \text{BVP}$ and $F_v' = +5.1275 \text{ D}$

因此,此 RGP 隱形眼鏡淚鏡系統的 BVP 為 + 5.1275 D。若以此隱形眼鏡淚鏡系統矯正這隻特定的眼睛,眼睛的屈光力也必須等於 + 5.1275 D。

第 19 章總結

第 17 章被設計為本章 RGP 隱形眼鏡淚鏡系統的部分觀念的簡介。在第 19 章中所發展出的概念,可能是本書截至目前為止最難理解的一章。然而,本章所有的專業技巧將在本書中多次運用。

延伸閱讀

Douthwaite W A (2006) *Contact Lens Optics and Lens Design.* Elsevier, Oxford

Efron N (2002) *Contact Lens Practice.* Butterworth-Heinemann, Oxford

眼鏡放大率與相對的眼鏡放大率

簡介

第6章簡介了薄、厚兩種眼鏡鏡片的放大率的
基本概念。第20章將這些概念稍加修改後，
用以探討隱形眼鏡系統(硬式高透氧隱形眼鏡

和淚鏡)的鏡片放大率及其工作實例。在嘗試
處理本章的問題前，完全理解第19章的內容
是相當重要的，因為該章所介紹的所有技巧
在接下來的章節中都會用到。

本章內容

• 薄、厚兩種眼鏡鏡片的放大率之基本定義與原理的
  修正。
• 由隱形眼鏡淚鏡系統所產生的眼鏡放大率。
• 相對的眼鏡放大率。

薄、厚兩種眼鏡鏡片的放大率之基本定義與原理的修正

第6章所討論的**眼鏡放大率 (Spectacle magnification)**，是一個用來比較未矯正眼與已矯正眼，在視網膜形成的影像大小的術語。眼鏡放大率 (SM) 的一般定義為：

$$SM = \frac{h'_c}{h'_u}$$

其中，h'_c 是在已矯正屈光異常眼的視網膜上所形成的像的尺寸，h'_u 是在相同卻未矯正的眼睛視網膜上所形成的像的尺寸。未矯正眼視網膜影像尺寸也稱為**基本的 (basic)** 視網膜影像尺寸。

由於薄透鏡並無形狀或厚度，故「薄」透鏡的鏡片放大率只導因於鏡片的屈光力及其所在位置。薄透鏡所產生的放大率也稱為**屈力因子 (Power factor, PF)**。薄透鏡的 SM(或屈力因子)，可表示為下列公式：

$$\frac{眼屈光}{眼鏡屈光} \quad 或 \quad SM\,(PF) = \frac{K}{F_{sp}}$$

這一個定義與方程式，適用於軸性與屈光性的遠視和近視。求解薄透鏡的放大率或屈力因子的另一種表示式為：

$$SM\,(PF) = \frac{1}{1 - (dF_{sp})}$$

其中 d 是以公尺為單位的頂點距離，而 F_{sp} 是薄透鏡的屈光度，單位為 dioptres。

若患者使用隱形眼鏡 (假設為薄的隱形眼鏡) 做矯正，則隱形眼鏡放大率可以由下式得出：

$$\frac{眼屈光}{隱形眼鏡屈光} \quad 或 \quad SM_{cl} = \frac{K}{F_{cl}}$$

由於，隱形眼鏡的矯正位置和簡化眼的主點幾乎相互重合，我們可以認為隱形眼鏡的 SM 近似於 1(SM = 1)。因此，隱形眼鏡不會明顯地改變未矯正眼睛的視網膜的像的大小。然而，這只是使用標準簡化眼時的概約說法。只有當矯正鏡片恰好位於眼睛的**入瞳** (entrance pupil) 平面時，放大率才會等於 1。隱形眼鏡位於眼睛入瞳前方約 3 mm 處。此外，隱形眼鏡並非薄透鏡，而且它必須被視為厚且陡峭的曲面透鏡。切記，透鏡的形式會影響主平面的位置，且隱形眼鏡的陡峭曲率也會造成主平面的位移。

厚的或實際的眼鏡所產生的放大率，是由鏡片的屈光力及其所在位置所導致，且更與透鏡的**形狀**及**厚度**有關。由透鏡的形狀和厚度產生的放大率稱為**形狀因子 (shape factor, SF)**，可表為下式：

$$SF = \frac{1}{1 - (t/n)F_1}$$

其中，t 是以公尺為單位的鏡片中心厚度、n 為透鏡材料的折射率、F_1 為透鏡的前表面屈光度，單位為 dioptres。厚透鏡形狀因子的另一種表示式為：

$$SF = \frac{F'_v}{F_E}$$

其中 F'_v 是厚透鏡的後頂點屈光度，F_E 是等效薄透鏡的屈光度。這個表示式在隱形眼鏡問題中非常實用。故有別於薄透鏡，厚的眼鏡鏡片所產生的放大率包含**屈力因子**與**形狀因子**等**兩個**部分。因此，厚透鏡的總眼鏡放大率是屈力因子與形狀因子的乘積。

由隱形眼鏡淚鏡系統產生的眼鏡放大率

類似於眼鏡鏡片的處理方式，隱形眼鏡與隱形眼鏡淚鏡系統的 SM，是由其屈力因子與形狀因子所決定。

隱形眼鏡的屈力因子

圖 20.1 顯示隱形眼鏡貼靠著眼睛，且遠處物體的光線與鏡片夾 ω_o 角。若將圖 20.1 的眼睛移除，透鏡將在鏡片的後頂點焦點 F'_v 的平面，形成一倒立的影像 h'。該影像將形成於距離鏡片 f'_v 處。形成影像的光線不偏移地通過透鏡的光學中心，並接著與光軸形成夾角 ω_o。若以眼鏡矯正眼睛，F'_v 必須與眼睛的遠點重合，故 M_R 和 h' 將變為眼睛的物 (object)。矯正的視角 ω 是由 F'_v 至眼睛的入瞳平面 E 所測得之夾角。符號 a 表示從入瞳平面至角膜表面的距離。因此，SM 可定義為：

$$SM = \frac{w}{w_o}$$

由圖 20.1 可知：

$$\tan w_o = \frac{-h'}{f'_v}$$

與

$$\tan w = \frac{-h'}{f'_v - a}$$

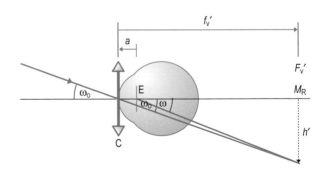

圖 20.1 隱形眼鏡的眼鏡放大率：遠處物體的視角為 ω_o。隱形眼鏡矯正後產生的影像在遠點平面。此像成為眼睛的物，並在眼睛的入瞳平面 (E) 上造成 ω 的視角。 (After Douthwaite 2006, with permission of Elsevier Ltd.)

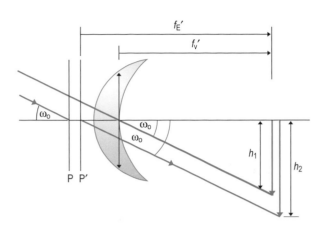

圖 20.2 形狀因子：對相同的後頂點焦距的薄的平面透鏡，與厚的彎曲透鏡所產生的影像大小進行比較。此物體直立於系統軸上的無限遠處，產生視角 ω_o。(After Douthwaite 2006, with permission of Elsevier Ltd.)

所以

$$\text{SM} = \frac{-h'/(f_v' - a)}{-h'/f_v'}$$

重新整理上式後，放大率公式可修改為：

$$\text{SM} = \frac{1}{1 - (aF_v')}$$

上述的表示式可用於計算獨立的隱形眼鏡，或是隱形眼鏡淚鏡系統的屈力因子。在上述公式中，a 是隱形眼鏡到入瞳平面的距離（以公尺為單位），F_v' 是隱形眼鏡或隱形眼鏡淚鏡系統的後頂點屈光度。此距離 a 皆為「正值」。

隱形眼鏡的形狀因子

求解厚透鏡的主平面 P 和 P′ 的位置，可以用第 1 章所探討的方法。在眼睛光學中最感興趣的是第二主點 P′，因為若將等效薄透鏡置於 P′ 處，即可取代厚透鏡的後頂點屈光力 (BVP)，而 BVP 正是用以矯正患者的屈光不正。因此，

厚的隱形眼鏡可以被置於 P′ 處的等效薄透鏡取代。如前所述，透鏡的形狀會影響主平面的位置，且弧度較突起的隱形眼鏡會使主平面遠離凸面。弧度愈大的透鏡將使 P′ 離眼睛愈遠，進而增加眼鏡的放大率，並因此放大視網膜影像的大小。圖 20.2 顯示一個焦距 f_v' 的厚隱形眼鏡所形成的影像大小為 h_1。此厚透鏡當然可以被置於 P′ 處，且焦距為 f_E' 的等效薄透鏡所取代。由此等效薄透鏡所形成的影像為 h_2。這兩個影像大小的比值稱為**形狀因子** (SF)。因此：

$$\text{SF} = \frac{h_2}{h_1}$$

等效於：

$$\frac{f_E'}{f_v'}$$

若這些距離以公尺為單位表示，則以它們的倒數可以求得以屈光度 (diopters) 為單位的透鏡屈光力。因此：

$$\text{SF} = \frac{F_v'}{F_E}$$

其中，F_v' 是厚透鏡或透鏡系統的 BVP，F_E 是置於第二主點的等效薄透鏡的屈光力。如第 1 章介紹的，計算等效薄透鏡屈光度的方法有很多種。

在不超過兩個薄透鏡的系統中，可使用：

$$F_E = F_1 \times \frac{L_2'}{L_2}$$

或

$$F_E = F_1 + F_2 - dF_1F_2$$

在厚的眼鏡或厚的隱形眼鏡中，可用：

$$F_E = F_1 \times \frac{L'_2}{L_2}$$

或在不超過兩個表面的狀況時：

$$F_E = F_1 + F_2 - (t/n)F_1F_2$$

而多透鏡系統則為：

$$F_E = F_1 \times \frac{L'_2}{L_2} \times \frac{L'_3}{L_3} \times \frac{L'_4}{L_4}$$

最後的方程式可被延伸應用在包含多個聚散度，且最後一個方程式也是用來求解等效屈光度與隱形眼鏡淚鏡系統形狀因子的方程式。

眼鏡放大率方程式的總結

建議讀者仔細檢視以下方程式，以便了解在使用它們時的各種些微差異。

厚的眼鏡鏡片 (兩個表面)

屈力因子

若入瞳平面被假定與簡化面重合，則使用：

$$PF = \frac{1}{1-(dF'_v)}$$

其中 d (以公尺為單位) 是頂點距離，F'_v 是厚的眼鏡鏡片的後頂點屈光力。

若入瞳位置與頂點距離 d 均有說明，則改用：

$$PF = \frac{1}{1-(aF'_v)}$$

其中 a (以公尺為單位) 是上述這兩者以公尺為單位的距離總和。上述屈力因子的表示式，也可單獨用於隱形眼鏡，其中 a 是入瞳位置，F'_v 是在空氣中所測出的隱形眼鏡後頂點屈光力。

形狀因子

$$SF = \frac{1}{1-\left(\frac{t}{n}\right)F_1}$$

其中 t/n 是以公尺為單位的眼鏡鏡片的約化厚度 (reduced thickness)。上述形狀因子的**表示式**可以單獨應用於隱形眼鏡，但不適用隱形眼鏡淚鏡系統。

須改用：

$$SF = \frac{F'_v}{F_E}$$

其中 F'_v 是厚的眼鏡鏡片的 BVP，F_E 是等效薄透鏡的屈光力。另外的替代方程式將用於找到隱形眼鏡淚鏡系統的形狀因子。

隱形眼鏡淚鏡系統的放大率

屈力因子

隱形眼鏡淚鏡系統的屈力因子可用下式求解：

$$PF = \frac{1}{1-(aF'_v)}$$

其中 a 是以公尺為單位的入瞳位置，F'_v 是隱形眼鏡淚鏡系統 (L'_4) 的 BVP。

形狀因子

隱形眼鏡淚鏡系統的形狀因子可用下式求解：

$$SF = \frac{F'_v}{F_E}$$

其中 F'_v 是隱形眼鏡淚鏡系統 (L'_4) 的 BVP，而 F_E 為等效薄透鏡的屈光度：

$$F_E = F_1 \times \frac{L'_2}{L_2} \times \frac{L'_3}{L_3} \times \frac{L'_4}{L_4}$$

切記，求解眼鏡鏡片的屈力因子時，通常假定眼睛的入瞳與眼睛的簡化面重合。然而，在處理隱形眼鏡時，入瞳通常假定在角膜表面後方 3 mm 處。尤其是在「比較與對比」類型的題目，需要如此考慮。

例題 20.1

一位患者以下列方式進行矯正：

1. 厚眼鏡鏡片 $F_v' = +7.50\,\text{D}$ @ 14 mm, $F_2 = -2.50\,\text{D}$, $t = 7.50\,\text{mm}$, $n = 1.50$。

2. 一個 RGP 隱形眼鏡，BOZR(後光學區半徑) 為 7.90 mm(比角膜曲率半徑陡 0.1 mm)，且頂點間隔為 0.10 mm。另外，$t_{cl} = 0.30\,\text{mm}$, $n_{cl} = 1.45$, $t_{tears} = 0.10\,\text{mm}$ 與 $n_{tears} = 1.336$。

若入瞳位於角膜後方 3 mm 處，試算出以下兩種情況的 SM。

眼鏡鏡片

由於此為厚透鏡，我們必須算出形狀因子與屈力因子。依據所提供的數據顯示，題目並未給出鏡片的前表面屈光力 F_1。這必須使用第 1 章教過的逆向光線追蹤法求解。因為是厚透鏡，故計算時須使用等效空氣距離 (EAD)t / n。一如往昔，逆向光線追蹤的初始聚散度為 L_2'，L_2' 也等於 BVP(F_v')。

聚散度(D)　　　　距離(m)

$L_2' = +7.5000\,\text{D}$

$L_2 = L_2' - F_2$

$L_2 = +7.5000 - (-2.5000) = +10.0000\,\text{D}$

$L_2 = +10.0000\,\text{D} \quad \rightarrow \quad l_2 = \dfrac{1}{+10.0000} = +0.10\,\text{m}$

$\qquad\qquad\qquad l_1' = l_2 + (t / n)(逆向)$

$L_1' = \dfrac{1}{+0.105} \quad \leftarrow \quad l_1' = +0.10 + 5 \times 10^{-3} = +0.105\,\text{m}$

$\quad = +9.5238\,\text{D}$

當 $L_1 = 0.00, L_1 = F_1$

$F_1 = +9.5238\,\text{D}$

因此，眼鏡的前表面屈光度為 +9.5238 D。

屈力因子可由下式求解：

$$PF = \frac{1}{1 - (aF_v')}$$

其中 a 是眼睛入瞳位置(以公尺為單位)，F_v' 是厚的眼鏡鏡片的 BVP。當角膜表面到入瞳位置，以及頂點距離二者皆為已知時，則：

$$a = 14 + 3 = 17\,\text{mm}$$

$$PF = \frac{1}{1 - (0.017 \times +7.50)} = 1.1461$$

下式可求解形狀因子：

$$SF = \frac{F_v'}{F_E}$$

其中，F_v' 是厚的眼鏡鏡片(L_2')的 BVP，而 F_E 是等效薄透鏡的屈光度：

$$F_E = F_1 \times \frac{L_2'}{L_2}$$

$$F_E = +9.5238 \times \frac{+7.50}{+10.00} = +7.14286\,\text{D}$$

$$SF = \frac{F_v'}{F_E} = \frac{+7.50000}{+7.14286} = 1.05$$

由於鏡片總放大率 SM 是屈力因子和形狀因子的乘積，因此：

$$SM = PF \times SF = 1.1461 \times 1.05 = 1.2034\times$$

這相當於放大率增加了 20.34%。

隱形眼鏡

對隱形眼鏡所提供的數據，分析如下：

後光學區半徑 BOZR = 7.90 mm

$t_{cl} = 0.30\,\text{mm}$

$n_{cl} = 1.45$

$t_{\text{tears}} = 0.10$

$n_{\text{tears}} = 1.336$

角膜半徑 $=8.00\,\text{mm}$(BOZR 比角膜曲率半徑還陡 0.1 mm)。

與 RGP 隱形眼鏡的狀況相同,其所形成的淚鏡形狀取決於隱形眼鏡的 BOZR 和角膜曲率半徑。淚鏡的前表面半徑 (r_3) 與 BOZR(r_2) 相同,淚鏡的後表面半徑 (r_4) 與角膜前表面半徑相同。符號規則顯示上述這些半徑都是正值。

因此:

$r_2 = +7.90\,\text{mm}$

$r_3 = +7.90\,\text{mm}$(與 r_2 相同)

$r_4 = +8.00\,\text{mm}$(等於角膜前表面半徑)

目前尚欠缺前光學區半徑 (FOZR 或 r_1),所以也欠缺隱形眼鏡前表面的屈光力,我們需要 F_1 以便求解等效薄透鏡的屈光度,進而解得形狀因子。因此,需要從 L'_4 開始朝 L'_1 進行逆向光線追跡。若無限遠處的物 $L'_1 = F_1$。最後一個聚散度 L'_4 會等於患者的眼屈光度 K,且由於眼鏡屈光度與頂點距離為已知,我們還可解出 K 的度數。

屈光度為 +7.50 D 的眼鏡位於角膜前 14 mm 處,故以:

$$K = \frac{F_{\text{sp}}}{1 - dF_{\text{sp}}}$$

$$K = \frac{+7.50}{1 - (0.014 \times +7.50)} = +8.3799\,\text{D}$$

故 L'_4為 +8.3799D。

隱形眼鏡材料的折射率為 1.450,且淚液的折射率為 1.336。首要工作是計算出已知半徑的表面屈光度。切記,每個表面都被非常薄且無光學意義的空氣間隙隔開 (圖 19.3)。利用下列方程式可以計算出三個表面的屈光度:

$$F_2 = \frac{1 - n_{\text{cl}}}{r_2} = \frac{1.00 - 1.45}{+7.90^{-3}} = -56.9620\,\text{D}$$

$$F_3 = \frac{n_{\text{tears}} - 1}{r_3} = \frac{1.336 - 1.00}{+7.90^{-3}} = +42.5316\,\text{D}$$

$$F_4 = \frac{1 - n_{\text{tears}}}{r_4} = \frac{1.00 - 1.336}{+8.00^{-3}} = -42.0000\,\text{D}$$

接著,求解隱形眼鏡和淚鏡兩者的等效空氣距離 EAD。代入以公尺為單位的 t_{cl},可解得隱形眼鏡的 EAD 為:

$$\text{EAD} = \frac{t_{\text{cl}}}{n_{\text{cl}}} = \frac{3^{-4}}{1.450} = 2.0690^{-4}\,\text{m}$$

代入以公尺為單位的 t_{tears},可解得淚鏡的 EAD 為:

$$\text{EAD} = \frac{t_{\text{tears}}}{n_{\text{tears}}} = \frac{1^{-4}}{1.336} = 7.4850^{-5}\,\text{m}$$

現在,所有的 EAD 已被解出,隱形眼鏡的兩個表面和淚鏡的兩個表面之間的折射率,可被假定**等於空氣的折射率** (n = 1)。這個數值可被用於下列的光線追跡中。我們需要使用逆向光線追跡以便求解前表面的屈光力。如同先前的求解方式,將算式區分為兩欄處理,一欄為聚散度,另一欄為距離。

圖 19.6 再次顯示本題的聚散度,且光線追跡法需要再次延伸應用於這四個折射面。這一次,逆向光線追跡須先從淚鏡開始求解,再求解等於眼睛屈光度 K 的隱形眼鏡的聚散度 L'_4。

聚散度(D)　　　　　　距離(m)

$L'_4 = +8.3799\,\text{D}$

$L_4 = L'_4 - F_4$

$L_4 = +8.3799 - (-42.0000) = +50.3799\,\text{D}$

$L_4 = +50.3799\,\text{D} \rightarrow l_4 = \dfrac{1}{+50.3799} = +0.01985\,\text{m}$

$$l'_3 = l_4 + \left(\frac{t_{\text{tears}}}{n_{\text{tears}}} \right)（逆向）$$

$\begin{aligned} L'_3 &= \frac{1}{+0.01992} \\ &= +50.1906\,\text{D} \end{aligned} \quad \leftarrow \quad \begin{aligned} l'_3 &= +0.01985 + 7.4850 \times 10^{-5} \\ &= +0.01992\,\text{m} \end{aligned}$

$L_3 = L_3' - F_3$

$L_3 = +50.1906 - (+42.53165) = +7.6590$ D

由於空氣間隙非常薄，L_3 等於 L_2'。我們現在必須對隱形眼鏡進行第二次逆向光線追跡。再度建議讀者仔細遵循圖 19.6 中聚散度的順序求解。

$L_3 = L_2' = +7.6590$ D

$L_2' = +7.6590$ D

$L_2 = L_2' - F_2$

$L_2 = +7.6590 - (-56.9620) = +64.6210$ D

$L_2 = +64.6210$ D $\rightarrow l_2 = \dfrac{1}{+64.6210} = +0.01547$ m

$l_1' = l_2 + \left(\dfrac{t_{cl}}{n_{cl}}\right)$ (逆向)

$L_1' = \dfrac{1}{+0.01568}$ $\quad\leftarrow\quad$ $l_1' = +0.01547 + 2.0690 \times 10^{-4}$

$= +64.7684$ D $\qquad = 0.01568$ m

當 $L_1 = 0.00$, $L_1 = F_1$

$F_1 = +64.7684$ D

現在已經解得隱形眼鏡淚鏡系統內所有的聚散度 (圖 19.6)，可開始計算系統的 SM。首先，我們需要解出屈力因子和形狀因子。隱形眼鏡淚鏡系統的屈力因子可用下面的公式求解：

$$PF = \frac{1}{1 - (aF_v')}$$

其中，a(以公尺為單位) 是入瞳平面的位置，而 F_v' 是隱形眼鏡淚鏡系統 (L_4') 的 BVP：

$$PF = \frac{1}{1 - (0.003 \times +8.3799)} = 1.0258$$

隱形眼鏡淚鏡系統的形狀因子可用下列公式解出：

$$SF = \frac{F_v'}{F_E}$$

其中，F_v' 為隱形眼鏡淚鏡系統 (L_4') 的 BVP，F_E 為等效薄透鏡的屈光度：

$$F_E = F_1 \times \frac{L_2'}{L_2} \times \frac{L_3'}{L_3} \times \frac{L_4'}{L_4}$$

$$F_E = +63.7684 \times \frac{+7.6590}{+64.6210}$$
$$\times \frac{+50.19062}{+7.6590} \times \frac{+8.3799}{+50.3799}$$
$$= 8.2383 \text{ D}$$

$$SF = \frac{F_v'}{F_E} = \frac{+8.3799}{+8.2383} = 1.0172$$

眼鏡總放大率 (SM) 是屈力因子與形狀因子的乘積，故：

$$SM = PF \times SF = 1.0258 \times 1.0172 = 1.0434 \times$$

這相當於放大率**增加了 4.34%**，當然比戴眼鏡時造成的 SM 還少。這一點足以說明：為什麼有些遠視眼患者戴眼鏡的視力比戴隱形眼鏡的視力更好。

戴隱形眼鏡和戴眼鏡時的 SM 比值為：

$$\frac{SM_{specs}}{SM_{CL}} = \frac{1.2034}{1.0434} = 1.1533$$

這意味著，對於這位個案來說，戴眼鏡時視網膜上的影像尺寸比戴隱形眼鏡時增大 15.33%。

相對的眼鏡放大率

相對的眼鏡放大率 (Relative spectacle magnification, RSM) 的定義為：

$$\frac{\text{已矯正屈光不正眼的視網膜影像大小} (h'_c)}{\text{標準正視眼的視網膜影像大小} (h'_{em})}$$

上述公式是針對遠處物體所定義的，且在兩個不同的眼睛之間需要進行比較時使用：

$$\text{RSM} = \frac{K}{F_{sp}} \times \frac{K'_{em}}{K'}$$

在標準正視眼中，K'_{em} 始終等於 +60.00 D，所以：

$$\text{RSM} = \frac{K}{F_{sp}} \times \frac{+60.00}{K'}$$

其中，K' 是軸性屈光不正眼的屈光度 ($K' = K + F_e$)，K 是眼睛的屈光度和 F_{sp} 眼鏡的屈光度。相對的眼鏡放大率 RSM 的意義是：將已矯正的近視或遠視眼的視網膜影像尺寸，與標準正視眼的視網膜影像尺寸進行比較。

軸性屈光不正眼的 RSM

使用眼鏡矯正後的軸性遠視眼的視網膜影像會變大，但仍比正視眼的影像要小。使用眼鏡矯正後的軸性近視眼的視網膜影像會變小，但仍比標準正視眼的影像要大。

屈光性屈光不正眼的 RSM

屈光性屈光不正眼的眼軸長度等於正視眼的眼軸長度。切記，屈光性屈光不正眼是由於眼睛屈光力所致，而非眼軸長度。這意味著未矯正的屈光性屈光不正眼與標準正視眼的影像尺寸相同。此外，相對的眼鏡放大率等於屈光性屈光不正眼的 SM。屈光性遠視的 RSM>1，屈光性近視的 RSM<1。

不等視

當使用眼鏡矯正視力時，不等視 (Anisometropia，意思為左眼與右眼的矯正度數不同) 會引起幾個光學問題，包括：

- 當患者視線遠離鏡片的光學中心觀察時，兩眼會發生水平與垂直差異的稜鏡效應。
- 左眼與右眼鏡片放大率的差異，將導致兩眼不等像 (投影到皮質的影像大小相異)。配戴眼鏡時，不相等的鏡片放大率也會使配戴者的外觀不佳。

由於配戴隱形眼鏡時，鏡片會隨著眼睛移動，即使患者視線遠離鏡片的光學中心，所產生的稜鏡效應問題也能減到最小。隱形眼鏡偏心所引起的垂直與水平差異的稜鏡效應，也會對不等視患者的眼睛造成問題，但這類問題僅偶爾發生。不等視的隱形眼鏡配戴者可能會發生不等像的光學問題，因為視網膜的影像大小會隨著屈光不正的類型而改變。在屈光性不等視中，由於左眼與右眼的軸長相同，未矯正的右眼與左眼的視網膜影像的大小會是相同的。以正透鏡矯正的確會放大視網膜的影像，而以負透鏡矯正則會縮小視網膜的影像。使用眼鏡矯正屈光性屈光不正時，可能造成雙眼視覺困難，這是由於左、右視網膜影像的大小不同所引起的。隱形眼鏡造成的影像大小的差異比框架眼鏡還要小，所以用隱形眼鏡矯正屈光性不等視比用框架眼鏡矯正的效果更佳。然而，在軸性屈光不等視中，情況則恰好相反，因為使用眼鏡矯正所造成的影像大小的差異比用隱形眼鏡矯正小。以下舉例說明。

例題 20.2

有位患者的處方如下：

右眼 -10.00 DS　　　左眼 -5.00 DS

頂點距離為 15 mm。當患者有下述情況時，試比較其相對的眼鏡放大率：

(1) 具有軸性近視，配戴 (a) 眼鏡或 (b) 隱形眼鏡。

(2) 具有屈光性近視，配戴 (a) 眼鏡或 (b) 隱形眼鏡。

為簡化眼睛的參數，說明上述情況所發生的不等像。

　　這個例子在光學上或數學上並不困難，但是解題的過程卻相當漫長而乏味！因此，解題時非常需要條理與邏輯。相對的眼鏡放大率可由下式算出：

$$\text{RSM} = \frac{K}{F_{sp}} \times \frac{+60.00}{K'}$$

　　因此，我們需要求出每一隻眼睛的眼屈光度 K 與屈光長度 K'。所需的算式為：

$$K = \frac{F_{sp}}{1 - dF_{sp}} \quad \text{和} \quad K' = K + F_e$$

　　其中，F_s 是眼鏡屈光度，d 是以公尺為單位的頂點距離，F_e 為簡化面的屈光度。左眼與右眼的屈光度計算如下：

　　右眼：

$$K = \frac{-10.00}{1 - (0.015 \times -10.00)} = -8.6956 \text{ D}$$

　　左眼：

$$K = \frac{-5.00}{1 - (0.015 \times -5.00)} = -4.6512 \text{ D}$$

以眼鏡矯正的軸性近視

　　右眼：

$$K = -8.6956 \text{ D}$$

$$F_{sp} = -10.00 \text{ D}$$

由於是軸性的屈光誤差，故 $F_e = +60.00$ D。

K' 必須納入計算：

$$K' = K + F_e$$

$$K' = -8.6956 + (+60.00) = 51.3043 \text{ D}$$

$$\text{RSM} = \frac{K}{F_{sp}} \times \frac{+60.00}{K'}$$

$$\text{RSM} = \frac{-8.6956}{-10.00} \times \frac{+60.00}{+51.3043} = 1.01695\times$$

因此，右眼的影像比標準正視眼中的影像大 1.695%。

　　左眼：

$$K = -4.6512 \text{ D}$$

$$F_{sp} = -5.00 \text{ D}$$

由於是軸性的屈光誤差，故 $F_e = +60.00$ D。

K' 必須納入計算：

$$K' = K + F_e$$

$$K' = -4.6512 + (+60.0000) = +55.3488 \text{ D}$$

$$\text{RSM} = \frac{K}{F_{sp}} \times \frac{+60.00}{K'}$$

$$\text{RSM} = \frac{-4.6512}{-5.00} \times \frac{+60.00}{+55.3488} = 1.00840\times$$

因此，左眼的影像比標準正視眼中的影像大 0.840%。

　　戴眼鏡時，右眼與左眼的影像比例為：

$$\frac{R}{L} = \frac{1.01695}{1.00840} = 1.0085 \equiv 0.848\%$$

　　以眼鏡矯正所產生的影像大小幾乎沒有差異，所以能維持良好的雙眼視覺。

用隱形眼鏡矯正軸性近視

　　在此例題中，眼鏡鏡片和隱形眼鏡鏡片都被假設是非常薄的，所以認為 K 和 F_{cl} 是相等的。

右眼：

$K = -8.6956\,\mathrm{D}$

$F_{cl} = -8.6956\,\mathrm{D}$

因為是軸性的屈光誤差，故 $F_e = +60.00\,\mathrm{D}$。

$K' = K + F_e$

$K' = -8.6956 + (+60.00) = +51.3043\,\mathrm{D}$

$\mathrm{RSM} = \dfrac{K}{F_{cl}} \times \dfrac{+60.00}{K'}$

$\mathrm{RSM} = \dfrac{-8.6956}{-8.6956} \times \dfrac{+60.0000}{+51.3043} = 1.1695\times$

因此，右眼的影像會比標準正視眼的影像大 16.95%。

左眼：

$K = -4.6511\,\mathrm{D}$

$F_{sp} = -5.00\,\mathrm{D}$

因為是軸性的屈光誤差，故 $F_e = +60.00\,\mathrm{D}$。

$K' = K + F_e$

$K' = -4.6511 + (+60.00) = +55.3488\,\mathrm{D}$

$\mathrm{RSM} = \dfrac{K}{F_{cl}} \times \dfrac{+60.00}{K'}$

$\mathrm{RSM} = \dfrac{-4.6511}{-4.6511} \times \dfrac{+60.00}{+55.3488} = 1.0840\times$

因此，左眼的影像比標準正視眼的影像大 8.40%。

戴隱形眼鏡時，右眼與左眼的影像比例為：

$\dfrac{\mathrm{R}}{\mathrm{L}} = \dfrac{1.1695}{1.0840} = 1.0789 \equiv 7.789\%$

以隱形眼鏡矯正可能會產生兩眼不等像，並干擾雙眼視覺。

由以上計算的結果顯示，以眼鏡矯正軸性不等視的效果較佳，因為眼鏡可減少兩眼的不等像，而令雙眼視覺更舒適。

以眼鏡矯正屈光性近視

因為是屈光性近視，所以眼軸長度 k' 為 22.22 mm，屈光度 K' 為 +60.00 D。

右眼：

$K = -8.6956\,\mathrm{D}$

$F_{sp} = -10.00\,\mathrm{D}$

因為是屈光性的誤差，故 $K' = +60.00\,\mathrm{D}$。

$\mathrm{RSM} = \dfrac{K}{F_{sp}} \times \dfrac{+60.00}{K'}$

$\mathrm{RSM} = \dfrac{-8.6956}{-10.00} \times \dfrac{+60.00}{+60.00} = 0.8695\times$

因此，右眼的影像比標準正視眼的影像小 13.05%。

左眼：

$K = -4.6512\,\mathrm{D}$

$F_{sp} = -5.00\,\mathrm{D}$

由於是屈光性的誤差，故 $K' = +60.00\,\mathrm{D}$。

$\mathrm{RSM} = \dfrac{K}{F_{sp}} \times \dfrac{+60.00}{K'}$

$\mathrm{RSM} = \dfrac{-4.6512}{-5.00} \times \dfrac{+60.00}{+60.00} = 0.9302$

因此，左眼的影像比標準正視眼的影像小 6.98%。

戴眼鏡時，右眼和左眼的影像比例為：

$\dfrac{\mathrm{R}}{\mathrm{L}} = \dfrac{0.8695}{0.9302} = 0.9347 \equiv 6.525\%$

所以在這種狀況下，用眼鏡矯正可能會產生兩眼不等像，並干擾雙眼視覺。

以隱形眼鏡矯正屈光性近視

再一次，由於本例題的眼鏡鏡片和隱形眼鏡均被假定為薄的，故 K 和 F_{cl} 被視為相等。

右眼：

$K = -8.6956\,\mathrm{D}$

$F_{cl} = -8.6956\,\mathrm{D}$

由於是屈光性的誤差，故 $K' = +60.00\,\mathrm{D}$。

$K' = K + F_{e}$

$\mathrm{RSM} = \dfrac{K}{F_{cl}} \times \dfrac{+60.00}{K'}$

$\mathrm{RSM} = \dfrac{-8.6956}{-8.6956} \times \dfrac{+60.00}{+60.00} = 1.00\times$

因此，右眼的影像與標準正視眼的影像的大小相同。

左眼：

$K = -4.6511\,\mathrm{D}$

$F_{sp} = -5.00\,\mathrm{D}$

由於是屈光性的誤差，故 $K' = +60.00\,\mathrm{D}$。

$\mathrm{RSM} = \dfrac{K}{F_{cl}} \times \dfrac{+60.00}{K'}$

$\mathrm{RSM} = \dfrac{-4.6511}{-4.6511} \times \dfrac{+60.00}{+60.00} = 1.00\times$

因此，左眼的影像與標準正視眼的影像大小相同。

使用隱形眼鏡，兩眼的影像相同，亦即視網膜影像的大小並無差異，故雙眼視覺良好。所以，由上述的計算顯示，如果是雙眼屈光性的不等視，配戴隱形眼鏡的效果較佳，因為它不會造成不等像，使雙眼視覺良好。

上述例題顯示，眼鏡鏡片在屈光性屈光不正的使用上，可能會導致右眼與左眼視網膜影像的大小不同，這可能會導致雙眼視覺的困難。

隱形眼鏡所產生的影像大小的差異比眼鏡小，所以使用隱形眼鏡矯正屈光性不等視通常比眼鏡更令人滿意；相反的，在軸性不等視的情況下，用眼鏡矯正比用隱形眼鏡矯正，在視網膜產生的影像大小的差異較小。

軸性的不等視多過於屈光性的不等視。因此，戴眼鏡的不等視患者的雙眼視覺較舒適，若換戴隱形眼鏡，則可能會遇到適應上的問題。

Winn 等人的一項研究 (1986) 建議：若矯正的目的為減少雙眼不等視的效應，則所有不等視的受試者使用隱形眼鏡矯正的效果較佳。

第 20 章總結

本章介紹了一些額外補充的資料。然而，有些資料在前幾章就已經討論過，並延伸應用到隱形眼鏡淚鏡系統的放大率。這兩個例題的解題過程都相當冗長，且有容錯空間，因此建議使用較具邏輯的方法合理地條列出來。有趣的是，例題 20.1 中有大部分都是用光線追跡法處理的！

參考資料

Winn B, Ackerly R G, Brown C A, Murray F K, Prais J, St John M F (1986) The superiority of contact lenses in the correction of all anisometropia. *Transactions of the British Contact Lens Association Annual Clinical Conference*, pp 95–100

延伸閱讀

Douthwaite W A (2006) *Contact Lens Optics and Lens Design*. Elsevier, Oxford

Efron N (2002) *Contact Lens Practice*. Butterworth-Heinemann, Oxford

Rabbetts R B (1998) *Bennett & Rabbetts' Clinical Visual Optics*. Butterworth-Heinemann, Oxford

Tunnacliffe A H (1993) *Introduction to Visual Optics*. Association of the British Dispensing Opticians, London

隱形眼鏡材料之物理和光學特性

簡介

本章討論用於製作硬式高透氧(RGP)、水凝膠以及矽水凝膠隱形眼鏡的材料所表現的物理和光學特性。有些視光執業者認為，不同的隱形眼鏡材料之間的差異性通常非常微小而不具臨床意義，尤其是水凝膠材料，所以不值得研究。然而，在執業期間，要了解大部分臨床觀察所代表的意義，從掌握隱形眼鏡材料特性開始是至關重要的。因此，本章將介紹每天臨床視光師會用到的隱形眼鏡材料的相關化學基本概念。所討論的材料特性包括傳氧性(transmissibility)、濕潤性(wettability)和表面沉積性(surface deposition)。

本章內容

- 材料分類
- 硬式高透氧鏡片
- 軟式水凝膠鏡片
- 矽水凝膠鏡片

材料分類

　　隱形眼鏡材料可概分為兩類：含水軟膠(水凝膠)鏡片材料和不含水的硬式高透氧(RGP)鏡片材料。在水凝膠鏡片材料中，又可分為兩個子類別：傳統水凝膠和矽水凝膠。

　　使用在分類硬式和軟式隱形眼鏡材料的國際標準是 BS EN ISO 11539：1999。這是一個已發表的歐洲標準，並已取代先前的英國隱形眼鏡標準。每種材料的分類代碼有六個組成部分：

字首：材料代碼名稱。

字身：- filcon 為水凝膠鏡片 (含水量 >10%)；- focon 為硬式鏡片。

系列尾碼：大寫字母表示化學配方的版本。

分類尾碼：見表 21.1。

Dk 範圍：其數字化代碼表示特定 Dk 範圍的類別編號值，而不是實際值 (表 21.2)。

表面修飾代碼：小寫字母 m 表示鏡片表面的材料被修飾處理過。

範例 1：Paragon HDS

Paflufocon B III 3

Paflu = 美國採用名稱 (USAN) 的字首

focon = 字身，代表硬式鏡片材料

B = USAN 的系列尾碼，表示為該聚合物的第二種配方

III = 分類尾碼，表示該材料含有矽和氟

3 = 國際標準化組織 (ISO) 單位規範 Dk 值介於 31~60 範圍的類別

表 21.1　硬式和軟式隱形眼鏡分類尾碼

分類尾碼	硬式鏡片	軟式鏡片
I	不含矽或氟	含水量 <50%，非離子性
II	含矽但不含氟	含水量 >50%，非離子性
III	含矽和氟	含水量 <50%，離子性
IV	含氟但不含矽	含水量 >50%，離子性

表 21.2　透氧率 (*Dk*) 分類

類別編號	*Dk* 單位 (ISO)	鏡片範例
0	<1	PMMA
1	1~15	Frequency 55
2	16~30	Soflens 66
3	31~60	Paragon HDS
4	61~100	Purevision
5	101~150	Fluroperm 151
6	151~200	Menicon Z
7	任何新類別	目前沒有

範例 2：ACUVUE 2

Etafilcon A IV 2

Eta = USAN 的字首

filcon = 字身，表示含水量 >10% 的軟式鏡片材料

A = USAN 的系列尾碼，表示為該聚合物的第一種配方

IV = 為含水量 > 50%，以及離子性的材料

1 = ISO 單位規範 *Dk* 值介於 1~15 範圍的類別

範例 3：AirOptix

Lotrafilcon B I 5 m

Lotra = USAN 的字首

filcon = 字身，表示含水量 >10% 的軟式鏡片材料

B = USAN 的系列尾碼，表示為此聚合物的第二種配方

I = 為含水量 <50%，以及非離子性的材料

5 = ISO 單位規範 *Dk* 值介於 101~150 範圍的類別

m = 表面修飾 (電漿處理)

硬式高透氧鏡片

透氧性

　　為了方便視光執業者比較某種材料與其他材料的透氧性 (oxygen permeability)，建立一套方便比較的測量系統是有需要的，此測量結果值即為 *Dk* 值。硬式鏡片材料的透氧性是指氣體在該材料中的擴散係數 (*D*) 和氣體在該材料中的溶解度 (*k*) 之乘積。對於給定的鏡片材料，在體外 (in-vitro) 量測其材料輸送氧氣的能力，以 *Dk*(透氧性) 表示；對於給定的鏡片，在體外量測鏡片整體輸送氧氣的能力，以 *Dk* / *t*(傳氧性) 表示。*Dk* 的測量單位為：

$$cm^2 s^{-1}\ ml^{-1}\ O_2/ml \times mmHg$$

　　發生擴散 (diffusion) 時，材料的一側分布高濃度且會隨機移動的氣體分子，這些氣體分子除了彼此碰撞外，也會與材料分子相碰撞，最終有些分子會移動到材料的另一側。而發生此種情況的速率稱為「擴散係數」。另外，氣體在材料中的溶解度 (solubility) 是指量測氣體溶解在材料中的能力。擴散為一種較常被歸類在 RGP 鏡片所屬的氧氣傳遞機制；而溶解度則較常被歸類在水凝膠鏡片的一種屬性，其中，所指的溶液實際上是鏡片含液量。在上述兩種情況下，提高溫度可以增加氣體分子的動能和移動速度。也就是說，當氣體通過材料的傳輸速率增加，*Dk* 量測值也會隨之增加。

　　Holden 和 Mertz(1984) 合作的一篇研究具有里程碑的意義，該研究證實氧氣供給與角膜腫脹 (corneal swelling) 之間的相關性，該研究也定出要將過夜水腫 (overnight oedema) 限制在 4%

以內，鏡片所需的最低 Dk/t 值為 87×10^{-9}。並推斷使用日間佩戴型 (daily wear) 鏡片且無水腫狀況發生下，鏡片所需的最低 Dk/t 值為 24×10^{-9}。更近期由 Harvitt 和 Bonnano(1999) 所進行的研究則指出，要有安全且無水腫發生的鏡片佩戴，需將最低 Dk/t 值分別提高至 125×10^{-9}，作為過夜配戴 (overnight wear) 鏡片使用，以及提高至 37×10^{-9}，作為日間佩戴鏡片使用。

雖然在描述特定材料時，可能會提供其材料所擁有的 Dk 值，然而，折射率低的材料會比折射率較高的材料更厚；儘管兩種材料可能有相同的 Dk 值，低折射率材料的 Dk/t 卻可能比高折射率材料的 Dk/t 還低。擁有了解 Dk 值的工作經驗和選擇合適材料的專業能力是成功驗配的核心。

隱形眼鏡製造商協會 (Association of Contact Lens Manufacturers, ACLM) 年鑑 (Kerr 和 Ruston 2007；網站 www.aclm.org.uk) 將 Dk 值以新 ISO 用法列表，並將目前所有材料根據此表進行分級。這些新的 Dk 值約為舊式 Fatt 單位的 75%。廠商最後呈現的 Dk 值屬於哪一種是難以分辨的，若有疑問，唯一的方法是聯繫製造商以確認其標示的 Dk 數值是否為 ISO 值。

中心和平均鏡片厚度

基於生理因素，鏡片應該愈薄愈好。然而實際上，把鏡片做得太薄反而會適得其反。因為薄鏡片很容易變形，而且也容易破掉，特別是高度數的負鏡片。在大多數情況下，實際的鏡片中心厚度最小為 0.14 mm，即使在鏡片負度數高時亦然。

折射率

在討論鏡片厚度和折射率時，對於隱形眼鏡與框架眼鏡來說並沒有不同，因為只要用的

是折射率較高的材料，皆會製作出較薄的成品鏡片。然而，現代 RGP 鏡片材料的折射率卻是傾向使用比 PMMA(聚甲基丙烯酸甲酯) 鏡片還低的折射率，因此鏡片會較厚。

範例

	Dk(ISO)	比重	折射率
Boston XO	100	1.27	1.415
Boston EO	58	1.23	1.429

比重

比重是指固體或液體的質量與 4°C 等體積蒸餾水的質量之比值。具有高比重的材料比具有低比重但同等體積的材料有較大的質量。當所有其他參數保持不變時，選擇具有高或低比重的材料可使 RGP 鏡片的質量被明顯地改變。驗配遠視患者是一個特殊的挑戰，因為正鏡片具有比負鏡片較前傾的重心，而且這些患者通常具有較平坦的角膜，因而容易造成鏡片下移 (low riding)。通過結合負載體 (minus carrier) 的鏡片設計與低比重材料的挑選，可以大幅減少正鏡片的質量，這使鏡片向下滑落的趨向達到最小化。

鏡片厚度和形狀修改

鏡片的厚度取決於後頂點屈光力 (BVP)、設計和材料。中心厚度 (t_c) 和邊緣厚度 (t_e) 都是重要的。

不同材料的最低厚度建議 (BVP 為 −3.00DS 時) 為：

材料	中心厚度 t_c (mm)	邊緣厚度 t_e (mm)
聚甲基丙烯酸甲酯 (PMMA)	0.10	0.12
矽丙烯酸酯 (Silicon acrylate)	0.15	0.13
氟矽丙烯酸酯 (Fluorosilicon acrylate)	0.14	0.15

BVPs 高於 −6.00 D 或 +4.00 D 的鏡片，其

形狀應被修改以減少多餘的厚度和質量。鏡片形狀修改 (lenticulation) 可將正鏡片中心厚度減少，並藉由縮小前光學區直徑 (the front optic zone of diameter, FOZD) 使正鏡片邊緣厚度朝向負鏡片化。

臨床提示

- 使用現代鏡片材料時，不要訂購中心厚度小於 0.14 mm 的鏡片，因為可能會產生鏡片柔曲 (lens flexure)，特別是出現在環曲面型 (toric) 的角膜和緊的眼瞼。
- 邊緣厚度應至少為 0.12 mm。「刀狀邊緣」 (knife edge) 會引起不適和容易碎裂，特別是正度數鏡片。
- 負度數鏡片通常有自然的眼瞼接觸。
- 負載體 (negative carrier) 設計有助於低位 (low riding) 鏡片或正度數鏡片的眼瞼接觸。
- 正載體 (positive carrier) 設計有助於降低鏡片處於高位 (high riding) 的趨勢。

表面特性

一旦 RGP 鏡片被置放在角膜上，它就會被淚液膜（鏡片前淚層）覆蓋。這種覆蓋比沒有隱形眼鏡時的淚膜覆蓋更薄、更不穩定，而且隱形眼鏡本身的存在還會破壞淚液膜的穩定性。由於隱形眼鏡（中心為 150 μm、邊緣為 100 μm、邊緣間隙為 80~100 μm) 和淚液膜（約 7 μm) 的相對厚度關係使然，導致隱形眼鏡成為一個非常不規則、厚實的外來物，使覆蓋其上的淚液膜難以保持完整。這並不奇怪，因此要讓 RGP 配戴者成功地配戴隱形眼鏡，選擇一個有助於穩定淚液膜的良好鏡片表面特性是至關重要的。

濕潤性

如果要對一個變因的影響做精準的比較，例如表面材料對濕潤角度 (wetting angle) 的影響，所有其他因素就必須保持不變。不幸的是，這在不同研究間比較時通常不是如此，所以不同的隱形眼鏡製造商所報告的接觸角 (contact angles) 是難以互相比較的。儘管濕潤角度經常會被標示，但視光執業者無法從該角度判斷患者淚液膜濕潤鏡片的真實情形。

為了觀察眼內濕潤性，檢查鏡片前淚液膜 (pre-lens tear film, PLTF) 是必要的。觀察 PLTF 可藉操作裂隙燈和淚膜鏡 (tear scope) 進行，後者不需要施點染色劑如鈉螢光素染劑來進行觀察，因為使用由淚膜反射的冷散射光源讓淚膜變成看得見，讓視光執業者在正常淚膜狀態下，對淚膜進行非侵入性的觀察。

抗沉積性

鏡片表面的抗沉積性是 RGP 鏡片材料的重要屬性，這個特性缺乏的話，鏡片表面將會很快被大量的蛋白質斑覆蓋，無法被適當地潤濕，因而減少配戴時間。當材料製造商試圖藉由加入更多的矽來提高透氧性時，卻同時會造成甲基丙烯酸含量的增加及產生更強的正電荷。當其達到一個臨界點時，反而會失去高透氧的優勢，因為蛋白質會在鏡片表面大量積聚。此臨界點被稱為**矽丙烯酸酯屏障 (silicone acrylate barrier)**。所以鏡片材料工業需要找到既能夠增加透氧性，又不會對鏡片表面產生不利影響的單體，而該單體即為「氟」。氟矽丙烯酸酯可提供更高的透氧性，卻沒有蛋白質積聚的問題，具有「抗沉積」的專業特性。雖然經過長時間後，在此類鏡片上仍能觀察到蛋白質膜，但這些蛋白質可以藉由有效的磨料清潔劑 (abrasive cleaners) 去除，以及透過計畫性的更換鏡片來避免。然而，蛋白質不是我們在 RGP 鏡片表面上發現的唯一污染物。來自瞼板腺的脂質會被壓出釋放到鏡片表面上，形成油膩和油

污的鏡片表面，這些脂質可以使用含有酒精的清潔劑去除。

矽丙烯酸酯 (矽氧烷)

矽丙烯酸酯 (silicone acrylates) 是一種共聚物，其鏡片硬度與不同含量比例的 PMMA 有關，其透氧性的控制則與矽有關。還包括靠著交聯劑提高其材料強度，以及靠著潤濕劑如甲基丙烯酸 (methacrylic acid) 改善透氧的矽所具有的先天疏水特性。當與 PMMA 相比較時，矽丙烯酸酯具有更優異的透氧性和生理表現。矽丙烯酸酯已經在鏡片尺寸的穩定性以及光學和機械方面通過時間的考驗。矽丙烯酸酯已經常規使用於日間佩戴型以及在一定限制下用於持續佩戴型 (extended wear)。

範例	Dk(ISO)
Polycon II	14
Boston IV	19
Paraperm EW	54

矽丙烯酸酯的優點

- 有低至中等 Dk 的材料可供選擇。
- 具良好的鏡片尺寸穩定性。
- 鏡片柔曲有限。
- 良好的抗刮性。

矽丙烯酸酯的缺點

- 它們會吸引從眼淚來的蛋白質。
- 某些材料是脆的，並有破碎的傾向。
- 3、9 點鐘方向的染色發生率增加。
- 發生某些隱形眼鏡相關的乳突狀結膜炎 (contact lens-associated papillary conjunctivitis, CLAPC)。

氟矽丙烯酸酯

氟矽丙烯酸酯 (Fluorosilicon acrylates) 是由含氟單體和矽氧基丙烯酸酯 (siloxyacrlate) 單體所組成。添加氟原子來替代甲基丙烯酸酯單體中的一些氫，可增進表面濕潤性、淚液膜的穩定性和抗沉積性，以及提高透氧性。含氟材料中的氧氣溶解度增加，Dk 值可達到更高，或是可用較低的矽氧基丙烯酸酯含量達到中等的 Dk 值，以改善濕潤性。矽的含量範圍從 5~7% 的 Boston EO 和 ES，以及高達到 16~18% 的 Fluoroperm 90。

範例	Dk(ISO)
Boston ES	18
Quantum	55
Boston EO	58
Paragon HDS	58
Fluoroperm 151	99
Boston XO	100
Quantum 2	130
Menicon Z	163

氟矽丙烯酸酯的優點

- 有提供極高 Dk 值的可能性。
- 改善濕潤性。
- 減少沉積問題。
- 發生較少的隱形眼鏡相關的乳突狀結膜炎。
- 適用於彈性 (flexible) 或持續佩戴型 (extended wear)。

氟矽丙烯酸酯的缺點

- 鏡片製造需要很仔細。
- 鏡片尺寸的穩定性取決於材料和製造。
- 在某些情況下出現角膜粘連 (特別是過夜配戴)。

表面修飾已被作為改善 RGP 鏡片表面特性的方法。這可以通過兩種方式達成：表面塗層或表面處理。後者的使用已經變得愈來愈普遍，該方式對於初始舒適度、表面濕潤性和抗沉積性皆有幫助。

Novalens 擁有 55 × 10^{-11} 的 Dk 值和帶有親水特性的氫氧基「柔軟」塗層在鏡片表面。鏡片本身不吸水，但具有良好濕潤性和優越舒適性。幾乎與所有的傳統 RGP 產品一樣，此鏡片可以被清洗和浸泡，但應避免使用有高酒精含量或微珠清潔劑的藥水溶液。

Contamac 的 Hybrid FS 和 FS Plus 採用一種有別以往的最新技術，稱為「流體表面技術」，可將氟矽丙烯酸酯材料與親水性成分結合在一起。在水合作用前，親水性分子分佈在整個聚合物基質中，使得在完成鏡片製造後，可以確保表面含有多個親水部位。在水合作用後，這些親水性成分會吸引水分子，這便是其聲稱可同時提高舒適性和透氧性的由來。它不需要額外的鏡片處理，且鏡片與所有標準溶液相容。Hybrid FS 在脫水和含水狀態下的折射率為 1.4465、Dk 值為 23、水分補充低於 0.94%。Hybrid FS Plus 則具有相同的折射率，但 Dk 值為 60、水分補充低於 0.85%。

軟式水凝膠鏡片

軟式鏡片材料稱為「水凝膠」，其氧氣輸送主要透過其鏡片結構內的水分子進行。用於軟式鏡片製造的第一種材料是「聚甲基丙烯酸羥乙酯」(poly hydroxyethyl methacrylate) 的聚合物，縮寫為 p-HEMA(含水量 38%)。隨著我們對角膜氧氣需求了解的增加，得知軟式鏡片材料傳播氧氣的能力與其鏡片含水量和鏡片厚度有關，因此聚合物化學家在過去致力於尋找可增加軟式鏡片含水量的方法，目的是使含水量可從原本的 38% 提升至更高。例如導入新單體進而得到含水量介於 55~80% 之間的鏡片材料，這些高含水量的鏡片材料可藉由讓單體與 p-HEMA 結合，或是形成不含甲基丙烯酸羥乙酯 (HEMA) 的共聚物。這些添加的單體包括甲基丙烯酸 (methacrylic acid, MA)、N- 乙烯基吡咯烷酮 (N-vinylpyrrolidone, NVP)、聚乙烯吡咯烷酮 (polyvinyl pyrrolidone, PVP) 和聚乙烯醇 (polyvinyl alcohol, PVA)。

水凝膠材料的含水量是指一個親水鏡片完整進行水合作用後的吸水百分比。這個百分比會根據鏡片材料配方和其化學結構的不同而變化。材料吸收小於 4% 水重量者被稱為疏水性材料，而吸收超過 4% 者則被稱為親水性材料。假如親水性聚合物的含水量增加，則該材料的透氧性亦可提高。然而，含水量增加會使材料變得更加脆弱，並且容易形成沉積物和脫水。因此，具有較高含水量的隱形眼鏡在設計上通常會較厚。同時，因為含水量較高的材料往往更容易形成沉積，所以更換新鏡片的頻率必須更頻繁。目前市面上的軟式鏡片材料的含水量範圍為 38~80%。在歐洲，這些鏡片被歸類為「低」、「中」和「高」含水鏡片。

低含水鏡片 (含水量 38~50%) 提供角膜足夠的氧氣，以做為限制性的日間佩戴使用。中等含水鏡片 (含水量 50~60%) 搭配超薄設計，可比高含水量和較厚的鏡片具有更好的傳氧性。高含水鏡片 (含水量 60% 以上) 容易變色、沉積和大小改變，即使其傳氧性是不錯的。理想情況下，處方給患者的鏡片應該能傳送最高水準的氧氣量到角膜，以及搭配鏡片更換計畫為定期拋棄式或每日拋棄式，從而減少生理併發症的發生，如水腫、結膜和角膜邊緣充血、上瞼板改變，甚至是炎症和感染。

在美國，軟式水凝膠隱形眼鏡的含水量被劃分為低或高，低是指少於 50%，高是指 50% 以上 (包含 50%)。

離子電荷

軟式鏡片材料可能帶電荷或呈現不帶電的中性。離子型鏡片攜帶電荷使沉積物形成增多，因為來自患者眼淚的多數沉積物都帶正電

荷，特別是蛋白質會與離子型鏡片材料所帶的負電荷互相吸引結合。鏡片表面是否帶電會造成離子性和非離子性鏡片材料的臨床使用呈現顯著差異，因為沉積物增加會導致患者的舒適度和視力下降。隨著拋棄式和定期更換式鏡片的使用，在更換新鮮、無菌的新鏡片之前，沉積物通常不會明顯累積。離子性材料較容易與某些類型的鏡片保養藥水起不良反應，假如將高含水量離子性材質浸泡在過氧化氫溶液中過夜，容易發生鏡片參數變化，後續會需要較長的中和時間。現今大多數的鏡片護理系統不使用過氧化氫溶液及其浸泡保養時間較短的溶液。

鏡片聚合物被分為四類，分類依據為含水量與離子性質。該分類與材料有關而與臨床考量無關，在此提及的高含水量被定義為大於50%。離子聚合物為含有超過 0.2% 的 MA，因此這些鏡片為高含水量時可能含有帶負電的羧酸。鏡片聚合物對溫度和護理溶液產品中的成分很敏感，所以鏡片參數可能會隨著環境因子變化而變化。這四類藥水溶液的例子包括：

- 第一組：低含水，非離子性：Bausch & Lomb Optima 38。
- 第二組：高含水，非離子性：Bausch & Lomb SofLens 66。
- 第三組：低含水，離子性：Ciba Vision Durasoft 2，Bausch & Lomb Purevision。
- 第四組：高含水，離子性：Johnson & Johnson ACUVUE 2，Coopervision Frequency 55。

抗紫外線材料

製造鏡片之前，在鏡片材料中加入額外的單體，可以顯著增加材料對抗紫外線輻射 (UVR) 穿透的能力。這個優點是有臨床意義的，因為研究持續證實 UVR 的急性和慢性曝露分別對於眼組織產生有害影響。眼組織變化

的情形包括光角膜炎、白內障、眼睛翼狀贅片 (pterygium)、瞼裂斑 (pinguecula) 和黃斑部退化。UVR 波長介於 100~380 nm 之間，可分為：

- UVA：315~380 nm(4% 被臭氧層吸收)。
- UVB：280~315 nm(70~90% 被臭氧層吸收)。
- UVC：100~280 nm(被地球大氣層吸收)。

等級屬於第 II 級的抗紫外線鏡片必須阻擋至少 95% 的 UVB 和 70% 的 UVA 才符合美國國家標準機構 (American National Standard Institution, ANSI) 的標準。UVB 的阻擋需要更高百分比 (是 95% 而不是 70%) 的原因是由於先前研究已證實 UVB 輻射會對眼組織造成最大的傷害，並且與多數紫外線引起眼組織變化的發生有主要關聯性。

儘管抗紫外線隱形眼鏡有明顯的益處，但曝露在高量 UVR 環境時，仍需要額外防護用以保護眼瞼和周圍組織，也藉此減少過量可見光而引起的眩光。包括像是進行滑雪、航駛風帆和使用日光浴床等活動時，只有戴著高品質的太陽眼鏡／護目鏡才能達到額外保護。

透氧性

當考量軟式鏡片在眼表的生理反應時，許多人認為氧氣傳輸效能是軟式鏡片最重要的特性。這是因為角膜需要持續的氧氣供應，且主要的供應來源是環境中的空氣，而隱形眼鏡扮演著妨礙角膜獲取氧氣的角色。按照配戴隱形眼鏡類型的不同，氧氣能藉由以下兩種不同的方式到達隱形眼鏡配戴者的角膜：

1. 當眨眼造成鏡片移動時，淚液會被推到鏡片後面進行交換，藉此將溶解在淚液中的氧氣輸送到角膜。這僅適用於配戴 RGP 鏡片者，因為軟式鏡片配戴者的淚液交換次數很少。這是因為與 RGP 鏡片相比時，軟式鏡片的總直徑更大以及鏡片移動量更少。

2. 氧氣直接透過鏡片材料擴散進入鏡片和角膜間的淚液層。淚液中的氧氣透過角膜上皮層擴散到角膜的不同層。

Dk 測量

最被廣泛使用於測量隱形眼鏡的氧氣滲透性 (oxygen permeability) 和氧氣傳輸性 (oxygen transmissibility) 的技術被稱為「極譜法」(polarographic technique)，這是 Fatt 於 1970 年代初期首創的。在這種技術中，軟式鏡片被懸掛覆蓋在極譜氧氣感測器的表面上。該裝置允許鏡片樣品在 35℃ 時進行傳氧性測量，再搭配已知鏡片樣品的厚度來做鏡片 Dk/t 的計算。

隨著對極譜法的進一步認知，系統中有兩個重要的潛在錯誤變得明顯：首先是與妨礙氧氣傳輸的水層有關，該水層位於樣品鏡片和感測器之間，造成的測量錯誤被稱為「邊界效應」(boundary effect)，這使得量測到的材料 Dk 值低於真實的材料 Dk 值。

第二個錯誤是側向流動的氧氣經過鏡片材料到感測器時，會造成測量到的氧氣傳輸量增加。這被稱為「邊緣效應」(edge effect)，表示實際量測到的材料 Dk 值高於真實的材料 Dk 值。「邊緣效應」的錯誤可藉由減少約 24% 的原始邊界效應來校正。製造商最常引用的是邊界效應矯正過的鏡片 Dk 值，而較少製造商引用邊緣效應矯正過的鏡片 Dk 值。除非明確指出所引用的鏡片材料 Dk 被哪些因子矯正過，否則要比較不同鏡片類型的氧氣效能是不可能的。

厚度

隱形眼鏡的厚度 (t) 是以毫米 (mm) 作為測量單位，測量位置可以是位在鏡片的中心 (t_c) 處或邊緣 (t_e) 處。從鏡片中心到橫跨鏡片上任何點的平均厚度 (t_{avg}) 也可計算得出。給定的鏡片材料作得愈薄，通過鏡片的氧氣量就愈多。目前市面上 −3.00 D 的軟式球面隱形眼鏡的鏡片中心厚度變化從 0.035~0.17 mm 不等。

傳氧性

得知隱形眼鏡材料的 Dk 值及其中心厚度，即可計算任何軟式隱形眼鏡的中央傳氧性。這部分是非常重要的，因為與 Dk 值相比，鏡片的傳氧性對視光執業者及患者來說更具有臨床實質意義。了解傳氧性可以針對不同軟式鏡片進行氧氣傳輸效能的比較。雖然高含水量的軟式鏡片具有較高的 Dk 值，但它們卻比含水量較低的鏡片明顯地更厚。因此，高含水量的鏡片的傳氧性較差，而且與中水含量 (50~60%) 的薄鏡片設計做比較時，其傳氧性是較弱的。

透明度

透明度是指材料的清晰度或明淨度。沒有材料可以是完全透明的，而透明度的量測通常以正百分比表示。該百分比是指特定波長入射光穿透材料的光量多寡。最透明（未著色）的隱形眼鏡材料的可見光穿透率為 92~98%。許多製造商對鏡片材料進行淡色處理，稱之為「鏡片操作著色」(handling tint)，在患者操作處理鏡片時，這種淡色使鏡片具有顯而易見的優點，只是這樣一來，確實使鏡片透明度稍微降低。

模數

彈性模數 (modulus of elasticity) 是材料彈性高低的測量。模數愈低，鏡片就愈容易順從眼睛的自然輪廓做包覆，物理性服貼度也會更好，以降低機械性併發症發生的可能性，例如隱形眼鏡相關的乳突狀結膜炎和上方表皮弧形損傷 (superior epithelial arcuate lesions, SEALs)。

49

生物相容性鏡片

生物相容性被定義為「材料與天然物質接觸而不誘發生物反應的能力」。生物相容性材料的優點是它們具有減少淚液蒸發、角膜乾燥和沉積物堆積的良好生理反應。Proclear 材料含有的磷酸膽鹼 (phosphorylcholine, PC)，是一種天然存在於紅血球細胞膜的成分，這種成分對於水有高度親和力以及能抵抗蛋白質吸附。類似的技術已用於人工水晶體以及心臟、骨科和其他保健產品。Coopervision Proclear 的 Omafilcon A(含水量 62%) 含有對水有高親和力的磷酸膽鹼合成聚合物。這些磷酸膽鹼聚合物在表面上產生永久性的水層。

生物相容性材料的優點包括：

- 良好的抗脫水特性。
- 持久的氧氣滲透性。
- 良好的抗沉積特性。
- 全天舒適，給予更長的戴鏡時間。

生物相容性材料的缺點包括：

- 耐用度稍微較差 (不過現在已有許多鏡片為日拋型)。

矽膠彈性體鏡片

矽膠彈性體鏡片 (silicone elastomer lenses) 與其他鏡片有些不同。它們可以彎曲、拉伸和由裏向外翻面。它們具有優異的彈性特質，在配戴時部分順應角膜的形狀，具有極高的 Dk 值，範圍在 200~300。它們與親水性鏡片不同，因為它們的原始狀態是乾燥的，而且非常堅韌。由於它們對水分吸收的量相當少，因此在驗配時可以搭配螢光染劑進行檢查。因為原始矽膠材料的無定形性質，鏡片必須經由模製和硫化技術生產，這有助於保持良好的再製率。矽膠的主要缺點在於其原始表面極度疏水，所以必須加以設計，使其表面表現永久親水且不干擾其任何光學或物理特質。因此，

最後製造階段是通過離子轟擊進行表面處理。由於以下優點和缺點，矽膠彈性體的使用屬於一種小眾鏡片，僅限於治療型應用和兒科應用。

優點

- Dk 值極高 (是所有鏡片類型中最高的)。
- 脫水少，所以舒適度變化小，或隨著環境因子變化。

缺點

- 驗配複雜，精確度需要達到與 RGP 鏡片一致。
- 如果配適不正確，負壓效應會導致鏡片黏附。
- 表面塗層分解和潤濕困難。
- 快速積聚沉積物。
- 舒適度和視力會隨著配戴時間下降。
- 可調用的參數非常有限。
- 昂貴。

矽水凝膠鏡片

矽水凝膠材料於 1999 年引進英國，矽橡膠與水凝膠單體的結合表示在材料技術上取得重大的進展。這些材料也使用分類字身 -filcon。矽膠成分允許極高的氧氣滲透性，而水凝膠成分確保鏡片柔軟舒適。此外，它提供了經過鏡片的液體輸送。以矽為基礎的材料，其本質上是疏水性的，因此第一代材料需要進行表面處理，使最終鏡片成品親水和舒適。此表面處理必須先不造成對氧氣傳輸的影響，其次才是設法將此處理變成鏡片整體的一部分，因為在配戴鏡片、操作鏡片以及與消毒藥水發生交互作用時，這些表面處理皆不能被移除。

Ciba Vision Focus Night & Day 和 AirOptix 的這兩種材料在氣體等離子體反應室 (gas plasma reactive chamber) 中，讓鏡片表面材料被永久修

表 21.3　矽水凝膠鏡片之比較

鏡片名稱	ACUVUE Advance with Hydraclear	ACUVUE Oasys with Hydraclear Plus	AirOptix	Purevision	Night and Day
製造商	J & J	J & J	CibaVision	Bausch & Lomb	CibaVision
鏡片材料	Galyfilcon	Senofilcon A	Lotrafilcon B	Balafilcon A	Lotrafilcon A
FDA 類別	I	I	I	III	I
模數 (MPa)	0.43	0.72	1.00	1.50	1.52
屈光度數範圍 (間隔)	+4.00 to −6.00 (0.25 D) −6.50 to −12.00 (0.50 D) +4.50 to +8.00 (0.50 D)	+4.00 to −6.00 (0.25 D) −6.50 to −12.00 (0.50 D) +4.50 to +8.00 (0.50 D)	+6.00 to−6.00 (0.25 D) −6.50 to 10.00 (0.50 D)	+6.00 to −6.00 (0.25 D) −6.50 to −12.00 (0.50 D)	+6.00 to −8.00 (0.25 D) −8.50 to −10.00 (0.50 D)
直徑 (mm)	14.0	14.0	14.2	14.0	13.8
基弧 (mm)	8.30, 8.70	8.40	8.60	8.60	8.40, 8.60
中心厚度 (−3.00)(mm)	0.07	0.07	0.08	0.09	0.08
潤濕劑	是	是	否	否	否
表面處理	否	否	是	是	是
含水量 (%)	47	38	33	36	24
張眼、中央角膜 O_2 取得 [a] (%)	97	98	98	98	99
閉眼、中央角膜 O_2 取得 [a] (%)	不適用	96	96	94	97
中心 Dk/t 值 [b]	87×10^{-9}	147×10^{-9}	138×10^{-9}	110×10^{-9}	175×10^{-9}
可見著色	是	是	是	是	否
抗紫外線	Class 1: 93% UVA, 99% UVB	Class 1: 96% UVA, 100% UVB	無	無	無
佩戴期程重組	2 週 DW	2 週 DW 1 週 EW	DW + FW 6N EW 1/12 更換	30N CW 6N EW FW 和 DW 1/12 更換	30N CW 6N EW FW 和 DW 1/12 更換

a 以 −3.00 D 鏡片為例，與 100% 沒戴鏡片時做比較 (來自內部數據)。

b 以 −3.00 D 鏡片為例，製造商引用數值，在 35° C 的 Fatt 單位進行邊界和邊緣矯正。

DW 日間佩戴型，FW 彈性佩戴型 (偶爾過夜使用)，EW 持續佩戴型 (6 夜)，CW 連續佩戴型 (30 夜)。

飾，以產生持久的、超薄的 (25 nm)、折射率高的、連續親水的一個表面。

Bausch & Lomb Purevision 鏡片在等離子體室中進行表面處理，將其鏡片表面上的矽膠成分轉化成為親水性矽酸鹽化合物。所產生的滑溜矽酸鹽「島嶼」讓修飾區變得親水，進而以「架橋」效果覆蓋在疏水性的 balafilcon A 材料上方。

這些表面處理不會阻礙氧氣流動、通過鏡片。兩種表面處理法皆能讓修飾部分成為鏡片整體的一部分，而不會像表面鍍膜一樣，其膜層容易在每日操作和清潔鏡片時從材料主體「剝離」。

ACUVUE Advance 材料是上市的第一代未經表面處理的矽水凝膠產品，緊隨其後的是 ACUVUE Oasys。Advance 和 Oasys 這兩種材料都是使用 PVP 作為基底，以形成內部保濕因子 (HydraClear)，PVP 被設計成為材料表面上親水層的提供者，可「遮擋」材料界面處的矽膠，從而降低出現在矽水凝膠表面典型的疏水特性。

如果可以克服對表面處理的需求，成本的節省是很可觀的，因此未來的矽水凝膠鏡片很可能朝向避免進行表面處理的方向發展。表 21.3 總結目前市面上矽水凝膠材料的重要特性。

優點

- 有 Dk 值。
- 適用於結膜注射和配戴現有鏡片而產生新生血管者。
- 適用於持續型 (6 夜) 和連續型 (30 夜) 佩戴。
- 適用於治療目的。
- 良好的脫水特質。
- 因為鏡片硬而易於操作。
- 抗拉強度好且斷裂率低。

缺點

- 增加脂質沉積 (需視患者和材料情況而定)。
- 複雜設計的鏡片僅作限量供應，但持續改善中。
- 沒有供應日拋式。
- 第一代材料較硬，因此更容易造成上方表皮弧形受損 (SEALs) 和與隱形眼鏡相關的乳突狀結膜炎 (CLAPC)。

第 21 章總結

隱形眼鏡材料之間的差異常被視為太微小而不具臨床意義，或是太複雜而不值得研究，特別是水凝膠！然而，對於臨床視光師每日常用材料的化學成分作一基本了解是至關重要的，這有助於了解在患者使用期間出現的許多臨床發現。在材料化學成分的細微差異會廣泛地影響重要臨床因子，包括透氧性、脫水性、參數穩定性及沉積性。

參考資料

Harvitt D M, Bonnano J A (1999) Re-evaluation of the oxygen diffusion model for predicting minimum contact lens Dk/t values needed to avoid corneal anoxia. *Optometry and Vision Science* **76**:712–19

Holden B A, Mertz G W (1984) Critical oxygen levels to avoid corneal oedema for daily and extended wear contact lenses. *Investigative Ophthalmology and Vision Science* **25**:1161–7

Kerr C, Ruston D (2007) *The ACLM Contact Lens Year Book 2006.* Association of Contact Lens Manufacturers, London

延伸閱讀

Efron N (2002) *Contact Lens Practice.* Butterworth-Heinemann, Oxford

Sweeney D F, ed. (2000) *Silicone Hydrogels: The rebirth of continuous wear contact lenses.* Butterworth-Heinemann, Oxford

硬式高透氧隱形眼鏡矯正散光

簡介

驗配硬式高透氧複曲面鏡片((RGP) toric lenses)通常被認為是一種神祕而複雜的藝術。臨床執業者經常被數學方法的計算和公式混淆。本章的目的是闡明該過程,並提供一種可以用於考試,以及作為日常隱形眼鏡驗配基礎的實用方法。

儘管有很高比例的患者適用球面或非球面RGP鏡片,但仍有一定比例的患者只能使用複曲面RGP鏡片,才能獲得最佳的視力和／或舒適感。

大多數人類的眼睛多少帶有些微散光。如第7章所討論的,散光可能源自於角膜或水晶體。當角膜呈環形表面時會發生角膜散光。角膜弧度儀(第18章)可被用來測量前角膜曲率半徑,從而量出角膜散光。使用角膜弧度儀測量來自後方角膜表面的散光並不容易,甚至是不可能的。然而,有證據指出,在角膜有散光的情況下,角膜的前、後表面的主子午線呈現接近平行狀態。這在高度角膜散光中尤其屬實,並且意味著約10%的前角膜散光被來自後方角膜表面的散光中和。這樣的現象允許角膜弧度儀在進行校準後,藉由測量前角膜曲率半徑得知角膜總屈光力。來自後角膜表面的散光很少超過1.00 D,一般由一或兩個具有環形幾何形狀的水晶體表面,或是傾斜或偏心的水晶體引起。由水晶體引起的散光通常稱為「晶狀體散光」(lenticular astigmatism),並且可以說明由角膜弧度儀測量的角膜散光,和在自覺式驗光時發現的整個框架眼鏡(或眼睛)散光之間的所有差異。

本章內容

- 角膜散光。
- 殘餘散光。
- 使用複曲面 RGP 隱形眼鏡矯正散光。
- 誘發散光。
- 通過球面和複曲面 RGP 隱形眼鏡的光線追蹤。
- 周邊複曲面鏡片。

術語修訂

在進一步介紹之前,回顧一些相關術語是有必要的。

眼睛屈光度

這是在簡化(角膜)平面測量到該眼需矯正

的屈光不正度數。常用於表示眼睛屈光度的符號是 K。

框架眼鏡屈光度

這是在框架眼鏡平面測量到該眼需矯正的屈光不正度數。常用於表示眼鏡屈光度的符號是 F_{sp}（薄透鏡）和 F_v'（厚透鏡）。

眼睛散光

具有散光性屈光不正的眼睛具有兩種眼睛屈光度。這兩種眼睛屈光度是在簡化（角膜）表面的平面上被測量，且各自對應在簡化（角膜）表面上的主子午線 (principal meridians)，這兩條主子午線間之方向彼此成直角。這兩種眼睛屈光度間的度數差異被稱為眼睛散光。當在角膜平面上測量時，頂點距離被假設為零。

框架眼鏡散光

假如散光性屈光不正是在指定的頂點距離使用框架眼鏡進行矯正，則每個主子午線上皆需各自的框架眼鏡屈光度進行矯正。這兩種框架眼鏡屈光度間的度數差異被稱為框架眼鏡散光。

角膜散光

來自角膜表面的散光稱為角膜散光。這是由於角膜呈現環狀表面而造成的結果。當使用角膜弧度儀行測量時，可以藉由臨床法則估算：0.1 mm 的曲率半徑差異 = 0.50 DC。

晶狀體散光

來自水晶體的散光稱為晶狀體散光。這是由於水晶體呈現環狀表面而造成的結果。如果鏡片傾斜或偏心也會發生這種變化，或者是由於水晶體皮質混濁而造成折射率不均勻的改變。

總散光

這是在眼睛進行自覺式驗光檢查時可測到的散光量，並且是任何現存的角膜和／或晶狀體散光的總和。常規自覺式驗光無法區分散光是來自角膜或是水晶體。

本章稍後會解釋的另外兩個術語是殘餘散光和誘導散光。

角膜散光

為了討論角膜散光的起因，我們將使用來自 Gullstrand 精確模型眼的數據進行幾次簡單的計算。使用這個模型，我們假設在水平方向子午線的前角膜曲率半徑為 7.70 mm；為了使眼睛變成散光眼，我們將前表面的垂直方向子午線縮短 10%(6.93 mm)，這使前表面在垂直方向子午線變得更陡峭而產生更多的屈光力，並造成順規性散光 (with the rule astigmatism) 發生；當角膜的折射率為 1.376，則空氣中前角膜表面的主要屈光力為：

$$F_{1_{180}} = \frac{n_{cornea} - 1}{r_{180}} = \frac{1.376 - 1.000}{+7.70^{-3}} = +48.8312 \text{ D}$$

$$F_{1_{90}} = \frac{n_{cornea} - 1}{r_{90}} = \frac{1.376 - 1.000}{+6.93^{-3}} = +54.2568 \text{ D}$$

此計算結果得到前表面散光度數（順規性）為 5.4256 D $(F_{1_{90}} - F_{1_{180}})$。

我們還必須考慮在後角膜表面發生的散光。再次使用 Gullstrand 精確模型眼，使後角膜表面的曲率半徑為 6.80 mm。如果我們還將後角膜表面在垂直子午線方向的曲率半徑縮短 10%(6.12 mm)，將使後角膜表面在垂直子午線方向變得更陡峭而產生更多的屈光力。當角膜的折射率為 1.376、水的折射率為 1.336，則後角膜表面的主要屈光力為：

$$F_{2_{180}} = \frac{n_{aqueous} - n_{cornea}}{r_{2_{180}}} = \frac{1.336 - 1.376}{+6.80^{-3}}$$
$$= -5.8823 \text{ D}$$

$$F_{2_{90}} = \frac{n_{\text{aqueous}} - n_{\text{cornea}}}{r_{2_{90}}} = \frac{1.336 - 1.376}{+6.12^{-3}}$$
$$= -6.5359 \text{ D}$$

此計算結果得到後表面散光度數為 $-0.6536\,\text{D}(F_{2_{90}} - F_{2_{180}})$。

假設角膜是薄透鏡，則總體未矯正角膜散光度數為 $(5.4256 + [-0.6536]) = 4.7720\,\text{DC}($順規性$)$。而總體未矯正角膜散光度數比單獨由前表面造成的角膜散光度數還低，約為前角膜散光度數的 88% 而已。因此，後表面散光中和掉約 12% 的前表面散光。

在上述演示中，如果將一球面 RGP 隱形眼鏡放置在該眼上，則會形成淚鏡。然而，因為受到前角膜表面幾何形狀的影響，形成的會是複曲面淚鏡。在這種情況下，淚鏡具有球狀的前表面 (順應 RGP 隱形眼鏡的球狀後表面而來) 和環狀的後表面 (順應角膜的環狀前表面而來)，因此，任何散光的中和是藉助於淚鏡的後表面。使用上述提及的前角膜曲率半徑，以及眼淚折射率 $n = 1.336$，並且假設有無限薄的空氣間隙在淚鏡後表面與角膜前表面之間，則淚鏡後表面的屈光力為：

$$F_{2_{180}} = \frac{n_{\text{air}} - n_{\text{tears}}}{r_{2_{180}}} = \frac{1.000 - 1.336}{+7.70^{-3}} = -43.6364 \text{ D}$$

$$F_{2_{90}} = \frac{n_{\text{air}} - n_{\text{tears}}}{r_{2_{90}}} = \frac{1.000 - 1.336}{+6.93^{-3}} = -48.4848 \text{ D}$$

由淚鏡後表面產生的柱鏡是

$$F_{2_{90}} - F_{2_{180}} = (-48.4848 - [-43.6364])$$
$$= -4.8484 \text{ DC}$$

如果將此值與前述中的角膜前表面散光進行比較，則前表面散光有 $0.5772\,\text{DC}$ $(5.4256 + [-4.8484])$ 是未被矯正的，這意味著 89%$([4.8484/5.4256] \times 100)$ 的前角膜散光被淚鏡的後表面中和，剩餘的未被矯正的前角膜散

光約 11% 則被後角膜散光中和，因此角膜散光幾乎完全地被中和，而且此散光中和並不受隱形眼鏡本身的折射率影響。值得注意的是，任何來自水晶體形成的散光仍然未被矯正。另外應該注意的是，理論上任何程度的角膜散光都可以通過驗配球面硬式 RGP 鏡片來進行中和；然而，當角膜散光實際上達到 $2.50\,\text{D}$ 時，RGP 鏡片的後表面需為複曲面，才能產生舒適的物理性配適。

RGP 隱形眼鏡可中和的散光量，取決於後淚鏡表面屈光力與前角膜表面屈光力的比例。使用淚液和角膜常用的折射率值，可得出下式：

$$\frac{336}{376} = 0.89$$

所以前角膜散光的 89% 被淚鏡的後表面中和。

在隱形眼鏡驗配中，角膜弧度儀通常用於測量角膜前表面的曲率半徑。然而，角膜弧度儀刻度通常在被測量校準後給出兩個讀值：角膜前表面的曲率半徑和總角膜屈光力。為了測量後者，當角膜弧度儀被校準時，角膜折射率被假設為 1.3375 而不是 1.376。這個較低的折射率換算出的屈光力讀值更貼近總角膜屈光力，而不是僅有前角膜屈光力。

當患者的框架眼鏡散光與測量到的角膜散光相近時，則該患者的眼睛通常可以利用球面 RGP 鏡片及其伴隨產生的淚鏡進行矯正。如果以這種方式矯正，通常可以達成理想隱形眼鏡配適的三個主要目標：

1. 良好的舒適。

2. 良好的視力。

3. 可接受的生理性反應。

當散光眼睛配上球面 RGP 隱形眼鏡時，可中和的角膜散光被認為可高達 $2.50\,\text{D}$。因此，

配戴者可藉由球面鏡片獲得良好視力。當非球面鏡片的軸向邊緣翹起 (axial edge lift) 小於對等多弧的軸向邊緣翹起時，可能因為在較陡的子午線減少邊緣間隔 (reduced edge stand-off)，使非球面設計可被驗配給較高度的散光。

現今在隱形眼鏡驗配中，使用的三種基本類型的複曲面 RGP 鏡片為：

1. 前表面複曲面 (用於矯正殘留或晶狀體散光的 RGP 隱形眼鏡)。
2. 後表面複曲面 (帶有環狀後表面的 RGP 隱形眼鏡，用於改善鏡片在高複曲面角膜上的配適情形)。
3. 雙複曲面 (帶有前、後皆為環狀表面的 RGP 鏡片，用於矯正由複曲面硬式 RGP 鏡片的硬性後表面所誘發的散光)。

殘餘散光

在某些情況下，球面 RGP 隱形眼鏡的戴鏡驗光 (over-refraction) 會出現) 散光度數的存在，這種散光必定是除了角膜以外的眼睛部位所造成的結果，因為隱形眼鏡—淚鏡系統已中和當下有的任何角膜散光。而這種散光的明顯來源最有可能是水晶體，被稱為 **殘餘散光** (residual astigmatism)，並且可被定義為「當硬式球面隱形眼鏡放置在眼睛上時，仍然未被矯正的散光量」。殘餘散光也稱為 **晶狀體散光** (lenticular astigmatism)，被認為是眼睛總散光減去角膜散光。在沒有顯著角膜散光的情況下，需要前表面複曲面 RGP 鏡片來矯正框架眼鏡 (眼睛) 的散光。

舉例而言，當患者戴的框架眼鏡處方如下：

−2.00 DS / −2.00 DC × 80，角膜弧度儀讀值為 8.10 mm 沿著 80° 方向，和 8.00 mm 沿著 170° 方向。

將 8.10 / 9.20 / −3.00 D 的 RGP 試鏡片放置在該眼睛上進行戴鏡驗光。使用上述角膜弧度儀讀值，可以估計角膜散光大約為 0.50 DC。因此，預期的戴鏡驗光結果將是 +1.00 DS / −1.50 DC × 80。在本例中，淚鏡已矯正前角膜散光而戴鏡驗光則表明殘餘 (晶狀體) 散光的存在，這當然會降低該患者的視力敏銳度。此殘餘散光可以使用具有前環狀表面的 RGP 鏡片來矯正。

此患者需要的複曲面鏡片，其後表面是球面而前表面是複曲面，這主要不是為了改善物理性配適，而是要達到足夠的視力矯正。如果鏡片旋轉，散光矯正會與這鏡片一起旋轉而導致不穩定的視力。為了避免這種情況發生，鏡片通常會加入至少 1.5 個基底朝下的稜鏡，在眨眼和眼睛轉動時加以穩定鏡片，而稜鏡量可能需要增加較高的負度數屈光力。雖然在原位注視位置以及眨眼後，這鏡片可以被很好地定位，但是當患者從一側看到另一側時，它可能會沿著下眼瞼滾動，截去 0.3 mm 可以防止這種情況發生。在這種情況下，重要的是確認實驗室放置斜面處理 (bevel) 於鏡片後方，使得鏡片邊緣的全部厚度不會位在下眼瞼邊緣上。

給予此患者的最後鏡片處方箋是：

8.10：9.20 − 2.00 DS / −1.50 DC × 80

1.5 Δ 垂重基底在 270。

應選用具有高 Dk / t (傳氧率) 的材質，因為稜鏡的結合增加鏡片厚度並降低氧氣傳輸率。

另一個驗配前表面複曲面 RGP 鏡片的原因是，當患者呈現無框架眼鏡 (眼睛) 的散光但是有角膜散光時。在這種情況下，晶狀體散光量相當於角膜散光量，但是散光方向恰好相反，所以一個中和另一個，最終結果便是沒有框架眼鏡 (眼睛) 散光。

使用複曲面 RGP 隱形眼鏡矯正散光

球面和非球面 RGP 隱形眼鏡經常用於矯

正眼睛散光,當眼睛散光接近或等於任何的角膜散光時。隨著角膜散光的增加,要驗配出中心定位良好且穩定的鏡片,並使得配戴舒適又不會損傷角膜完整性的困難度便隨之增高。使用其總直徑 (<9.00 mm) 非常小的鏡片可能會成功,因為小直徑鏡片僅主要接觸角膜中心區,且角膜中心區比邊緣區更偏球面。另外,減少整體鏡片的大小有助於在最陡子午線上減少角膜表面到鏡片表面的距離。然而,小鏡片通常會引起閃光 (flare),並且可能會易於柔曲 (flexing)。具有狹窄軸向邊緣翹起 (axial edge lift) (通常為 0.10 mm) 的鏡片可用於避免在較陡的子午線中產生過多的邊緣間隙 (edge clearance) 或間隔 (stand-off)。

大多數非球面設計也具有狹窄的邊緣翹起,讓較陡的子午線方向減少間隙。在某些案例中,非球面設計鏡片可掩蓋高達約 3.50 D 的散光。非球面設計鏡片通常被配適成與角膜表面服貼 (alignment) 或以角膜表面稍平一些 (flat) 以避免鏡片柔曲。在有明顯散光的角膜上,球面鏡片與角膜碰觸程度不同所產生的效應會損失散光矯正效果高達 50%。

以現代鏡片設計和製造技術而言,大於 2.50 D 的角膜散光應仍符合以完全後表面環曲鏡片作驗配的條件。然而,若將球面鏡片驗配在水平子午線較陡峭的角膜 (逆規性) 時,鏡片傾向於不穩定,且鏡片偏位會出現在角膜散光甚至更低時,如 1.50 DC。

為複曲面角膜驗配球面/非球面 RGP 鏡片複曲面的潛在問題,包括:

- 鏡片不穩定伴隨中心定位差。
- 若鏡片與角膜最平的子午線不吻合,則會發生鏡片柔曲:
  - 視力不穩定。
  - 僅部分矯正角膜散光。
- 過多的邊緣間隔出現在陡峭的子午線。

- 3 和 9 點方向染色。
- 角膜塑型 (corneal moulding) 和框架眼鏡模糊。
- 舒適度降低。

複曲面 RGP 鏡片的驗配目標,包括:

- 盡可能將鏡片質量分布在廣泛區域,以避免讓角膜變形到不可接受的程度。
- 對淚液膜的干擾最小化,特別是在水平子午線上,從而降低 3 和 9 點鐘方向染色的發生風險。
- 避免「硬」接觸/承靠 ("hard" touch / bearing) 的區域,其可能引起局部損傷,如染色和血管性角膜緣炎 (vascularised limbal keratitis, VLK)。
- 視力最佳化。
- 提供良好舒適性和增加配戴時間。

舉例而言,考慮以下:

眼睛屈光度 −2.00 DS / −4.50 DC × 180。

角膜弧度儀讀數沿著 180° 方向為 8.10 mm,沿著 90° 方向為 7.30 mm。

假設鏡片配適服貼吻合 (fitting in alignment),初始處方可能是:

8.10 × 7.30:9.80 − 2.00 D 沿著平坦向,−6.50 D 沿著陡峭向。

不需要軸或稜鏡垂重,因為環狀角膜表面會穩定鏡片。應該注意的是,如果鏡片分別與角膜在平坦和陡峭的子午線方向完全吻合服貼,則會導致非常薄的淚鏡以及很少的淚液交換。在驗配後表面複曲面 RGP 鏡片時,通常的作法是使鏡片與角膜較平坦的子午線吻合服貼,但是使該鏡片在角膜較陡峭的子午線上被配得稍微再平一些。這個沿著較陡子午線的較平配適 (flatter fitting) 可增加邊緣的間隙並促使淚液的交換。理想配適的螢光染色圖是鏡片中心部分沿著水平子午線顯示微弱的螢光帶 (吻合服貼);在鏡片中周區,鏡片被角膜支撐,因

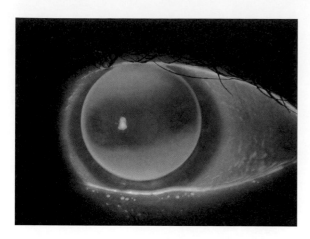

圖 22.1 球面 RGP 隱形眼鏡配適在環狀角膜上。（參照彩色圖）

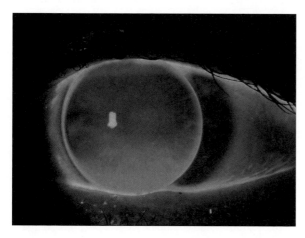

圖 22.2 如圖 22.1 所示相同的眼睛，但配適有後表面複曲面 RGP 鏡片。（參照彩色圖）

此在鏡片下方不會看見螢光染劑（在裂隙燈上呈現暗色）；在垂直子午線上，鏡片會比角膜（0.10-0.15 mm）更平一些，以允許垂直移動，並輔助眼瞼附著。因此，在垂直子午線上，螢光染劑朝鏡片邊緣將逐漸增加。圖 22.1 為環狀角膜上的球面 RGP 鏡片配適，而圖 22.2 為同一眼的後表面複曲面 RGP 鏡片配適。

誘發散光

無論何時，當後表面複曲面 RGP 鏡片戴在眼睛上，會形成具有前、後表面皆為環狀的淚鏡。這種雙複曲面淚鏡模仿來自隱形眼鏡的環狀後表面和角膜的環狀前表面。這種雙複曲面淚鏡的形成會導致角膜散光的過度矯正。這種散光的過度矯正被稱為**誘導散光 (induced astigmatism)**，並且存在於隱形眼鏡／淚鏡的界面處。誘導散光完全獨立於被淚鏡後表面部分中和的角膜散光。假設淚鏡是薄透鏡，則誘導散光為：

$$\frac{n_{tears} - n_{lens}}{\text{Steep radius}} - \frac{n_{tears} - n_{lens}}{\text{Flat radius}}$$

假設典型 RGP 鏡片的折射率為 1.470，可得出：

$$\frac{1.3363 - 1.470}{\text{Steep radius}} - \frac{1.336 - 1.470}{\text{Flat radius}}$$

誘導散光的中和可藉由使 RGP 隱形眼鏡的前表面成為環狀。這種鏡片被稱為**補償性平行雙複曲面鏡片 (compensated parallel bitoric lens)**。前環狀表面的目的是矯正誘導散光，與淚鏡後表面所中和的角膜散光無關。用於矯正誘導散光的雙複曲面 RGP 鏡片不需要靠旋轉穩定來保持良好的視力，因為即使鏡片在眼睛上旋轉，起因（鏡片後表面造成）和矯正（作用在前表面）仍然保持一致（彼此平行）。在實務上，鏡片製造商會計算要矯正任何誘導散光的前表面散光的需求量。

通過球面和複曲面 RGP 隱形眼鏡的光線追跡

例題 22.1

某患者的框架眼鏡處方為 +6.00 DS / −1.00 DC × 180 在 14 mm 處，要驗配一球面 RGP 隱形眼鏡，隱形眼鏡的規格如下：

後光學區曲率半徑 (BOZR) 8.00 mm

中心厚度 0.50 mm

折射率 1.49

鏡片配適有 0.10 mm 的角膜間隙，角膜弧度儀的測量讀數為 8.00 mm 沿著 180° 方向，和 7.80 mm 沿著 90° 方向。求鏡片的前光學區曲率半徑 (FOZR)。

涉及散光的大多數問題通常會使工作進行兩次。這個問題也不例外，因為光線追跡必須通過系統的每個主子午線進行。因為這個問題要求出前光學區半徑 (FOZR)(r_1)，所需的光線追跡法是一個逆向光線追跡法 (step-back ray-traces)。逆向光線追跡法從 L'_4 開始，其當然等於眼睛屈光 K，可使用框架眼鏡處方和頂點距離來找到。由於角膜是環狀的，r_4(沿著 90° 和 180°) 會有兩個值，因此 F_4 也有兩個值 (沿著 90° 和 180°)。r_4 的值與角膜弧度儀的讀數相同。淚鏡的前表面曲率半徑 (r_3) 與隱形眼鏡的 (BOZR)(r_2) 相同。假定淚液折射率為 1.336。在開始光線追跡法之前，本例題涉及大量的準備工作，需要的值為：

- 沿著 180° 和沿著 90° 的 K。
- 沿著 180° 和沿著 90° 的 F_4。
- 淚鏡的等效空氣距離 (equivalent air distance, EAD)。
- F_3。
- 隱形眼鏡的 EAD。
- F_2。

要算出眼睛屈光度，使用：

$$K = \frac{F_{\text{sp}}}{1-(dF_{\text{sp}})}$$

沿著 180°：

$$K = \frac{+6.00}{1-(0.014\times+6.00)} = +6.5502 \text{ D}$$

沿著 90°：

$$K = \frac{+5.00}{1-(0.014\times+5.00)} = +5.3763 \text{ D}$$

當計算表面屈光力時，請記住，有一無限薄的空氣間隙將所有表面隔開。要算出淚鏡後表面屈光力 (F_4)，使用：

$$F_4 = \frac{1-n_{\text{tears}}}{r_4}$$

沿著 180°：

$$F_{4_{180}} = \frac{1-n_{\text{tears}}}{r_{4_{180}}} = \frac{1.000-1.336}{+8.00^{-3}} = -42.0000 \text{ D}$$

沿著 90°：

$$F_{4_{90}} = \frac{1-n_{\text{tears}}}{r_{4_{90}}} = \frac{1.000-1.336}{+7.80^{-3}} = -43.0769 \text{ D}$$

要算出淚鏡的前表面屈光力 (F_3)，使用：

$$F_3 = \frac{n_{\text{tears}}-1}{r_3}$$

此 BOZR$(r_2) = r_3 = 8.00$ mm：

$$F_3 = \frac{1.336-1.000}{+8.00^{-3}} = +42.0000 \text{ D}$$

要算出 RGP 隱形眼鏡的後表面屈光力 (F_2)，使用：

$$F_2 = \frac{1-n_{\text{cl}}}{r_2}$$

$$F_2 = \frac{1.000-1.490}{+8.00^{-3}} = -61.2500 \text{ D}$$

現在可以找出隱形眼鏡和淚鏡的 EAD。隱形眼鏡的 EAD(t_{cl} 已換算為公尺) 由下式得出：

$$\text{EAD} = \frac{t_{\text{cl}}}{n_{\text{cl}}} = \frac{5^{-4}}{1.490} = 3.3557^{-4} \text{ m}$$

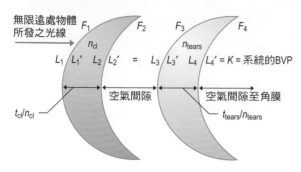

圖 22.3 例題 22.3 的圖示。

涙鏡的 EAD(t_{tears} 已換算為公尺) 由下式得出：

$$\text{EAD} = \frac{t_{\text{tears}}}{n_{\text{tears}}} = \frac{1^{-4}}{1.336} = 7.4850^{-5} \text{ m}$$

現在已經確定 EAD，隱形眼鏡的兩個表面和涙鏡的兩個表面間的折射率可被假設為等於空氣折射率 (n = 1)，此值用於以下的光線追跡法。此時需要一個逆向光線追跡法來找到前表面屈光力，然後是 FOZR。一如既往，計算在兩欄位中進行，一欄用於聚散度，另一欄用於距離。圖 22.3 演示該問題的聚散度，且光線追跡法再次需要擴展以適應四個折射表面。任何逆向光線追跡法的起點是最接近眼睛的聚散度，在本例中是L_4'。相同的逆向光線追跡法必須被執行兩次，分別在系統的每個主子午線各執行一次。當選擇屈光力、距離等時，請務必小心。儘管有些數值對於兩者而言都是共同的，但不要混淆兩個子午線的數值。首先，沿著 180° 方向的子午線進行光線追跡法。

沿著 180°：

聚散度(D)　　　　距離(M)

$L_4' = +6.5502 \text{ D}$
$L_4 = L_4' - F_4$
$L_4 = +6.5502 - (-42.0000) = +48.5502 \text{ D}$

$L_4 = +48.5502 \text{ D} \rightarrow l_4 = \dfrac{1}{+48.5502} = +0.02060 \text{ m}$

$$l_3' = l_4 + \left(\frac{t_{\text{tears}}}{n_{\text{tears}}}\right)(\text{step-back})$$

$L_3' = \dfrac{1}{+0.02067}$　　$\leftarrow$　$l_3' = +0.02060 + 7.4850^{-5}$
　　$= +48.3744 \text{ D}$　　　　　　　$= +0.02067 \text{ m}$

$L_3 = L_3' - F_3$
$L_3 = +48.3744 - (+42.0000) = +6.3744 \text{ D}$

由於空氣間隙是薄的，故 $L_3 = L_2'$。我們現在必須進行通過隱形眼鏡的第二次逆向光線追跡法。建議讀者仔細遵循圖 22.3 的所有聚散度。

$L_3 = L_2' = +6.3744 \text{ D}$

$L_2' = +6.3744 \text{ D}$

$L_2 = L_2' - F_2$

$L_2 = +6.3744 - (-61.25) = +67.6244 \text{ D}$

$L_2 = +6.3744 \text{ D} \rightarrow l_2 = \dfrac{1}{+67.6244} = +0.01479 \text{ m}$

$$l_1' = l_2 + \left(\frac{t_{\text{cl}}}{n_{\text{cl}}}\right) \quad (\text{step-back})$$

$L_1' = \dfrac{1}{+0.01512}$　　$\leftarrow$　$l_1' = +0.01479 + 3.3557^{-4}$
　　$= +66.1239 \text{ D}$　　　　　　　$= 0.01512 \text{ m}$

若 $L_1 = 0.0000$, $L_1 = F_1$

$F_1 = +66.1239 \text{ D}$

如此一來便可以下式求出 FOZR：

$$r_1 = \frac{n' - n}{F_1}$$

$$r_1 = \frac{1.490 - 1.000}{+66.1239} = +7.4103^{-3} \text{ m}$$

因此，隱形眼鏡沿著 180° 方向子午線的 FOZR 為 +7.4103 mm。

我們現在必須為 90° 方向子午線再次進行同樣的運算！

沿著 90°：

聚散度(D)	距離(M)

$L'_4 = +5.3763\ D$

$L_4 = L'_4 - F_4$

$L_4 = +5.3763 - (-43.0769) = +48.4533\ D$

$L_4 = +48.4533\ D \quad \rightarrow \quad l_4 = \dfrac{1}{+48.4533} = +0.02064\ m$

$l'_3 = l_4 + \left(\dfrac{t_{\text{tears}}}{n_{\text{tears}}}\right)(\text{step-back})$

$L'_3 = \dfrac{1}{+0.02071} \qquad \leftarrow \quad l'_3 = +0.02064 + 7.4850^{-5}$

$\qquad = +48.2782\ D \qquad\qquad\qquad = +0.02071\ m$

$L_3 = L'_3 - F_3$

$L_3 = +48.2782 - (+42.0000) = +6.2782\ D$

由於空氣間隙是薄的，故 $L_3 = L'_2$。我們現在必須進行通過隱形眼鏡的第二次逆向光線追蹤法。再次建議讀者仔細遵循圖 22.3 的所有聚散度。

$L_3 = L'_2 = +6.2782\ D$

$L'_2 = +6.2782\ D$

$L_2 = L'_2 - F_2$

$L_2 = +6.2782 - (-61.25) = +67.5282\ D$

$L_2 = +67.5282\ D \rightarrow l_2 = \dfrac{1}{+67.5282} = +0.01481\ m$

$l'_1 = l_2 + \left(\dfrac{t_{\text{cl}}}{n_{\text{cl}}}\right)(\text{step-back})$

$L'_1 = \dfrac{1}{+0.01514} \qquad \leftarrow \quad l'_1 = +0.01481 + 3.3557^{-4}$

$\qquad = +66.0319\ D \qquad\qquad\qquad = 0.01514\ m$

若 $L_1 = 0.0000$，$L_1 = F_1$

$F_1 = +66.0319\ D$

如此一來，便可以下式求出 FOZR：

$r_1 = \dfrac{n' - n}{F_1}$

$r_1 = \dfrac{1.490 - 1.000}{+66.0319} = +7.4207^{-3}\ m$

因此，隱形眼鏡沿著 90° 方向子午線的 FOZR 為 +7.4207 mm。

隱形眼鏡的 FOZR 在沿著 180° 時為 +7.4103 mm，沿著 90° 時為 +7.4207 mm。顯示該鏡片確實有一球面的前表面。這個例子加強了球面 RGP 隱形眼鏡矯正角膜散光的事實。

相對來說，這是一個計算冗長的問題，沒什麼新的，但就是長！如前面例題的結論所述，重要的是組織初始數據以及採用與光線追蹤法有關的邏輯方法。

例題 22.2

某患者具有眼鏡屈光度 F_{sp} 為 +5.00 DS / −2.00 DC × 180 在 12 mm 處。角膜曲率半徑沿著 90°方向為 7.90 mm，沿 180°方向為 7.70 mm。有一球面 RGP 隱形眼鏡驗配如下：

BOZR 為 7.85，n = 1.52，後頂點屈光力 (BVP) = +5.50 DS。

如淚鏡厚度為 0.15 mm，並且淚液折射率為 1.336，計算其殘餘散光。

為了計算殘餘散光，我們必須比較患者的眼睛散光與隱形眼鏡—淚鏡系統誘發的散光矯正。因此，我們需要計算患者的眼睛屈光度，並進行兩次順向光線追蹤法 (step-along ray traces) 來找到隱形眼鏡—淚鏡系統的每個主子午線的 BVP(L'_4)。由 L'_4 的兩個值的差異可得知隱形眼鏡—淚鏡系統產生的散光矯正量。由於例題已經給定隱形眼鏡的 BVP，順向光線追蹤法可以從 L_3 開始。記住 $L'_2 = L_3 = $ 空氣中的隱形眼鏡BVP。如果不確定這部分，請參考圖 22.3。

由於角膜是環狀的，r_4(沿著 90° 和沿著 180°) 有兩個數值，因此 F_4 也有兩個數值 (沿著 90° 和沿著 180°)。r_4 的數值與角膜弧度儀的讀數相同。淚鏡的前表面曲率半徑 (r_3) 與隱

形眼鏡的 BOZR(r_2) 相同。假設淚液折射率為 1.336。在開始光線追跡法之前，這個例題涉及一些準備工作，所需的值為：

- 沿著 180° 的 K 和沿著 90° 的 K。
- 沿著 180° 的 F_4 和沿著 90° 的 F_4。
- 淚鏡的 EAD。
- F_3。

以下列公式算出眼睛屈光度：

$$K = \frac{F_{sp}}{1 - (dF_{sp})}$$

沿著 180°：

$$K = \frac{+5.00}{1 - (0.012 \times +5.00)} = +5.3191\,D$$

沿著 90°：

$$K = \frac{+3.00}{1 - (0.012 \times +3.00)} = +3.1120\,D$$

當計算表面屈光力時，切記，無限薄的空氣間隙將所有的表面隔開。要算出淚鏡的後表面屈光力 (F_4)，可用下式：

$$F_4 = \frac{1 - n_{tears}}{r_4}$$

沿著 180°：

$$F_{4_{180}} = \frac{1 - n_{tears}}{r_{4_{180}}} = \frac{1.000 - 1.336}{+7.90^{-3}} = -42.5316\,D$$

沿著 90°：

$$F_{4_{90}} = \frac{1 - n_{tears}}{r_{4_{90}}} = \frac{1.000 - 1.336}{+7.70^{-3}} = -43.6364\,D$$

要算出淚鏡的前表面屈光力 (F_3)，使用：

$$F_3 = \frac{n_{tears} - 1}{r_3}$$

BOZR(r_2) = r_3 = 7.85 mm：

$$F_3 = \frac{1.336 - 1.000}{+7.85^{-3}} = +42.8025\,D$$

由於順向光線追跡法是從 L_3 開始的，僅需要淚鏡的 EAD。淚鏡的 EAD(t_{tears} 已換算成公尺) 則由下式給出：

$$EAD = \frac{t_{tears}}{n_{tears}} = \frac{1.5^{-4}}{1.336} = 1.1227^{-4}\,m$$

現在已經確定 EAD，便可以假設淚鏡的兩個表面之間的折射率等於空氣折射率 ($n = 1$)。此值用於以下的光線追跡法。一順向光線追跡法需要被執行來找到此系統的後頂點屈光力 (L_4')。一如既往，計算在兩欄位中進行，一欄用於聚散度，另一欄用於距離。圖 22.3 演示該問題的聚散度，雖然光線追跡法從 L_3 開始。這是因為在空氣中的 RGP 隱形眼鏡的 BVP 已經在問題中給定，而空氣中的隱形眼鏡 BVP = L_2' = L_3。相同的順向光線追跡法必須被執行兩次，分別在系統的每個主子午線各執行一次。當選擇屈光力、距離等時，請務必小心。儘管有些數值對於兩者而言都是共同的，但不要混淆兩個子午線的數值。首先，沿著 180° 方向的子午線進行光線追跡法。

沿著 180°：

聚散度(D)　　　　　　距離(M)

此RGP隱形眼鏡在空氣中的BVP = +5.50 D 和 BVP = L_2' = L_3

L_3 = +5.5000 D

F_3 = +42.8025 D

$$L_3' = L_3 + F_3 = +48.3025\,D \;\rightarrow\; l_3' = \frac{n}{L_3'}$$

$$l_3' = \frac{1}{+48.3025} = +0.0207\,m$$

$$l_4 = l_3' - \left(\frac{t_{tears}}{n_{tears}}\right)$$

$$L_4 = \frac{n}{l_4} \qquad \leftarrow \qquad l_4 = +0.0207 - 1.1227^{-4}$$
$$= +0.0206 \text{ m}$$

$$L_4 = \frac{1}{+0.0206} = +48.5659 \text{ D}$$

$$L'_{4_{180}} = L_4 + F_{4_{180}}$$

$$L'_{4_{180}} = +48.5659 + (-42.5316) = +6.0343 \text{ D}$$

由於 $L_1 = 0.0000$

$$L'_4 = BVP$$

因此，RGP 隱形眼鏡—淚鏡系統沿著 180° 方向子午線的 BVP 為 +6.0343 D。

沿著 90°：

仔細檢查本例題中給定的訊息，上述計算和圖 22.3 顯示沿著 90° 的光線追跡法與沿著 180° 的光線追跡法完全相同，一直到包括聚散度 L_4。兩個光線追跡法的唯一不同是 F_4 的數值，其在沿著 180° 和沿著 90° 時是不同的。這個差異是角膜表面為環狀所造成的結果。在這隱形眼鏡—淚鏡系統中沒有其他環狀表面。因此，我們可以從 L_4 開始計算。

聚散度(D)　　　　距離(M)

$$L_4 = \frac{1}{+0.0206} = +48.5659 \text{ D}$$

$$L'_{4_{90}} = L_4 + F_{4_{90}}$$

$$L'_{4_{90}} = +48.5659 + (-43.6364) = +4.9296 \text{ D}$$

由於 $L_1 = 0.0000$

$$L'_4 = BVP$$

因此，這個 RGP 隱形眼鏡—淚鏡系統沿著 90° 方向子午線的 BVP 為 +4.9296 D。

以球—柱 (sph-cyl) 形式表示此隱形眼鏡—淚鏡系統的 BVP 為：

$$+6.0343 \text{ DS}/-1.1047 \text{ DC} \times 180$$

此患者的眼睛屈光度以球—柱 (sph-cyl) 形式表示為：

$$+5.3191 \text{ DS}/-2.2071 \text{ DC} \times 180$$

這殘餘散光的差異是在上述圓柱狀數值之間，其在這個例子中為 **−1.1024 DC × 180**。

例題 22.3

某個角膜具有以下曲率半徑：

前角膜曲率半徑：7.95 沿著 180° / 7.25 沿著 90°

後角膜曲率半徑：7.00 沿著 180° / 6.50 沿著 90°

角膜厚度為 0.50 mm；$n_{cornea} = 1.376$ 和 $n_{aqueous} = 1.336$

請算出角膜的後頂點屈光力 (BVP) 從而得到總角膜散光。以及由折射率為 1.3375 校準的角膜弧度儀所記錄的散光會是多少？

一如往常，散光的情況需要進行兩次光線追跡法，沿著系統的每個主子午線各進行一次。由於需要 BVP，所以需要兩次順向光線追跡法。首先，計算四個表面屈光力。對於前角膜表面，使用：

$$F_1 = \frac{n_{cornea} - 1}{r_{180}}$$

對於後角膜表面，使用：

$$F_2 = \frac{n_{aqueous} - n_{cornea}}{r_{2_{180}}}$$

所有表面的曲率半徑都以公尺為單位去做計算。

前角膜表面屈光力：

$$F_{1_{180}} = \frac{n_{cornea} - 1}{r_{180}} = \frac{1.376 - 1.000}{+7.95^{-3}} = +47.2956 \text{ D}$$

$$F_{1_{90}} = \frac{n_{cornea} - 1}{r_{90}} = \frac{1.376 - 1.000}{+7.25^{-3}} = +51.8621 \text{ D}$$

後角膜表面屈光力：

$$F_{2_{180}} = \frac{n_{aqueous} - n_{cornea}}{r_{2_{180}}} = \frac{1.336 - 1.376}{+7.00^{-3}}$$
$$= -5.7143 \text{ D}$$

$$F_{2_{90}} = \frac{n_{\text{aqueous}} - n_{\text{cornea}}}{r_{2_{90}}} = \frac{1.336 - 1.376}{6.50^{-3}}$$
$$= -6.1538 \text{ D}$$

下一個任務是確定角膜的 EAD。角膜的 EAD(中心厚度已換算為以公尺為單位)由下式給出:

$$\text{EAD} = \frac{t_{\text{cornea}}}{n_{\text{cornea}}} = \frac{5^{-4}}{1.376} = 3.6337^{-4} \text{ m}$$

現在確定了 EAD,角膜兩個表面之間的折射率可假定為等於空氣折射率($n = 1$)。此數值用於以下的光線追跡法。為了找到總角膜散光,角膜必須被視為厚鏡片。使用順向光線追跡法來查找角膜的每個主子午線的 BVP。一如既往,計算在兩欄位中進行,一欄用於聚散度,另一欄用於距離。

沿著 180°:

聚散度(D)	距離(M)

$L_1 = 0.00$

$F_{1_{180}} = +47.2956 \text{ D}$

$L_1' = L_1 + F_1 = 47.2956 \text{ D} \rightarrow l_1' = \dfrac{n}{L_1'}$

$$l_1' = \frac{1}{+47.2946} = +0.02114 \text{ m}$$

$$l_2 = l_1' - \left(\frac{t_{\text{cl}}}{n_{\text{cl}}}\right)$$

$L_2 = \dfrac{n}{l_2}$ $\qquad \leftarrow \qquad$ $l_2 = +0.02114 - 3.6337^{-4}$
$$= +0.02078 \text{ m}$$

$$L_2 = \frac{1}{+0.02078} = +48.1226 \text{ D}$$

$L_{2_{180}}' = L_{2_{180}} + F_{2_{180}}$

$F_{2_{180}} = -5.7143 \text{ D}$

$L_2' = +48.1226 + (-5.7143) = +42.4083 \text{ D}$

由於 $L_1 = 0.00, L_2' = \text{BVP}$ 和 $F_v' = +42.4083 \text{ D}$

因此,角膜沿著 180° 方向子午線的 BVP 為 **+42.4083 D**。

沿著 90°:

聚散度(D)	距離(M)

$L_1 = 0.00$

$F_{1_{90}} = +51.8621 \text{ D}$

$L_1' = L_1 + F_1 = +51.8621 \text{ D} \rightarrow l_1' = \dfrac{n}{L_1'}$

$$l_1' = \frac{1}{+51.8621} = +0.01928 \text{ m}$$

$$l_2 = l_1' - \left(\frac{t_{\text{cl}}}{n_{\text{cl}}}\right)$$

$L_2 = \dfrac{n}{l_2}$ $\qquad \leftarrow \qquad$ $l_2 = +0.01928 - 3.6337^{-4}$
$$= +0.01892 \text{ m}$$

$$L_2 = \frac{1}{+0.01892} = +52.8582 \text{ D}$$

$L_{2_{90}}' = L_{2_{90}} + F_{2_{90}}$

$F_{2_{90}} = -6.1538 \text{ D}$

$L_2' = +52.8582 + (-6.1538) = +46.7043 \text{ D}$

由於 $L_1 = 0.00, L_2' = \text{BVP}$ 和 $F_v' = +46.7042 \text{ D}$

因此,角膜沿著 90° 方向子午線的 BVP 為 **+46.7042 D**。

因此,角膜的 BVP 為 +42.4083 D 沿著 180°,和 +46.7042 D 沿著 90°。總角膜散光是兩個 BVP 之間的差值,為 **4.2959 DC**。前表面散光是兩個前角膜屈光力的差,為 **4.5665 DC**。因此,總角膜散光是前表面角膜散光的 94%。

為了算出由折射率為 1.3375 校準的角膜弧度儀記錄的散光,我們需要使用此折射率來計算前角膜屈光力:

$$F_{1_{180}} = \frac{1.3375 - 1.000}{+7.95^{-3}} = +42.4528 \text{ D}$$

$$F_{1_{90}} = \frac{1.3375 - 1.000}{+7.25^{-3}} = +46.5517 \text{ D}$$

因此,角膜弧度儀記錄的散光是 46.5517 和 42.4528 之間的差值,為 4.0989 DC。使用 1.3375 的折射率使得角膜弧度儀給出的數值比

使用折射率為 1.376 的數值更接近實際的總角膜屈光力。

例題 22.4

某患者的框架眼鏡處方在頂點距離為 13 mm 時是 −6.00 DS。他的角膜弧度儀測量讀值是 8.45 mm 沿著 180°，和 7.95 mm 沿著 90°。他將被驗配一個雙複曲面 RGP 隱形眼鏡，其 BOZR 為 8.40 mm 沿著 180°，和 8.00 mm 沿著 90°。隱形眼鏡材質的折射率為 1.49。此隱形眼鏡的中心厚度為 0.40 mm，以及角膜間隙 (corneal clearance) 為 0.10 mm。計算隱形眼鏡的前表面曲率半徑。

這是一個有趣的例題，因為患者在此問題中具有一定量的角膜散光，但框架眼鏡屈光度卻是單純球面。這只可能發生在晶狀體散光量與角膜散光量相同但其方向恰好相反，因此角膜散光被晶狀體散光完全中和，而留下僅有球面的框架眼鏡屈光度。當驗配 RGP 隱形眼鏡時，角膜散光主體是被淚鏡矯正，並明顯地留下晶狀體散光。如果沒有矯正，此晶狀體散光會降低視力敏銳度，因此需要雙複曲面 RGP 鏡片。環狀後表面提供穩定和舒適的配適，而環狀前表面通過矯正晶狀體散光來提供良好的視力，並且還可以中和由形成雙複曲面淚鏡所產生任何的誘導散光。

如前所述，涉及散光的大多數問題通常會使工作進行兩次。在本例題中，通過系統的每一主子午線進行一次光線追跡法。由於問題是要求前光學區半徑 (FOZR)(r_1)，需要的光線追跡是逆向變化的。逆向光線追跡法從 L'_4 開始，其也是等於眼睛屈光度 K。這可以使用框架眼鏡處方和頂點距離來找出。由於角膜是環狀的，這裡的 r_4(沿著 90° 和 180°) 有兩個數值，因此 F_4 也有兩個數值 (淚鏡沿著 90° 和 180° 的後表面)。r_4 的數值與角膜弧度儀的讀數相同。

由於此例題的 RGP 隱形眼鏡是後表面複曲面，所以淚鏡的前表面曲率半徑也是環形，因為它模仿了 RGP 隱形眼鏡的後表面。因此，r_3 有兩個數值，F_3 也有兩個數值，一個是沿著 180°，另一個是沿著 90°。r_3 的數值當然與隱形眼鏡的複曲面 BOZR 的曲率半徑 (r_2) 相同。所以 r_2 沿著 180° = r_3 沿著 180°，以及 r_2 沿著 90° = r_3 沿著 90°。因此，在這個例題中的淚鏡是雙複曲面的。淚液的折射率假設為 1.336。在光線追跡法開始之前，本例題中涉及到大量的準備工作，其所需的值為：

- 眼睛屈光度 K。
- 沿著 180° 的 F_4 和沿著 90° 的 F_4。
- 淚鏡的 EAD。
- 沿著 180° 的 F_3 和沿著 90° 的 F_3。
- 隱形眼鏡的 EAD。
- 沿著 180° 的 F_2 和沿著 90° 的 F_2。

要算出眼睛屈光度，使用：

$$K = \frac{F_{sp}}{1-(dF_{sp})}$$

$$K = \frac{-6.00}{1-(0.013 \times -6.00)} = -5.5659 \text{ D}$$

當計算淚鏡和隱形眼鏡的表面屈光力時，請記住，無限薄的空氣間隙將所有表面分開。要算出淚鏡的後表面屈光力 (F_4)，使用：

$$F_4 = \frac{1-n_{tears}}{r_4}$$

沿著 180°：

$$F_{4_{180}} = \frac{1-n_{tears}}{r_{4_{180}}} = \frac{1.000-1.336}{+8.45^{-3}} = -39.7633 \text{ D}$$

沿著 90°：

$$F_{4_{90}} = \frac{1-n_{tears}}{r_{4_{90}}} = \frac{1.000-1.336}{+7.95^{-3}} = -42.2641 \text{ D}$$

要算出淚鏡的前表面屈光力 (F_3)，使用：

$$F_3 = \frac{n_{\text{tears}} - 1}{r_3}$$

沿著 180°：

$$F_{3_{180}} = \frac{n_{\text{tears}} - 1}{r_{3_{180}}} = \frac{1.336 - 1.000}{+8.40^{-3}} = +40.0000 \text{ D}$$

沿著 90°：

$$F_{3_{90}} = \frac{n_{\text{tears}} - 1}{r_{3_{90}}} = \frac{1.336 - 1.000}{+8.00^{-3}} = +42.0000 \text{ D}$$

要算出 RGP 隱形眼鏡的後表面屈光力 (F_2)，使用：

$$F_2 = \frac{1 - n_{\text{cl}}}{r_2}$$

沿著 180°：

$$F_{2_{180}} = \frac{1 - n_{\text{cl}}}{r_{2_{180}}} = \frac{1.000 - 1.490}{+8.40^{-3}} = -58.3333 \text{ D}$$

沿著 90°：

$$F_{2_{90}} = \frac{1 - n_{\text{cl}}}{r_{2_{90}}} = \frac{1.000 - 1.490}{+8.00^{-3}} = -61.2500 \text{ D}$$

現在可以算出隱形眼鏡和淚鏡兩者的 EAD。隱形眼鏡的 EAD(t_{cl} 已換算成以公尺為單位），可由下式得出：

$$\text{EAD} = \frac{t_{\text{cl}}}{n_{\text{cl}}} = \frac{4^{-4}}{1.490} = 2.6846^{-4} \text{ m}$$

淚鏡的 EAD(t_{tears} 已換算成以公尺為單位），可由下式得出：

$$\text{EAD} = \frac{t_{\text{tears}}}{n_{\text{tears}}} = \frac{1^{-4}}{1.336} = 7.4850^{-5} \text{ m}$$

現在已經確定 EAD，隱形眼鏡的兩個表面和淚鏡的兩個表面之間的折射率可以被假設為等於空氣的折射率 ($n = 1$)。此值用於以下的光線追跡法。需要一個逆向光線追跡法來找到前表面屈光力，然後是前光學區曲率半徑 (FOZR)。一如既往，計算在兩欄位中進行，一欄用於聚散度，另一欄用於距離。圖 22.3 演示此問題的聚散度，光線追跡法再次需要擴展以適應四個折射表面。任何逆向光線追跡法的起點都是最接近眼睛的聚散度，其在本例題中為 L'_4。相同的逆向光線追跡法必須進行兩次，在系統的每個主子午線需要個別進行一次。當選擇屈光力、距離等時，請務必小心。儘管有些數值對於兩者而言都是共同的，但不要混淆兩個子午線的數值。首先，沿著 180° 方向的子午線進行光線追跡法。

沿著 180°：

聚散度(D)	距離(M)

$L'_4 = -5.5659 \text{ D}$

$L_4 = L'_4 - F_4$

$L_4 = -5.5659 - (-39.7633) = +34.1974 \text{ D}$

$L_4 = +34.1974 \text{ D} \rightarrow l_4 = \dfrac{1}{+39.1974} = +0.029242 \text{ m}$

$$l'_3 = l_4 + \left(\frac{t_{\text{tears}}}{n_{\text{tears}}}\right)(\text{step-back})$$

$L'_3 = \dfrac{1}{+0.02932} \quad \leftarrow \quad l'_3 = +0.029242 + 7.4850^{-5}$

$\quad = +34.1101 \text{ D} \qquad\qquad\qquad = +0.02932 \text{ m}$

$L_3 = L'_3 - F_3$

$L_3 = +34.1101 - (+40.0000) = -5.8899 \text{ D}$

由於空氣間隙是薄的，故 $L_3 = L'_2$。我們現在必須進行通過隱形眼鏡的第二次逆向光線追跡法。再次建議讀者仔細遵循圖 22.3 的所有聚散度。

$L_3 = L'_2 = -5.8899 \text{ D}$

$L'_2 = -5.8899 \text{ D}$

$$L_2 = L'_2 - F_2$$

$$L_2 = -5.8899 - (-58.3333) = +52.4435 \text{ D}$$

$$L_2 = +52.435 \text{ D} \rightarrow l_2 = \frac{1}{+52.4435} = +0.01907 \text{ m}$$

$$l'_1 = l_2 + \left(\frac{t_{cl}}{n_{cl}}\right) \quad \text{(step-back)}$$

$$L'_1 = \frac{1}{+0.01934} \quad \leftarrow \quad l'_1 = +0.01907 + 2.6846^{-4}$$
$$= +51.7154 \text{ D} \qquad\qquad = 0.01934 \text{ m}$$

由於 $L_1 = 0.0000, L_1 = F_1$

F_1 = +51.7154 D

FOZR 可以下式算出：

$$r_1 = \frac{n' - n}{F_1}$$

$$r_1 = \frac{1.490 - 1.000}{+51.7154} = +9.4749^{-3} \text{ m}$$

因此，隱形眼鏡沿著 180° 子午線的 FOZR 為 **+9.4749 mm**。

我們現在必須再次為 90° 的子午線做同樣的計算！

沿著 90°：

聚散度(D)　　　　距離(M)

$$L'_4 = -5.5659 \text{ D}$$
$$L_4 = L'_4 - F_4$$
$$L_4 = -5.5659 - (-42.2641) = +36.6983 \text{ D}$$

$$L_4 = +36.6983 \text{ D} \rightarrow l_4 = \frac{1}{+36.6983} = +0.02725 \text{ m}$$

$$l'_3 = l_4 + \left(\frac{t_{tears}}{n_{tears}}\right)(\text{step-back})$$

$$L'_3 = \frac{1}{+0.02732} \quad \leftarrow \quad l'_3 = +0.02725 + 7.4850^{-5}$$
$$= +36.5978 \text{ D} \qquad\qquad = +0.02732 \text{ m}$$

$$L_3 = L'_3 - F_3$$
$$L_3 = +36.5978 - (+42.0000) = -5.4022 \text{ D}$$

由於空氣間隙較薄，故 $L_3 = L'_2$。我們現在必須進行通過隱形眼鏡的第二次逆向光線追跡

法。再次建議讀者仔細遵循圖 22.3 的全部聚散度。

$$L_3 = L'_2 = -5.4022 \text{ D}$$

$$L'_2 = -5.4022 \text{ D}$$

$$L_2 = L'_2 - F_2$$

$$L_2 = -5.4022 - (-61.2500) = +55.8478 \text{ D}$$

$$L_2 = +55.8478 \text{ D} \rightarrow l_2 = \frac{1}{+55.8478} = +0.01791 \text{ m}$$

$$l'_1 = l_2 + \left(\frac{t_{cl}}{n_{cl}}\right) \quad \text{(Step-back)}$$

$$L'_1 = \frac{1}{+0.01817} \quad \leftarrow \quad l'_1 = +0.01791 + 2.6846^{-4}$$
$$= +55.0228 \text{ D} \qquad\qquad = 0.01817 \text{ m}$$

由於 $L_1 = 0.0000, L_1 = F_1$

F_1 = +55.0228 D

FOZR 可以下式算出：

$$r_1 = \frac{n' - n}{F_1}$$

$$r_1 = \frac{1.490 - 1.000}{+55.0228} = +8.9054^{-3} \text{ m}$$

因此，隱形眼鏡沿著 90° 方向子午線的 FOZR 為 **+8.9054 mm**。

隱形眼鏡的 FOZR 為 +9.4749 mm 沿著 180°，和 +8.9054 mm 沿著 90°。這個 RGP 隱形眼鏡具有環狀前表面以及其鏡片本身是完全地補償性平行雙複曲面鏡片。環狀前表面的目的是藉由中和殘餘（晶狀體）和誘導散光來改善視力。請記住，無論何時將後表面複曲面 RGP 鏡片配戴在眼睛上，都會形成具有後面環狀和前面環狀的淚鏡。這種雙複曲面淚鏡模仿隱形眼鏡的環狀後表面和角膜的環狀前表面。這種雙複曲面淚鏡會導致對角膜散光的過度矯正，被稱為**誘導散光**，並且存在於隱形眼鏡—淚鏡界面處。誘導散光是通過使用環狀前表面來中和，它完全獨立於角膜散光之外。

相對來說,這是一個計算冗長的問題。就如前面例題的結語所述,重要的是組織初始數據,並採用有關光線追跡的邏輯方法。

周邊複曲面鏡片

周邊複曲面鏡片的製造是在球面後光學區的外圍增加一環狀周邊區。鏡片藉由橢圓形的後光學區直徑而易於識別。這個概念是在較陡的角膜子午線上以較陡的鏡片邊緣做對齊,用以改善鏡片的周邊配適。這是令人懷疑的,不論是否有足夠的邊緣區域來保持與角膜表面服貼吻合,而且如果鏡片旋轉90°,則最平坦的子午線上的邊緣間隙將受到嚴重的連累。在鏡片邊弧的差異應至少為0.6 mm以幫助穩定鏡片。目前鏡片製造的一致性以及實際上是否可以按照規格被製造出都是被質疑的。有著現代的車床技術和一個易於被設計的完全後表面複曲面鏡片,或許能在眼睛上有更好的性能表現,而周邊複曲面鏡片的使用天數必須被編號。

周邊複曲面鏡片的優點是:

- 使用複曲面光學區,所以沒有光學併發症發生。
- 完全複曲面鏡片可能會節省成本。

周邊複曲面鏡片的缺點是:

- 它們難以製造,且曲率可能僅必須由實驗室調整。
- 它們很難被檢核。
- 鏡片可能無法「被固定」且無法輕易穩定。
- 它們僅適用於適度的角膜散光。

第 22 章總結

- 球面和非球面 RGP 鏡片無法總是提供最佳配適和完全視力矯正。

- 複曲面後表面鏡片通常被用來改善物理性配適。
- 當殘餘散光發生時,複曲面前表面可能被用來提高視力敏銳度。
- 複曲面 RGP 鏡片比標準鏡片厚,因此應使用較高 Dk 的材質。
- 複曲面 RGP 鏡片在製造後較無法被修改。

就計算而言,涉及散光的問題現幾乎沒有新的挑戰。然而,計算工作通常必須做兩次,例如光線追跡法。散光問題的計算比較冗長。因此,重要的是組織初始數據以及採用關於光線追跡法的邏輯方法,並在考試中管理可用的時間。

讀者應該可以意識到現存眾多的、設計完善的表格,和其他可協助消除驗配中需要進行手工計算乏味的軟體。這類軟體既準確又設計專一,可從英國隱形眼鏡協會 (the British Contact Lenses Association) 網站 (www.bcla.org.uk) 下載 (此外還有其他)。

延伸閱讀

Douthwaite W A (2006) *Contact Lens Optics and Lens Design*. Elsevier, Oxford

Edwards K (1999) Toric rigid contact lens problem solving. *Optician* **217**:5704

Efron N (2002) *Contact Lens Practice*. Butterworth-Heinemann, Oxford

Meyler J, Morgan P (1993) Toric rigid lens fitting. *Optician* **213**:5604

Meyler J, Ruston D (1995) Toric RGP contact lenses made easy. *Optician* **209**:5504

Phillips A J, Speedwell L (2006) *Contact Lenses*. Elsevier, Oxford

Rabbetts R B (1998) *Bennett & Rabbetts' Clinical Visual Optics*. Butterworth-Heinemann, Oxford

軟式和矽水凝膠隱形眼鏡矯正散光

簡介

當軟式或矽水凝膠鏡片被驗配到眼睛上時，其鏡片材質的柔軟彈性使鏡片的後表面幾何形狀與前角膜表面的形狀成為一致，即鏡片順應配合角膜形狀而讓任何角膜散光皆被傳遞到鏡片上。當這種鏡片驗配給患者時，經常會忽略少量散光，這是真實的，特別是在非球面鏡片，有些製造商甚至聲稱這類型鏡片可以覆蓋高達1.50 D的散光。然而，當在配戴軟式或矽水凝膠隱形眼鏡時，如果未矯正散光大幅影響患者的視力敏銳度，則應使用複曲面設計(toric design)。近年來，複曲面隱形眼鏡已成為可行和相當受歡迎的驗配選項，此趨勢的出現主要是由於製造技術的進步、電腦數控(computer numerically controlled,

CNC)車床的出現，以及以鑄模法製造複曲面鏡片。另外，鏡片設計的改良以及經常更換式和拋棄式鏡片的市場供應量增加，都讓這些鏡片成為一個更有吸引力的選項。目前複曲面鏡片已有更薄的設計、更高含水量的材質、日拋配戴模式和最近的矽水凝膠材質等，都使鏡片改善在眼內的生理表現。然而，有些視光執業者仍然認為驗配複曲面隱形眼鏡是複雜的、耗時的且昂貴的過程。近來的研究表明，如果散光小於1.00 D，只有40%的視光執業者開立複曲面軟式隱形眼鏡處方，相較之下，視光執業者較傾向開立球面隱形眼鏡處方。這種對散光較粗略的處理也一樣出現在視光執業者在開框架眼鏡處方時。

本章內容

- 複曲面軟式和矽水凝膠鏡片。
- 軟式和矽水凝膠複曲面鏡片的驗配。
- 對於鏡片旋轉的補償。
- 關於軟式複曲面隱形眼鏡的計算。

複曲面軟式和矽水凝膠鏡片

當這些鏡片被視光執業者指定球鏡、柱鏡和軸度時，就近似於散光框架眼鏡鏡片。複曲面隱形眼鏡的形成當然也類似於複曲面框架眼鏡鏡片，因為它具有一個環狀的表面，並且在一定程度上，具有一個球狀表面。然而，當隱形眼鏡被放置在眼睛上時，鏡片會旋轉，因此複曲面軟式鏡片必須以某種方式被穩定，以提供正確的柱鏡軸度。以往已採用多種方法提供旋轉穩定性，而這些方法可以概略分為兩個陣營：

(1) 稜鏡垂重

(2) 動態穩定

稜鏡垂重

稜鏡垂重 (圖 23.1 和 23.2) 是第一個經多

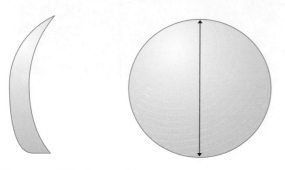

圖 23.1 稜鏡垂重型鏡片的橫切面，顯示厚度的差異。

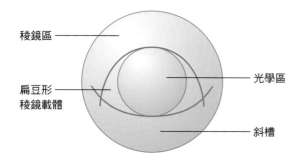

圖 23.2 典型的現代稜鏡垂重型軟式鏡片。稜鏡和舒適導角皆出現在中央光學區域以外。

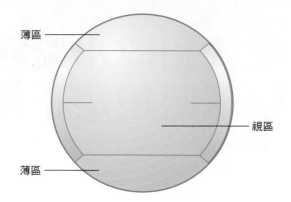

圖 23.3 動態穩定型複曲面軟式鏡片範例。

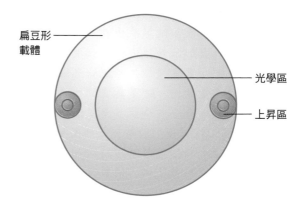

圖 23.4 定向凸輪 (orientational cams)。

年大幅度改良，且目前仍是用來使鏡片穩定在眼睛上常見的方法。原則上，鏡片的製造是朝向鏡片底部位置增加鏡片厚度，以及使鏡片較薄部分位於上眼瞼下方，這樣一來，鏡片較厚的部分被擠壓到下眼瞼 (此即所謂的西瓜籽原理)。重力已被指出在鏡片軸度的定向上起不了作用。該處增加的鏡片厚度意味著較少的氧氣傳輸通過材質並導致舒適度降低。為了克服這一點，如今製造商藉由舒適導角，盡可能從鏡片中除去多餘的稜鏡。截斷 (Truncating) 方法 (裁切鏡片底部的技術以形成安置的「擱板」，因而使鏡片底部與下眼瞼對齊) 通常不再被採用，除了高度數斜向散光的定製設計鏡片外。採用稜鏡垂重的鏡片如 Coopervision 的 Proclear Toric 和 Bausch&Lomb 的 Pure Vision Toric。

動態穩定

　　動態穩定也依賴眼瞼和鏡片之間的相互作用。這是利用在光學區的上方或下方設計一薄的區域 (圖 23.3)，或者藉由在 3 和 9 點鐘方向設置兩個凸起區域作為定向凸輪 (orientation cams)(圖 23.4) 來實現。理論上，眼瞼再次擠壓越過鏡片的厚度差，從而保持其穩定性。這種型式的設計優點在於可以將整體厚度的外形保持在最低限度，並優化生理反應和患者舒適度。儘管這兩種鏡片設計都可以製造出環狀後表面，但在臨床上，鏡片外形是為了保持穩定性而不是作為環狀表面使用。如前所述，截斷方法已很少使用，因為它不適用於製造拋棄式

鏡片所需的、可大量生產的鑄模方法。同時，其他穩定方式也已有所改善。採用上下削薄法 (dual thin zones) 來穩定鏡片的一個例子是 Ciba Torisoft，而使用定向凸輪的鏡片例子是 Coopervision Lunelle Toric。

市場供應的設計

雖然上文已經舉例說明現今英國主要供應鏡片的穩定方法，但在不斷變化的市場中，新產品上線而舊產品則會被下市，實際上並不可能以其特殊的穩定技術去命名每個產品。針對所有軟式和矽水凝膠複曲面鏡片，包括其設計特性、材質屬性、更換時間表和有供應鏡片參數範圍的總整理，作者會建議讀者參照最新版本的隱形眼鏡製造商協會 (ACLM) 的隱形眼鏡年鑑 (Kerr 和 Ruston 2007) 或隱形眼鏡製造商協會 (ACLM) 網站 (www.aclm.org.uk)。

軟式和矽水凝膠複曲面鏡片驗配

驗配複曲面鏡片有三種基本方法。

依經驗驗配

想要直接從製造商／實驗室訂購鏡片，需依據準確的驗光度數，包括頂點距離、角膜弧度儀讀數和水平可視虹膜直徑 (horizontal visible iris diameter, HVID)。初診時，眼睛不戴隱形眼鏡。

依診斷鏡片組的試戴片驗配

眼睛戴上最適當的複曲面試戴鏡片 (試戴鏡片有限)。待鏡片在眼中安定後，評估鏡片的總體配適 (overall fit)、穩定性和旋轉位置，並進行戴鏡驗光 (僅確認球面度數)。鏡片訂購是基於此試戴鏡片的評估結果。當收到製造商送達的鏡片時，要進一步重新評估鏡片的配適情形、穩定性和視力。

從鏡片庫存區驗配

取得臨床數據 (屈光狀態細節，包括頂點距離、角膜弧度儀讀值和水平可視虹膜直徑〔HVID〕)，並選擇最適當的試戴鏡片置於眼中。通常只有單一基弧和直徑可選用。待鏡片在眼中安定後，評估鏡片的整體配適、視力、穩定性和旋轉位置，並進行球面的戴鏡驗光。如果以上都令人滿意，直接從鏡片庫存區配發鏡片給病人，再成功地練習戴上、取下鏡片和完成後續鏡片保養的指導之後，病人就可帶走練習用的複曲面鏡片。

十個簡單的驗配步驟

1. 需要準確的、最新的框架眼鏡驗光。
2. 將框架眼鏡驗光度數按照各個子午線做頂點距離矯正。
3. 將來自鏡片庫存區最接近驗光度數的診斷性試戴鏡片置於患者眼上。
4. 當訂購單焦診斷性複曲面鏡片時，如果框架眼鏡處方落在柱鏡屈光度數和／或柱鏡軸度間，則：
   (a) 挑較低的柱鏡屈光度數。
   (b) 如果鏡片只有供應 10° 一跳的軸度，採用往鼻側旋轉 5° 或是同時訂購兩邊軸度的一般假設。
5. 容許約 5~10 分鐘的時間，讓鏡片在眼中安定 (有些現代鏡片可能會安定得更快)。
6. 評估鏡片的配適和定向情形：
   (a) 鏡片需覆蓋全部角膜，且在原位注視位置以及上推測試 (push-up) 中，可以適當地滑動。
   (b) 注意鏡片在眼睛上時，其鏡片定向標記所在位置。
7. 在鏡片配適良好和定向在所需位置時，檢查視力並配發試戴鏡片。
8. 假如鏡片配適良好，但鏡片穩定地偏向某

一軸，則應用左加右減法 (LARS) 或順時針加逆時針減 (CAAS) 規則，將偏向誤差列入考量，重新計算所需的鏡片 (參見下文的「偏向法則」)，再從鏡片庫存區取出校正偏向的鏡片，或是直接訂購替代的校正偏向試片，再置於眼上。

9. 在這個階段不要進行戴鏡驗光！

10. 無論是什麼原因使鏡片的矯正效果不佳，請考慮使用不同的複曲面設計。在第三次嘗試之後，其成功的概率會明顯下降，所以知道何時放棄是很重要的！

偏向法則

一旦鏡片配適被認為是可接受的，應使用顯示在鏡片上的定向標記 (markings) 以評估鏡片方向是否正確。定向標記有許多種 (表 23.1)，可使視光執業者測量鏡片在眼睛上安定後的鏡片方向。所有軟式和矽水凝膠複曲面隱形眼鏡的鏡片定向標記都位在鏡片的最厚區，所以鏡片的定向標記在稜鏡垂重型鏡片是顯示在基底位置，而動態穩定型鏡片是顯示在水平邊緣區。

有幾種方法可用來確定鏡片方向：

• 轉動裂隙燈，使狹縫光束與鏡片定向標記和鏡片中心對準。然後即可從裂隙燈的刻度讀取偏向 (mislocation) 角度。

• 藉由適當轉動裂隙燈光束的方法所估計的鏡片旋轉量有令人驚奇的準確度。使用這種方法的估計過程需要知道各種定向標記被顯示在鏡片何處。

當發生物理性偏向時，配適良好的鏡片會快速地返回原軸度；配適過緊的鏡片有明顯的穩定性，但會緩慢地回到原軸度；而配適過平或過鬆的鏡片會表現出不穩定和明顯偏向。如果鏡片距離預期的軸度偏向超過 20~30°，意味著該鏡片與患者的眼瞼和角膜外形間的穩定性不足，應考慮以其他設計替代。當提供的鏡片是穩定的，且鏡片離軸滑動時可再回到預期方位，以及做出偏向量的估計後，利用偏向法計算所需的柱鏡軸度，就可以進行鏡片訂購。而左加右減法 (LARS) 或順時針加逆時針減 (CAAS) 規則的應用，如下所示：

• 如果定向標記顯示鏡片沒有旋轉，則散光軸度直接根據框架眼鏡處方來訂購。

• 如果鏡片向左旋轉 (順時針方向)，則將旋轉量增加到框架眼鏡的柱鏡軸度。

• 如果鏡片向右旋轉 (逆時針方向)，則從框架眼鏡的柱鏡軸度減去旋轉量。

表 23.1 拋棄型軟式和矽水凝膠複曲面隱形眼鏡的鏡片定向標記

名稱	製造商	定向標記	標記間隔 (° 分隔)
SofLens Toric and Purevision Toric	Bausch & Lomb	三個記號在 5、6 和 7 點鐘方向	30
AirOptix Toric	Ciba Vision	3、6 和 9 點鐘方向	
Focus Dailies Toric	Ciba Vision	無	
Frequency 55 Toric	CooperVision	6 點鐘方向	
Frequency XCEL and XR Toric	CooperVision	6 點鐘方向	
Proclear Toric	CooperVision	5、6、7 點鐘方向	15
ACUVUE Advance for Astigmatism	J & J Vision Care	單一記號在 6 和 12 點鐘方向	
ACUVUE 1-day for Astigmatism	J & J Vision Care	單一記號在 6 和 12 點鐘方向	

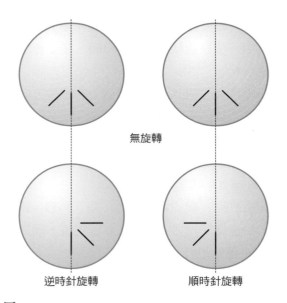

無旋轉

逆時針旋轉　　　順時針旋轉

圖 23.5

- 倘若鏡片旋轉是穩定的，高達約 20°的旋轉是可以接受的。

例題一參見圖 23.5

診斷鏡片 -2.00 / -1.25 × 180，逆時針旋轉 15°：

逆時針旋轉，因此從柱鏡軸度減去 15°，

訂購 (或重新選擇)-2.00 / -1.25 × 165。

診斷鏡片 -2.00 / -1.25 × 180，順時針旋轉 10°：

順時針旋轉，所以將 10°增加到柱鏡軸度，

訂購 (或重新選擇)-2.00 / -1.25 × 10。

關於軟式複曲面隱形眼鏡的計算

如前所述，當驗配軟式複曲面鏡片時，通常建議避免戴鏡驗光。如果需要戴鏡驗光，那就只應該使用球面驗光。有時候，球－柱 (sph-cyl) 戴鏡驗光是不可避免的，而且是必要的。在這種情況下，戴鏡驗光的結果是柱鏡軸度可能與軟式複曲面隱形眼鏡戴在眼睛上的軸度不相符。因此，戴鏡驗光的軸度和試戴片的軸度

是互相偏斜 (oblique) 時，必須使用 Stoke 作圖法 (Stoke's construction)(或適當的公式) 將這兩個斜向的軸度相加，以便訂購一個可以替代的軟式複曲面隱形眼鏡。使用 Stoke 作圖法作為複習兩個斜向交叉的柱鏡總和程序或許是有幫助的。

關於眼用鏡片的所有入門課程，都涉及鏡片形式和正負散光轉換 (transposition) 的處方箋的研究。在這個主題中的一個常見練習，是將兩個緊貼的薄鏡片的度數相加，例如：

以下是兩個薄鏡片被緊貼放置：

+2.00 DS/+1.50 DC × 45

−1.00 DS/+0.50 DC × 45

可替代上述組合的單一薄鏡片為何？

答案為 **+1.00 DS / +2.00 DC × 45**。由於柱鏡軸度 (亦即各子午線) 都相同，球面和柱面的數值可以簡單地相加。我們現在必須審視的情況是當需要的組合柱鏡其軸度 (亦即各子午線) 不一樣時。作為這個問題的一個範例，我們將組合以下薄鏡片：

+4.00 DS/+2.00 DC × 40

和

+2.00 DS/+3.00 DC × 70

由於我們假設鏡片都很薄，所以將上述鏡片的球面組合起來是一個簡單的過程：

+4.00 DS + (+2.00 DC) = +6.00 DS

因此，我們將留下兩個柱鏡相加的問題：

+2.00 DS × 40 + (+3.00 DC × 70)

由於這些柱鏡間的夾角不是成直角 (90°)，所以被稱為「斜交柱鏡」(oblique crossed cylinders)。對於斜交柱鏡的問題，有幾種圖形

和數學解決方案，但是最為人熟知且最容易使用的通常被稱為 Stoke 作圖法，其類似於多邊形力學 (parallelogram of forces)，除了角度加倍。

Stoke 作圖法

與所有圖形作圖法或比例作圖一樣，建議遵守以下準則：

- 永遠使用圖紙。
- 使用方便的，但相對大的比例。
- 永遠使用適當的繪圖儀器（量角器、三角板等）。
- 使用清晰的標記來識別作圖法的所有組件。
- 以使用的比例刻度來標記建構圖。

如果兩個柱鏡均為正值，則作圖法是簡化的。所有角度都是以逆時針方向被測量並取為正值。

使用的符號如下：

- F_1 和 F_2 是兩柱鏡屈光力。
- α 是兩個柱鏡軸度間的夾角。
- C 是組合柱鏡。
- θ 是 F_1 軸度和組合柱鏡軸度之夾角的 1/2。
- S 是組合球鏡。

那麼 Stoke 作圖法事實上做了什麼呢？很簡單，它是一種對兩個平柱鏡 (plano-cylinders) 屈光力相加的圖解方法。Stoke 作圖法的最終結果是將兩平柱鏡片表示為相等的球－柱 (sph–cyl) 形式鏡片，即以球面、柱面和軸度做表示。這個結果可以藉由在驗度儀 (focimeter) 放置兩個柱鏡試鏡片，並使其軸度交叉成斜角來達成。使用者可以記錄彼此相差 90° 方向的兩個主要屈光力。這些當然可以寫成球－柱形式。Stoke 作圖法的操作程序如下：

1. 若有需要，轉換給定的處方度數（或鏡片／表面屈光力），使它們都是正柱鏡形式。此時，我們可以忽略任何因此而出現的球鏡，因為球鏡會在最後一步才考慮。

2. 選擇其軸度數值接近 0 的柱鏡作為 F_1。如果其中一個柱鏡軸度正好為 180，必須要將其視為 0。

3. 使用合宜的刻度，沿著被處方的軸度方向構建 F_1。

4. 從 F_1 的軸度展延 2α 來構建 F_2，即兩個軸度差值的兩倍：

$$2\alpha = 2(F_2\text{軸度}-F_1\text{軸度})$$

5. 藉由連接 F_2 與原點後成為一個三角形，得到新的柱鏡屈光力 C 的量。C 是正值，因為 F_1 和 F_2 都是正值。

6. 測量 F_1 和 C 之間的角度。這是 2θ。為了以標準表示法呈現組合柱鏡的軸度，θ 必須被加到 F_1 的軸度上，或者測量 F_1 和 C 之間的角度並平分之。該平分線和原點所在水平軸度間的角度，是以標準表示法呈現的組合柱鏡軸度。

7. 要找到球面，從：

$$S = \frac{(F_1 + F_2 - C)}{2}$$

8. 將 S 加到步驟 1 中的任何球面度數。

例題 23.1
我們現在重新審視上述情況，我們需要組合薄鏡片 +4.00 DS / +2.00 DC × 40 與 +2.00 DS / +3.00 DC × 70，其兩軸是不同的（或不成 90°分隔）。

使用 Stoke 作圖法，我們可得出：

1. 以正柱鏡形式表示兩個鏡片：

+4.00 DS/+2.00 DC×40

+2.00 DS/+3.00 DC×70

此時先忽略球面。

2. 選擇其軸度數值更接近 0 的柱鏡作為 F_1。在這種情況下，40 比 70 更接近 0，所以：

$F_1 = +2.00\,\text{DC}\times40$

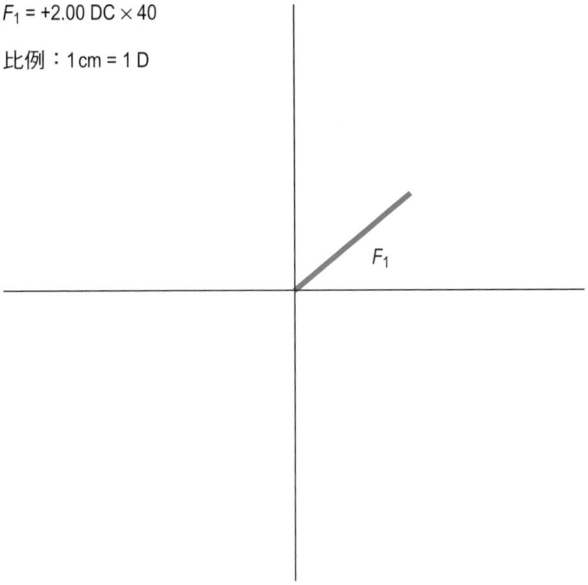

$F_1 = +2.00\,DC \times 40$

比例：1 cm = 1 D

圖 23.6 例題 23.1 步驟 3 的圖示。

$F_1 = +2.00\,DC \times 40$
$F_2 = +3.00\,DC$
$2\alpha = 60$

被測得的
$C = +4.35\,DC$

比例：1 cm = 1 D

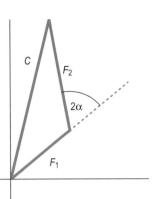

圖 23.7 例題 23.1 步驟 4 和 5 的圖示。

$$F_2 = +3.00\,DC \times 70$$

3. 沿其給定的軸度方向作圖以構建 F_1(圖 23.6)。使用合理的比例尺，例如 1 cm ≡ 1 D。

4. 計算角度 2α：

   $2\alpha = 2(F_2\text{軸度} - F_1\text{軸度})$

   $2\alpha = 2(70 - 40) = 60$

   從 F_1 終點 (圖 23.7)，延伸 60(使用標準表示法和逆時針方向測量) 製圖構建 F_2。

5. 將 F_2 與原點相連後得到一個三角形。這表示組合柱鏡 C 的量，並且通過測量可獲得其數值。視需要容許任何使用比例尺 (圖 23.7)：

   藉由測量，**C = + 4.35 D**

6. 測量 F_1 和 C 之間的角度。這是 2θ。為了以標準表示法呈現組合柱鏡的軸度，θ 必須被加到 F_1 的軸度上。藉由測量，**2θ = 37°** 和 **θ = 18.5°**。因此，C 的軸度為 θ + 40 = **58.5°**。或是平分 F_1 和 C 之間的角度。該平分線與原點所在水平軸之間的角度即是以標準表示法呈現的組合柱鏡軸度 (圖 23.8)。

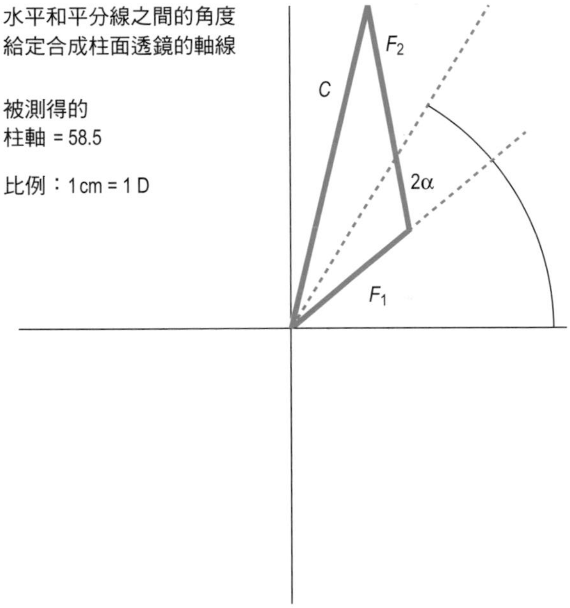

水平和平分線之間的角度給定合成柱面透鏡的軸線

被測得的
柱軸 = 58.5

比例：1 cm = 1 D

圖 23.8 例題 23.1 步驟 6 的圖示。

藉由測量，C 的軸度 = 58.5°

7. 可由下式找出球面度數：

$$S = \frac{(F_1 + F_2 - C)}{2}$$

75

$$S = \frac{+2.00 + (+3.00) - (+4.35)}{2} = +0.325 \text{ D}$$

8. 參考步驟 1，將 S 加到步驟 1 中的任何球面度數：

總球面 = +0.325 + (+4.00) + (+2.00) = +6.325 DS

組合透鏡的球－柱 (sph–cyl) 表示法為：

+6.325 DS/+4.35 DC × 58.5

雙複曲面鏡片

雙複曲面鏡片 (Bitoric lenses) 是合併兩個環狀表面的鏡片。鏡片的凸面和凹面皆是環狀形式。然而，這兩個表面的主子午線 (principal meridians) 可以相同也可以不同，但這種鏡片形式的綜合效果與任何其他的散光鏡片完全相同，即產生彼此成 90° 的兩個主屈光力 (principal powers)。我們以例題 23.2 說明 Stoke 作圖法如何應用於這種情況。

例題 23.2

一薄型雙複曲面鏡片的屈光力為 -4.00 DS / +2.00 DC × 150，其凸面屈光力為 +4.00 DC × 90 / +6.00 DC × 180。請算出凹面屈光力需為多少，才能得到上述給定鏡片的屈光力。

在閱讀上述問題後，很明顯地，我們已經有 F(薄鏡片屈光力) 和 F_1(前表面屈光力)。而我們要找的是後表面屈光力 F_2。當使用 Stoke 作圖法時，我們總是以球－柱形式來表示。在球－柱形式中，F_1 為 +4.00 DS / +2.00 DC × 180。由於是薄鏡片，我們可以使用數學式 $F = F_1 + F_2$，使其重新排列為 $F_2 = F - F_1$。取代 F 和 F_1 的值，得出：

$$F_2 = -4.00 \text{ DS}/+2.00 \text{ DC} \times 150$$
$$- (+4.00 \text{ DS}/+2.00 \text{ DC} \times 180)$$

由於 Stoke 作圖法是將兩平柱鏡相加，我們需要應用一些簡單代數套進上述算式中。如果我們將兩值之間的減號改為加號，就可以將兩屈光力變成相加。我們想這樣做是因為 Stoke 作圖法適用於兩柱鏡相加。如果我們這樣做，那麼右邊的所有數學項符號也必須改變，因而我們得到：

$$F_2 = -4.00 \text{ DS}/+2.00 \text{ DC} \times 150$$
$$+ (-4.00 \text{ DS}/-2.00 \text{ DC} \times 180)$$

注意，這個軸度沒有改變。我們做的只是簡單代數，而不是處方箋的正負柱鏡轉換！

現在我們可以進行標準的 Stoke 作圖法，以便將其兩柱鏡相加：

$-4.00 \text{ DS}/+2.00 \text{ DC} \times 150$

和

$-4.00 \text{ DS}/-2.00 \text{ DC} \times 180$

如果要解決此問題，應該會獲得以下結果：

1. 以正柱鏡形式表示兩種屈光力：

$-4.00 \text{ DS}/+2.00 \text{ DC} \times 150$

$-6.00 \text{ DS}/+2.00 \text{ DC} \times 90$

忽略球面。

2. 選擇軸度數值更接近 0 的柱鏡作為 F_1：

$F_1 = +2.00 \text{ DC} \times 90$

$F_2 = +2.00 \text{ DC} \times 150$

3. 沿著給定的軸度方向製圖，以構建 F_1：

4. 計算角度 2α，使用：

$2\alpha = 2(F_2 軸度 - F_1 軸度)$

$2\alpha = 2(150 - 90) = 120$

從 F_1 終點，沿著 120° 製圖 (使用標準表示法和逆時針測量) 以構建 F_2。

5. 將 F_2 與原點相連後得到一個三角形。這表示組合柱鏡 C 的量。C 可藉由測量得到：C = +2.00 D。

6. 測量 F_1 和 C 之間的角度。這是 2θ。為了以標準表示法呈現組合柱鏡的軸度，θ 必須加到 F_1 的軸度上。

藉由測量：2θ = 60，所以 θ = 30。
因此，C 的軸度為 θ + 90 = **120°**。

或者，將 F_1 和 C 之間的角度平分。該平分線與原點所在水平軸之間的角度即是以標準表示法呈現的組合柱鏡軸度。藉由測量：C 的軸度為 **120°**。

7. 可由下式找出球面度數：

$$S = \frac{(F_1 + F_2 - C)}{2}$$

$$S = \frac{+2.00 + (+2.00) - (+2.00)}{2} = +1.00\,D$$

8. 參考步驟 1，將 S 加到步驟 1 中的任何球面度數：

總球面 = +1.00 + (−4.00) + (−6.00) = **−9.00 DS**

球−柱表示法的 F_2 數值是：

−9.00 DS/+2.00 DC×120

以及用交叉柱鏡 (crossed-cylinder) 表示法為：

−9.00 DC×30/−7.00 DC×120

上述問題說明 Stoke 作圖法如何確定雙複曲面鏡片的兩個表面屈光力的其中之一。此作圖法與第一個例題沒有什麼不同。兩個例題之間的唯一變化是當問題涉及表面屈光力的計算時，作圖法總是以簡單代數操作進行，因此問題中的兩個數值可以被相加。記住，這就是 Stoke 作圖法所做的：它將兩平柱鏡相加。

例題 23.1 和 23.2(和所有涉及斜交柱鏡的問題) 可以運用各種眼用鏡片教科書中所給出的公式，以數學方法來解決。顯然地，學生可以使用他們喜歡的任何方法，儘管大多數人似乎仍偏愛使用 Stoke 作圖法。斜交柱鏡的理論可以應用於兩種實際的配鏡情況，即一傾斜框架眼鏡鏡片的效果，和框架眼鏡鏡片離軸的效果。斜交柱鏡的理論也被使用於：

- 在較先進的自動自覺式驗光設備中。
- 在製造某些雙焦鏡片，例如膠合的雙焦點，其對近的部分與遠的部分需要不同的散光矯正。

然而，在本章的下文中，我們使用 Stoke 作圖法決定複曲面隱形眼鏡戴在眼上的戴鏡驗光結果。

例題 23.3
一眼睛配有後頂點屈光力 (BVP)-5.00 DS / -2.50 DC × 20 的複曲面軟式隱形眼鏡，進行戴鏡驗光結果為 plano(平光)/ -1.00 DC × 60，那麼應該訂購的鏡片為何 ？

這個問題可以應用 Stoke 作圖法解決，使用例題 23.1 中的程序：

1. 以正柱鏡形式表示鏡片屈光力和戴鏡驗光結果：

−7.50 DS/+2.50 DC×110

−1.00 DS/+1.00 DC×150

此時忽略球面。

2. 選擇其軸度數值更接近 0 的柱鏡作為 F_1。在這種情況下，110 比 150 更接近 0，所以：

$F_1 = +2.50\,DC×110$

$F_2 = +1.00\,DC×150$

3. 沿著給定的軸度方向製圖，以構建 F_1(圖 23.9)。

4. 計算角度 2α，使用：

$2α = 2(F_2$ 軸度 $−F_1$ 軸度)
$2α = 2(150−110) = 80$

從 F_1 終點（圖 23.9），沿著 80° 作圖（使用標準表示法和逆時針測量）以構建 F_2。

5. 將 F_2 與原點相連後得到一個三角形。這表示組合柱鏡 C 的量，並可透過測量得知。視需要容許使用任何比例尺（圖 23.9）。藉由測量：C = **+2.84 D**。

6. 平分線與原點所在水平軸之間的角度，即是以標準表示法呈現的組合柱鏡軸度（圖 23.9）。藉由測量：C 的軸度為 **120°**。

7. 可由下式找出球面度數：

$$S = \frac{(F_1 + F_2 - C)}{2}$$

$$S = \frac{+2.50 + (+1.00) - (+2.84)}{2} = \textbf{+0.33 D}$$

8. 參考步驟 1，將 S 加到步驟 1 中的任何球面度數：

總球面 = +0.33 + (−7.50) + (−1.00) = −8.17 DS

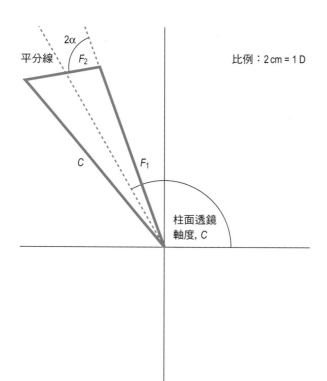
比例：2 cm = 1 D
平分線
2α
F_2
C
F_1
柱面透鏡軸度, C

圖 23.9 例題 23.3 的圖示。

這組合透鏡的球－柱表示法為：

−8.17 DS/+2.84 DC×120

或

−5.33 DS/−2.84×30

因此，最應該被訂購的軟式複曲面鏡片是：

−5.25 DS/−2.75 DC×30

例題 23.4

屈光度數為 +4.00 DS / -2.00 DC × 100 的一軟式複曲面隱形眼鏡試片被戴在右眼上，當試片於眼中安定後，發現逆時針旋轉 10°。進行戴鏡驗光後，結果為當試片組合為 +0.75 DS / -1.50 DC × 80 時有最佳矯正視力。應訂購何種屈光力的鏡片？

再一次，這是可直接用 Stoke 作圖法解決的問題，但鏡片在一開始時有點歪斜。我們被告知鏡片於眼中安定後，鏡片逆時針旋轉 10°。因此，眼上的柱鏡軸度轉向到 110° 而不是 100°。因此，這個軟式複曲面隱形眼鏡的屈光力實際是 **+4.00 DS / -2.00 DC × 110**。這個旋轉在作圖法開始時就需要考慮，並在最後記錄最終的屈光力。Stoke 作圖法如下所示，以及其實際作圖如圖 23.10 所示。

1. 以正柱鏡形式表示鏡片屈光力和戴鏡驗光：

+2.00 DS/+2.00 DC×20

−0.75 DS/+1.50 DC×170

此時忽略球面。

2. 選擇其軸度數值更接近 0 的柱鏡為 F_1。在這種情況下，20 比 170 更接近 0，所以：

F_1 = +2.00 DC×20

F_2 = +1.50 DC×170

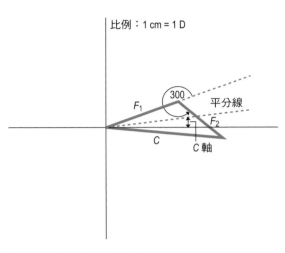

比例：1 cm = 1 D

圖 23.10 例題 23.4 的圖示。

3. 沿其給定的軸度方向製圖，以構建 F_1。

4. 計算角度 2α，使用：

$2\alpha = 2(F_2 軸度 - F_1 軸度)$

$2\alpha = 2(170 - 20) = \mathbf{300}$

從 F_1 終點，沿著 300 作圖（使用標準表示法和逆時針測量）以構建 F_2。當在圖表上繪製 2α 是大數值時，需要注意。

5. 將 F_2 與原點相連得到一個三角形。這表示組合柱鏡 C 的量，並且可藉由測量得知。視需要可使用任何比例尺。

藉由測量：$C = \mathbf{+3.04\,D}$。

6. 平分線與原點所在水平軸度之間的角度，即是以標準表示法呈現的組合柱鏡軸度。

藉由測量：軸度 C = 7°。

7. 可由下式找出球面度數：

$$S = \frac{(F_1 + F_2 - C)}{2}$$

$$S = \frac{+2.00 + (+1.50) - (+3.04)}{2} = \mathbf{+0.23\,D}$$

8. 參考步驟 1，將 S 加到步驟 1 中的任何球面度數：

總球面 = +0.23 + (+2.00) + (−0.75) = +1.48 DS

這組合的球−柱表示法為：

+1.48 DS / +3.04 DC × 7 或 +4.52 DS / −3.04 × 97

事實上，當鏡片被放置在眼睛上時，它將逆時針旋轉 10°，而最應該被訂購的軟式複曲面鏡片為：

+4.50 DS / −3.00 DC × 87

例題 23.5

一右眼配有後頂點屈光力 (BVP) 為 -2.00 DS / -1.50 DC × 180 的複曲面軟式隱形眼鏡。當鏡片於眼中安定後，發現鏡片順時針旋轉 15°。此患者的框架眼鏡處方為 -5.00 DS / -1.50 DC × 60 在 15mm。在同樣的頂點距離處，其戴鏡驗光的結果為何？

這個例題相當複雜，因為它涉及框架眼鏡屈光度 (spectacle refraction, F_{sp}) 到眼睛屈光度 (ocular refraction, K) 的轉換、Stoke 作圖法和逆向光線追跡法。

首先是 F_{sp} 到 K 的轉換：這必須依序對每條子午線進行。

沿著 60°：

$$K = \frac{F_{sp}}{1 - dF_{sp}} = \frac{-5.00}{1 - (0.015 \times -5.00)} = -4.6512\,D$$

沿著 150°：

$$K = \frac{F_{sp}}{1 - dF_{sp}} = \frac{-6.50}{1 - (0.015 \times -6.50)} = -5.9225\,D$$

在球−柱表示法中，眼睛屈光度為 **-4.6512 DS / -1.2713 DC × 60**。

在旋轉後，眼睛上的軟式複曲面隱形眼鏡的柱鏡軸度位於 165°。因此，眼睛上的軟

式複曲面隱形眼鏡屈光力為 -2.00 DS/-1.50 DC × 165。在眼睛上的戴鏡驗光 (O_{Rx}) 僅僅是眼睛屈光與軟式複曲面隱形眼鏡屈光力之間的差異，並且可以使用在例題 23.2 中所述的 Stoke 作圖法求出：

$$K = -4.6512\ DS/-1.2713\ DC \times 60$$

$$F_{cl} = -2.00\ DS/-1.50\ DC \times 165$$

$$O_{Rx} = K - F_{cl}$$

$$O_{Rx} = -4.6512\ DS/-1.2713\ DC \times 60$$
$$- (-2.00\ DS/-1.50\ DC \times 165)$$

由於 Stoke 作圖法是將兩平柱鏡相加，我們需要應用一些簡單代數套入上述算式中。如果我們將兩值之間的減號改為加號，那麼我們可以將兩屈光力變成相加。我們想這樣做是因為 Stoke 作圖法適用於兩柱鏡相加。如果我們這樣做，那麼在右邊所有的數學項符號也必須被改變，因此我們得到：

$$O_{Rx} = -4.6512\ DS/-1.2713\ DC \times 60$$
$$+ (+2.00\ DS/+1.50\ DC \times 165)$$

注意，這軸度沒有改變。我們所做的是簡單代數，而不是處方箋的正負柱鏡轉換！現在我們可以進行標準的 Stoke 作圖法，以便將其兩個柱鏡加在一起：

$$-4.6512\ DS/-2.2713\ DC \times 60$$

$$+2.00\ DS/+1.50\ DC \times 165$$

現在，應遵循常用的 Stoke 程序。如果你解完這道題，戴鏡驗光的結果數值應為：

$$-1.20\ DS/-2.68\ DC \times 68$$

現在必須將其轉換為在 15 mm 的戴鏡驗光數值。一如既往，每條子午線必須依序進行轉換。最後在 15 mm 處的戴鏡驗光為：

$$-1.18\ DS/-2.48 \times 68$$

第 23 章總結

- 改善複曲面鏡片表現意味著當視力不佳是由散光造成時，視光執業者應該要有信心進行這類鏡片的驗配。
- 斜散驗配時較不穩定。
- 在眨眼時，僅用單眼視物患者更容易受到鏡片暫時旋轉所引起的視力不穩定的干擾。
- 評估旋轉穩定性是成功關鍵。
- 視光執業者需要各式鏡片設計作為驗配選擇。
- 在時間和經濟方面考量下，視光執業者應該為每個眼睛選擇多於一個的鏡片，但每個眼睛最多只試三個鏡片！

在本章中的數學內容，再次倚賴對基本光學原理的理解以及進行順向和逆向光線追跡法的能力。有些關於軟式複曲面鏡片的問題是複雜的，並有計算出錯的可能性，因此使用一種有邏輯的、有組織的方法是必須的。臨床執業時，驗配軟式複曲面鏡片應盡量避免進行含有柱鏡的戴鏡驗光！

參考資料

Kerr C, Ruston D (2007) *The ACLM Contact Lens Year Book 2007*. Association of Contact Lens Manufacturers, London

延伸閱讀

Douthwaite W A (2006) *Contact Lens Optics and Lens Design*. Elsevier, Oxford

Efron N (2002) *Contact Lens Practice*. Butterworth-Heinemann, Oxford

Phillips A J, Speedwell L (2006) *Contact Lenses*. Elsevier, Oxford

軟式隱形眼鏡的光線追跡與軟式隱形眼鏡的含水因子

簡介

配戴軟式隱形眼鏡時，鏡片材料柔軟的特性意味著軟式隱形眼鏡鏡片後表面的幾何形狀，將與角膜前表面的形狀相同。軟式隱形眼鏡會服貼在角膜上，而角膜的外形則會影響鏡片的形狀。傳統水凝膠的鏡片材質更是如此。因此，任何由軟式隱形眼鏡所產生的微小（通常可忽略）的淚鏡都無法預知，且通常是無焦的(afocal)。所以，與硬式高透氧(RGP)隱形眼鏡不同，軟式隱形眼鏡所造成的淚鏡無法被確切地估計，且當軟式鏡片的後光學區半徑(BOZR)改變時，仍假定淚鏡維持恆定的零屈光度。因此，軟式隱形眼鏡在空氣中所測得的後頂點屈光力(BVP)，被假定與患者的眼屈光力相等。這一點對球面與散光兩種軟式隱形眼鏡皆適用。若已知鏡片前表面與後表面的半徑、中心厚度及其折射率，簡易的兩個表面的光線追跡法即可處理軟式隱形眼鏡鏡片。

本章內容

- 軟式隱形眼鏡鏡片的後頂點屈光力。
- 軟式鏡片的製造。
- 含水與非含水軟式隱形眼鏡的相關計算。

軟式隱形眼鏡鏡片的後頂點屈光力

例題 24.1

試求以下水凝膠（軟式）隱形眼鏡鏡片在空氣中的 BVP：

前光學區半徑 (FOZR或r_1) $= 9.8489$ mm

BOZR(r_2) $= 8.60$ mm

$n = 1.42$

$t_c = 0.15$ mm

在此只需運用簡易的順向光線追跡法。隱形眼鏡當然必須被視為厚透鏡，因此使用光線追跡法時，會用到「等效空氣距離」(EAD)。BVP 可由標準的順向光線追跡法算出。

首先，我們必須計算出兩個表面的屈光力。代入以公尺為單位的曲率半徑 r，並適切地使用**標準式**。想解出表面屈光力可利用下式：

$$F_1 = \frac{n' - n}{r_1} \quad \text{與} \quad F_2 = \frac{n - n'}{r_2}$$

符號規則顯示 r_1 和 r_2 均為正值：

$$F_1 = \frac{1.42 - 1.00}{+9.8489 \times 10^{-3}} = +42.6443 \text{ D}$$

$$F_2 = \frac{1.0000 - 1.4200}{+8.6 \times 10^{-3}} = -48.8372 \text{ D}$$

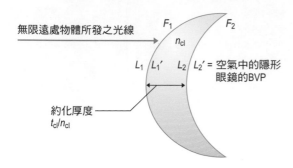

圖 24.1　例題 24.1 的示意圖。

EAD (將以公尺為單位的 t_{cl} 代入) 可由下式解得：

$$\text{EAD} = \frac{t_{cl}}{n_{cl}} = \frac{1.5 \times 10^{-4}}{1.42} = 1.0563 \times 10^{-4} \text{ m}$$

現在 EAD 已解出，兩個表面之間的折射率可以假定為與空氣的折射率 ($n = 1$) 相等。這個值將會被用在接下來的光線追跡法中。順向光線追跡法可求解出 BVP。一如既往，計算分為兩欄進行，一欄用於聚散度，另一欄用於距離。此例題的聚散度見圖 24.1。

聚散度(D)　　　　　　距離(m)

$L_1 = 0.0000$

$F_1 = +42.6442 \text{ D}$

$L_1' = L_1 + F_1 = 42.6442 \text{ D} \rightarrow l_1' = \dfrac{n}{L_1'}$

$$l_1' = \frac{1}{+42.6442} = +0.02345 \text{ m}$$

$$l_2 = l_1' - \left(\frac{t_{cl}}{n_{cl}} \right)$$

$L_2 = \dfrac{n}{l_2} \qquad \leftarrow \qquad l_2 = +0.02345 - 1.0563 \times 10^{-4}$

$\qquad\qquad\qquad\qquad\qquad = +0.02334 \text{ m}$

$$L_2 = \frac{1}{+0.02344} = +42.8373 \text{ D}$$

$L_2' = L_2 + F_2$

$L_2' = +42.8372 + (-48.8372) = -6.0000 \text{ D}$

當 $L_1 = 0.0000$，$L_2' = \text{BVP}$ 且 $F_v' = -6.0000 \text{ D}$

因此，在空氣中的軟式隱形眼鏡的 BVP 為 -6.0000 D。

軟式鏡片的製造

軟式鏡片常見的製造方式，包含鑄模法 (Cast moulding)、水化濕式製模法 (hydrated wet moulding)、旋轉鑄模法 (spin casting)，以及車削法 (lathe cutting) 等方法。濕式製模法能產生完全水化和部分水化兩種鏡片，相較之下，目前的矽水凝膠鏡片都是鑄模的。如果使用鑄模法、旋轉鑄模法或車削法等技術來製造軟式鏡片，則在製造後需要透過水化處理。乾燥或脫水軟式鏡片的水化會改變製造鏡片的物理參數，因為軟式鏡片材料的折射率在水化時會減少。因此，鏡片製造商必須先設定使用材料的「脹大」或「膨脹」因子，以便在水化後可膨脹成所需的鏡片規格：

$$膨脹因子 = \frac{濕式參數}{乾式參數}$$

與

$$乾式參數 = \frac{濕式參數}{膨脹因子}$$

舉例來說，含水量 58% 的水凝膠鏡片，其膨脹因子為 1.40，表示該鏡片是含水量為 58%、BOZR 為 8.60 mm、總直徑為 14.40 mm 的水凝膠鏡片，所對應的脫水或乾燥的 BOZR 為 6.143 mm，而總直徑為 10.286 mm。因此，我們可以根據使用材料的膨脹因子來得知乾燥鏡片的規格。

雖然，車削法是軟式隱形眼鏡的傳統製造方式，不過，當今一些較具商業潛力的軟式鏡

片卻大多是在完全水化，或部分水化的狀態下模製而成。

車削法

這種軟式鏡片的傳統製造方式和 RGP 鏡片的車削過程完全相同。鏡片的材料是乾燥且呈鈕釦狀的。首先，車床依據鏡片前表面的外形，將後表面切削成鏡片設計所需的形狀。在水化與消毒後，製造完成的軟式鏡片即可使用。車削法適用於所有的軟式鏡片材料，提供鏡片設計完全的彈性與可用參數。然而，此方法很費時且相對昂貴，並不適合大量生產。例如目立康 (Menicon)Soft 72 和酷柏光學 (Coopervision)Lunelle ES70。

旋轉鑄模法

旋轉鑄模法 (spin casting) 於 1971 年由博士倫 (Bausch & Lomb) 公司研發，此法使用離心旋壓鑄模，將單體混合物注入其中。向心力導致混合物向上延展至鑄模壁，以便形成所需的形狀。鏡片的前表面由鑄模具的曲率來定型，鏡片的後表面則由旋轉速度和單體劑量來定型。在水化與脫模取出之前，成型的脫水鏡片需要先磨邊。這種製作方式是最早大量生產軟式鏡片的典型方法，然而，這只適用於低含水量的材料。例如目前已停產的博士倫 U3 / U4 系列鏡片。

傳統鑄模法

傳統鑄模法 (conventional cast moulding) 使用不鏽鋼刀製作出聚丙烯的公模和母模元件。將液態單體注入到母模中，並極小心地在壓力控制下將公模夾嵌到母模上。以紫外線 (UV) 照射將單體固化，形成脫水的鏡片。在包裝前，鏡片必須經過充分的水化處理。脫水鏡片上任何極小的瑕疵，在水化處理時都會被特別放

大，而且當今的高含水量鏡片材料，鏡片再現性與鏡片品質的控制參數，困難度都非常高。例如愛爾康 (Ciba Vision) 公司的 Precision UV 和酷柏公司的 Biomedics 55。

獲獎技術

人們自 1933 年起開始使用傳統鑄模法製造隱形眼鏡，而此製程技術於 1996 年被博士倫公司所收購。這個製程技術新穎的原因，在於半片的鏡片鑄模可作為最終包裝的一部分，因此大幅減少了製造的成本。例如博士倫每日拋鏡片 (Bausch & Lomb SofLens One Day)。

安定柔軟全濕鑄模法

安定柔軟全濕鑄模法 (Stabilised soft moulding) 於 1988 年由嬌生 (Johnson & Johnson) 公司所研發，該技術讓鏡片在製造時擁有較高含水量和最少的水化膨脹率。將單體、稀釋劑、著色劑和 UV 抑制劑注入高精密聚苯乙烯鑄模的曲面中，液態單體中所加入的惰性稀釋劑所占據的空間將由之後的水份填滿，並以可見光在硬化通道中進行聚合處理。壓模之後，再以去離子水取代稀釋劑，製成膨脹率最小的鏡片。例如嬌生安視優 2(ACUVUE 2)。

安定柔軟全濕鑄模法 (極大化技術)

這種製造方法已經導入完全自動化、連續大規模的生產流程，完全不需要人力，因此減少了單日一次性生產方式所需的單位成本。例如嬌生 ACUVUE 1-Day。

光束科技

光束科技 (Lightstream technology) 是 1997 年視康 (Ciba Vision) 公司為了生產每日拋鏡片所開發。採用優質石英製成的可重複使用鑄模，將鏡片所需的幾何形狀與鑄模的表面結

合，使用水溶性改良聚乙烯醇 (water-soluble modified polyvinyl alcohol, PVA) 材料，達成完全水化成型，不需要進一步的稀釋劑萃取。例如視康 Focus Dailies 日拋鏡片。

例題 24.2

某軟式隱形眼鏡鏡片的規格如下：

8.70 / 14.20 / +5.00 D

中心厚度為 0.2 mm，鏡片材料的膨脹因子為 20%，折射率為 1.4(含水) 和 1.5(乾燥)。試找出該鏡片在脫水 (乾燥) 狀態時的完整規格。

此水化 (濕式) 鏡片的已知參數如下：

- BOZR(r_2)
- 直徑
- 中心厚度
- BVP
- 折射率

FOZR(r_1) 為未知參數，但通常可很容易地以逆向光線追跡法解出。只要我們知道 FOZR，就可以利用該膨脹因子去找出所有的脫水參數。因此，脫水鏡片的 BVP 可使用順向光線追跡法和脫水鏡片的折射率求解。在此例題中，鏡片前表面的半徑是未知數，所以我們需要用逆向光線追跡法先找出 F_1，再解出 FOZR。題目已給定 BOZR(r_2)、中心厚度 (t_{cl})、鏡片材料的折射率 (n_{cl}) 以及 BVP(L_2') 等參數。藉由已知數值，我們可以算出後表面的屈光力以及減少的厚度 (t_{cl} / n_{cl})。後表面屈光力可由下式解出：

$$F_2 = \frac{n - n'}{r_2}$$

符號規則顯示 r_2 是正值：

$$F_2 = \frac{1.00 - 1.40}{+8.7 \times 10^{-3}} = -45.9770 \, D$$

等效空氣距離 (t_{cl} 以公尺為單位)，可由下式求解：

$$EAD = \frac{t_{cl}}{n_{cl}} = \frac{2 \times 10^{-4}}{1.40} = 1.4286 \times 10^{-4} \, m$$

現在 EAD 已解出，兩表面間的折射率可假設等於空氣中的折射率 ($n = 1$)。此數值也會在接下來的光線追跡法中使用，我們用逆向光線追跡法來找出前表面屈光力。一如既往，計算分為兩欄進行，一欄用於聚散度，另一欄用於距離。

聚散度(D)	距離(m)

$L_2' = +5.0000 \, D$

$L_2 = L_2' - F_2$

$L_2 = +5.0000 - (-45.9770) = +50.9770 \, D$

$L_2 = +50.9770 \, D \rightarrow l_2 = \frac{1}{+50.9770} = +0.01962 \, m$

$$l_1' = l_2 + \left(\frac{t_{cl}}{n_{cl}}\right) (\text{逆向的})$$

$\leftarrow l_1' = +0.01962 + 1.4286 \times 10^{-4} = +0.01976 \, m$

$L_1' = \frac{1}{+0.01976} = +50.6084 \, D$

當 $L_1 = 0.0000, \ L_1 = F_1$

$F_1 = +50.6084 \, D$

FOZR 可用下式求解：

$$r_1 = \frac{n' - n}{F_1}$$

$$r_1 = \frac{1.4000 - 1.0000}{+50.6084} = +7.9038 \times 10^{-3} \, m$$

因此，鏡片的 FOZR 為 +7.9038 mm。

我們現在已解出所有的水化 (濕式) 參數：

- FOZR(r_1) = 7.9038 mm
- BOZR(r_2) = 8.7000 mm

表 24.1　例題 24.2 之水化和脫水鏡片的規格

	水化	脫水
FOZR(mm)	+7.9038	+6.5865
BOZR(mm)	+8.7000	+7.2500
直徑 (mm)	14.20	11.83
中心厚度 (mm)	0.20	0.1667

BOZR：後光學區半徑；FOZR：前光學區半徑。

- 直徑 = 14.20 mm
- 中心厚度 = 0.20 mm

　　我們只需將上述全部數值除以膨脹因子，即可求出脫水參數。已知膨脹因子為 20%，等同於 1.20。

$$乾式參數 = \frac{濕式參數}{膨脹因子}$$

$$乾式參數 = \frac{濕式參數}{1.2}$$

　　表 24.1 提供兩種鏡片的詳細規格。唯一未知的脫水係數為後頂點屈光力。這可用順向光線追跡法、上述的表面半徑，以及脫水鏡片折射率 ($n = 1.50$) 來求出。

　　首先，我們要計算脫水鏡片兩個表面的屈光力。以公尺為單位曲率半徑 r 代入**標準式**。表面屈光力可以下式求出：

$$F_1 = \frac{n'-n}{r_1} \quad 與 \quad F_2 = \frac{n-n'}{r_2}$$

符號規則告訴我們 r_1 和 r_2 均為正值：

$$F_1 = \frac{1.50-1.00}{+6.5865 \times 10^{-3}} = +75.9128\,D$$

$$F_2 = \frac{1.00-1.50}{+7.25 \times 10^{-3}} = -68.9655\,D$$

等效空氣距離 (t_{cl} 以公尺為單位) 由下式得出：

$$EAD = \frac{t_{cl}}{n_{cl}} = \frac{2.0 \times 10^{-4}}{1.50} = 1.3333 \times 10^{-4}\,m$$

　　現在 EAD 已解出，兩表面間的折射率可假設為**等於空氣的折射率** ($n = 1$)。此數值會用在接下來的光線追跡法中，我們用順向光線追跡法找出 BVP。一如既往，計算分為兩欄進行，一欄用於聚散度，另一欄用於距離。圖 24.1 說明了此例題的聚散度。

聚散度(D)　　　　　　　　距離(m)

$L_1 = 0.0000$

$F_1 = +75.9128\,D$

$L_1' = L_1 + F_1 = 75.9128\,D \rightarrow l_1' = \dfrac{n}{L_1'}$

$$l_1' = \frac{1}{+75.9128} = +0.01317\,m$$

$$l_2 = l_1' - \left(\frac{t_{cl}}{n_{cl}}\right)$$

$L_2 = \dfrac{n}{l_2} \leftarrow l_2 = +0.01317 - 1.3333 \times 10^{-4}$

$\qquad\qquad\qquad = +0.01304\,m$

$$L_2 = \frac{1}{+0.01304} = +76.6890\,D$$

$L_2' = L_2 + F_2$

$L_2' = +76.6890 + (-68.9655) = +7.7235\,D$

　　若 $L_1 = 0.0000$，$L_2' = BVP$，且 $F_v' = +7.7235\,D$ 脫水軟式隱形眼鏡鏡片在空氣中的 BVP 為 +7.7235 D。

　　水化與脫水鏡片的完整詳細規格可見表 24.2。由於脫水鏡片有較高折射率和較陡的曲面，表 24.2 的結果並不讓人驚訝。我們注意到脫水鏡片比水化鏡片更強。但是在水化上，後頂點屈光力減少到其所需的臨床數值。

例題 24.3

某一前表面為複曲面的水凝膠隱形眼鏡之規格如下：

表 24.2　例題 24.2 之水化和脫水鏡片的完整規格

	水化	脫水
FOZR(mm)	+7.9038	+6.5865
BOZR(mm)	+8.7000	+7.2500
直徑 (mm)	14.20	11.83
中心厚度 (mm)	0.20	0.1667
折射率	1.40	1.50
後頂點屈光力 (D)	+5.0000	+7.7235

BOZR：後光學區半徑；FOZR：前光學區半徑。

8.60 / 14.40 / −6.00 DS / −2.00 DC × 180

鏡片中心厚度為 0.10 mm。鏡片材料的膨脹係數為 1.25，折射率為 1.42(含水) 和 1.54(脫水)。求解鏡片的所有脫水參數。

　　雖然例題 24.3 的鏡片是複曲面，但並不會太難計算，且事實上與例題 24.2 相同，只是算式多了一些，因為每個複曲面鏡片的子午線 (經線) 都被視為球面鏡片，必須把每項參數都算兩次。我們已知此水化鏡片的參數如下：

- BOZR(r_2)
- 直徑
- 中心厚度
- BVP
- 折射率

　　本題仍缺少 FOZR(r_1)。由於是複曲面鏡片，因此有兩個 FOZR，分屬於鏡片的兩條主經 (子午) 線。前 (環面) 表面的曲率主半徑可用各主經線方向的兩個逆向光線追跡法找出。當求得兩個 FOZRs 後，我們可以利用已知的膨脹因子，求出所有的脫水參數。因此，脫水鏡片的 BVP 可用順向光線追跡法和脫水鏡片的折射率得出。此例題中，未知數是前表面半徑。後表面屈光力可由下式求出：

$$F_2 = \frac{n - n'}{r_2}$$

符號規則告訴我們 r_2 是正值：

$$F_2 = \frac{1.00 - 1.42}{+8.6 \times 10^{-3}} = -48.8372 \text{ D}$$

　　含水鏡片的 EAD(t_{cl} 以公尺為單位) 可由下式得出：

$$\text{EAD} = \frac{t_{cl}}{n_{cl}} = \frac{1 \times 10^{-4}}{1.42} = 7.0422 \times 10^{-5} \text{ m}$$

　　水化複曲面鏡片的 BVP 為 −6.00 DS / −2.00 DC × 180。這表示主屈光力為 −6.00 D 沿著 180 方向，和 −8.00 D 沿著 90 方向。假如逆向光線追跡法被用在鏡片的兩條經線上，可得出前環面表面曲率半徑：

1. r_1 沿著 180 方向 = +9.8341 mm
2. r_1 沿著 90 方向 = +10.3143 mm

　　現在，所有的水化參數均已被解出：

- FOZR(r_1) = +9.8341 mm 沿著 180 方向
- FOZR(r_1) = +10.3143 mm 沿著 90 方向
- BOZR(r_2) = +8.60 mm(球面)
- 直徑 = 14.40 mm
- 中心厚度 = 0.10 mm

　　我們只要將上述數值除以膨脹因子，就可解出所有的脫水參數。已知的膨脹因子為 1.25。

$$\text{乾式參數} = \frac{\text{濕式參數}}{\text{膨脹因子}}$$

$$\text{乾式參數} = \frac{\text{濕式參數}}{1.25}$$

　　迄今為止，兩個鏡片的詳細規格均可參照表 24.3，唯一未知的脫水數值 BVP，可用兩次順向光線追跡法找出，分屬於鏡片的兩條主經線，可透過上述表面半徑和脫水鏡片折射率 ($n = 1.54$) 來計算。

　　首先，要算出脫水鏡片的三個表面屈光力。兩個在前表面、一個在後表面。曲率半徑 r

表 24.3　例題 24.3 之水化和脫水鏡片的規格

	水化	脫水
FOZR 沿著 180° (mm)	+9.8341	+7.8673
FOZR 沿著 90° (mm)	+10.3143	+8.2514
BOZR(球面)(mm)	+8.6000	+6.8800
直徑 (mm)	14.40	11.52
中心厚度 (mm)	0.10	0.08

BOZR：後光學區半徑；FOZR：前光學區半徑。

以公尺為單位，審慎運用**標準式**。表面屈光力可以下式求出：

$$F_1 = \frac{n'-n}{r_1} \quad \text{and} \quad F_2 = \frac{n-n'}{r_2}$$

符號規則顯示 r_1 和 r_2 都是正值。

沿著 180° 方向：

$$F_1 = \frac{1.54-1.00}{+7.8673 \times 10^{-3}} = +68.6385 \text{ D}$$

沿著 90° 方向：

$$F_1 = \frac{1.54-1.00}{+8.2514 \times 10^{-3}} = +65.4434 \text{ D}$$

後表面 (球面)：

$$F_2 = \frac{1.00-1.54}{+6.88 \times 10^{-3}} = -78.4884 \text{ D}$$

脫水鏡片的等效空氣距離 (t_{cl} 以公尺為單位) 由下式得出：

$$\text{EAD} = \frac{t_{cl}}{n_{cl}} = \frac{8 \times 10^{-5}}{1.54} = 5.1948 \times 10^{-5} \text{ m}$$

表 24.4　例題 24.3 之水化和脫水鏡片的完整規格

	水化	脫水
FOZR 沿著 180° (mm)	+9.8341	+7.8673
FOZR 沿著 90° (mm)	+10.3143	+8.2514
BOZR(球面)(mm)	+8.6000	+6.8800
直徑 (mm)	14.40	11.52
中心厚度 (mm)	0.10	0.08
折射率	1.42	1.54
BVP	−6.00 DS / −2.00 DC × 180	−9.6042 DS / −3.2175 DC × 180

BOZR：後光學區半徑；FOZR：前光學區半徑。

現在，可沿著透鏡的主經線進行兩次順向光線追蹤法解出 BVP：

BVP沿著180方向＝−9.6042 D

BVP沿著90方向＝−12.8217 D

水化與脫水鏡片的所有完整規格見表24.4。

第 24 章總結

在此簡易的鏡片材料章節中，再度倚賴對基礎光學原理的理解，以及順向、逆向光線追蹤法的求解能力。這類問題的學術要求大多不高，甚至在某種程度上有些沉悶和冗長。特別是涉及到複曲面鏡片的問題，更意味著每個參數都必須計算兩次！

延伸閱讀

Douthwaite W A (2006) *Contact Lens Optics and Lens Design*. Elsevier, Oxford

Efron N (2002) *Contact Lens Practice*. Butterworth-Heinemann, Oxford

隱形眼鏡矯正老視

簡介

老視(presbyopia)的出現創造大量尋求框架眼鏡替代品的患者。老視閱讀眼鏡被視為進入老年的入場券,因為代表患者揮別了從前的自己。認為雙焦/多焦隱形眼鏡沒作用又難驗配的確是一種誤解。然而老視驗配確實具有挑戰性以及今日可用來矯正老視的隱形眼鏡選項似乎多到有時讓執業者感到困擾。驗配成功的祕訣在於找出對的設計給對的患者。

　　隱形眼鏡配戴者矯正老視的選項,包括:

- 修改遠用的矯正處方。
- 老視閱讀框架眼鏡與遠用隱形眼鏡一起使用。
- 單眼視覺法(Monovision)。
- 交替型(轉換型)雙焦鏡(Alternating [translating] bifocals)。
- 同步型多焦鏡(Simultaneous multifocals)。
  - 球面
  - 非球面

本章內容

- 以修改遠用矯正處方矯正初期老視。
- 以閱讀框架眼鏡合併遠用隱形眼鏡使用的老視矯正。
- 單眼視覺法。
- 交替型鏡片設計 (轉換型雙焦鏡)。
- 同步型鏡片設計 (雙焦鏡和多焦鏡)。
- 材料、設計與戴用時程 (modality)。
- 涉及多焦隱形眼鏡的計算。

以修改遠用矯正處方矯正初期老視

　　藉由將近視患者的遠用度數作低矯,或是將遠視患者的遠用度數作過矯,可換取近用視力的些微提升。這僅對非常初期的老視有明顯幫助,而對於戴隱形眼鏡比戴框架眼鏡會被誘發出更多調節和內聚的新配隱形眼鏡近視患者而言,則證實幫助有限。無論如何,這個選擇只是短期解決方案,或是作為找到更永久的解決方案前的暫時性措施。

以閱讀框架眼鏡合併遠用隱形眼鏡使用的老視矯正

　　雖然這對老視隱形眼鏡配戴者而言是最簡單的選項,但這個方法無法針對患者不想戴框架眼鏡的問題做根本解決。儘管如此,對於使用其他老視隱形眼鏡矯正方式皆無法滿足其矯正視力需求的隱形眼鏡配戴者來說,採用此方式可得到的視力品質和穩定性證明了閱讀框架眼鏡加上遠用隱形眼鏡一起使用仍是一種必要的替代矯正方法。

單眼視覺法

這是使用隱形眼鏡矯正老視的選項中最不複雜的方式。由於採用單焦類型鏡片，因此使用傳統的驗配方式，也就是在非主力眼 (non-dominant eye) 提供近用矯正的附加度數，該附加度數使用的是提供合適近用矯正的最小正度數。很多視光執業者在確認患者主力眼時，仍然使用視覺主導 (sighting dominance) 測試 (hole in the card〔洞卡法〕、pointing finger〔手指法〕等)，但是目前並無科學文獻說明視覺主導法與模糊抑制的相關性。而感知性主導 (Sensory dominance) 測試 (fogging techniques〔霧視法〕) 遠比視覺主導測試更能作正確預測，因為該方式直接測試患者抑制失焦影像的能力。

+2.00 模糊測試 (+2.00 blur test) 被認為是識別主力眼 (dominant eye) 的最佳和最簡易臨床方式之一。此測試需在患者遠用視力全矯正的狀態下進行，此時患者被要求同時用雙眼觀察遠處視標，並輪流在每隻眼睛前方擺放一個 +2.00 DS 的試鏡片。在此遠距離視物狀態下，要求患者決定在哪隻眼睛加上 +2.00 DS 其視覺最不受干擾以及眼睛最舒適。一旦患者決定其偏好眼時，視光執業者應記錄這 +2.00 DS 鏡片是被擺在哪隻眼睛前方，該眼即被定義為作近用矯正的非主力眼。當患者無法決定其偏好眼時，會影響決定偏好哪一眼放 +2.00 DS 的因素須被留意，包括殘餘散光和矯正視力高低。當然，單眼視覺法對弱視患者完全不適用。

單眼視覺法是矯正初期老視方法中成功率非常高的驗配法，文獻所提之驗配成功率從 67~86% 不等。然而，看近時的立體視覺通常會有某程度下降以及對比敏感度會略微降低。兩眼模糊抑制的程度 (因人而異) 可能會和單眼視覺法最終是否矯正成功有關連。單眼視覺法的最常出現問題為夜間開車眩光。對多數患者而

言，一旦近用附加度數達 +2.25 D，雙眼間的視力差異會很難被接受。使用最低但可被接受的近用附加度數允許患者更快速地適應單眼視覺使用概念和允許患者達到更好的中間視力。

部分單眼視覺法 (partial monovision) 使用 +0.50 或 +0.75 D 的低附加度數給予足夠的便利性作間歇性近距離視物 (價格標籤、菜單、報紙頭條) 以及當患者樂意用外加閱讀框架眼鏡時可作長時間近距離閱讀，因此當純粹的單眼視覺法行不通時，部分單眼視覺法是有效的。然而，在這個情形中，閱讀時額外加戴的框架眼鏡度數需要被適當地平衡，且不應該使用兩個鏡片皆為相同處方度數的現成閱讀框架眼鏡。本書作者認為單眼視覺法驗配成功的最重要指標，在於患者的第一印象。如果患者不覺得在診間環境中失去方向感，則代表單眼視覺法值得一試。我們在第 31 章也會討論到單眼視覺法。

交替型鏡片設計 (轉換型雙焦鏡)

交替型設計 (alternating designs) 的基本原理是當患者向下看時，藉由鏡片上移讓近用子片覆蓋部分瞳孔，讓患者可以閱讀。當患者直視前方時，鏡片重新回到中心，讓視軸通過鏡片的遠用度數區。交替型鏡片設計在快速切換遠用和近用視力上有最佳潛力，但因為這種鏡片的使用必須倚賴注視狀態，所以也許不適用於長時間使用電腦螢幕。在交叉試驗研究 (crossover trials) 中，交替型設計已被證實跟單眼視覺法一樣成功，但驗配交替型設計的鏡片需要技巧、時間和經驗。此方法有最小的對比度損失，但在瞳孔變大時會出現光暈 (flare)，以及看近時可能較難達成下方鏡片的定位良好，特別是對近視患者而言。交替型鏡片設計運用「無跳躍」(no-jump) 或單心光學 (monocentric optics)。

直到最近，交替型設計幾乎一直只能用在硬式高透氧 (RGP) 鏡片，因為目前尚未發現有交替型設計的軟式鏡片能穩定運作並在舒適性和生理性上允許長時間配戴。

交替型設計在結構上類似於雙焦框架眼鏡片，並且該設計有整塊鏡片結構 (solid constructions) 和融合鏡片結構 (fused constructions) 可供選擇。整塊交替型鏡片具有一個下方子片 (a lower segment)，與雙焦框架眼鏡鏡片的運作方式相似。稜鏡垂重法 (prism ballast) 被用來將子片定位在正確的位置，以及下部截斷 (truncation) 可提供進一步穩定鏡片。

Fluoroperm ST 雙焦鏡片在鏡片內封裝具平頂、高折射率的子片。前表面和後表面都是平滑的，子片是單心的 (monocentric)。**Fluoroperm ST** 雙焦鏡片現已停產。

Tangent Streak 雙焦鏡片 (同時也有三焦) 由兩個寬子片在筆直的水平線交界處相會而組成，類似 E-type 雙焦框架眼鏡鏡片。**Tangent Streak** 雙焦鏡片如圖 25.1 所示。

PresbyLite 雙焦鏡片的子片形狀為三角形，

這樣的設計比平頂雙焦鏡片更不受瞳孔直徑大小的約束，即使在不同的照明程度下，也能產生類似且穩定的遠用和近用閱讀的表現。三角形子片的另一個優點是較少的鏡片轉換便可達到理想視力的表現。該子片的深度僅為幾微米且該子片以無明顯轉換邊界從鏡片前表面被切割出，此作法可提升配戴舒適度、減少反光及縮短鏡片適應期。三角形的近用區允許高達 30° 的旋轉而不會干擾視力。最初的設計 (第一代) 具有球面後表面、採用稜鏡垂重法和截斷法來產生兩子片變體 (segments variants)。這使得配鏡過程複雜，通常需要大量的稜鏡來避免高位配適 (high riding fits)。**PresbyLite 2**(第二代) 具有非球面後表面設計，該設計使鏡片轉換更簡易，只需要最少 (標準) 的稜鏡來達到穩定，且很少會需要用到截斷法。此方式再加上使用較大直徑的鏡片，對於這種交替設計的類型有相當助益。**PresbyLite** 鏡片如圖 25.2 所示。

同心圓鏡片，顧名思義，具有包含中心遠用區或中心近用區的同心環度數。**Menifocal Z** 為同心圓設計的雙焦鏡片，具有遠用的中央光

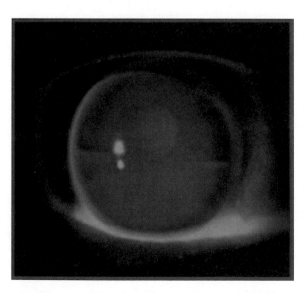

圖 25.1 Tangent Streak RGP 雙焦鏡片的螢光染色圖 (轉換型設計)。(參照彩色圖)

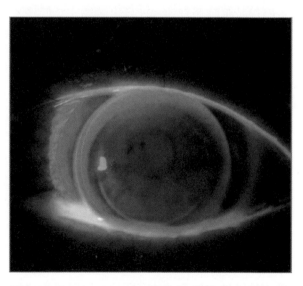

圖 25.2 PresbyLite RGP 雙焦鏡片的螢光染色圖 (轉換型設計)。(參照彩色圖)

學區以及幫助減少模糊度和重疊影像的獨特轉換區，再加上近用的周圍光學區。當近用附加度數增加時，遠用區和轉換區皆變小，藉以讓閱讀區域變大。非球面的前表面有助於提升近用附加度數效率，而球面的後表面則被用來簡化驗配過程。此類雙焦鏡片向下看時會需要鏡片作轉換，因此該鏡片的驗配需要讓鏡片在回位中央時可以自由且快速地移動。

柔和轉換型設計

直至今日，成功的柔和轉換型設計 (soft translating designs) 仍不存在！早期嘗試製造此種鏡片的困難包括舒適性差和長期性生理問題，因為其氧氣傳導差、使用截斷法及使用傳統低含水量材料。

最新的方法為 **Royal** 雙焦隱形眼鏡 (圖 25.3)，它的鏡片前表面下方部分擁有一個三角形閱讀子片 (使用與 PresbyLite RGP 雙焦鏡片相同的設計原理)。子片的類型有兩種：完全三角形 (遠用區 0) 和「**無頂**」變體 ("topless" variant)(遠用區 2)，無頂變體是標準版本。在前表面閱讀子片的下方即為拱形區，當拱形區與下眼瞼對齊以及視線朝下注視時，該區可使

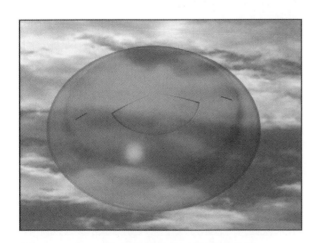

圖 25.3 Royal 軟式雙焦鏡片 (轉換型設計)。

鏡片被向上推動，讓閱讀變得可行。而鏡片特殊後表面的幾何形狀則有助於轉換容易。穩定性可藉由結合稜鏡垂重法和動態穩定法來達成。這些特性造成一相對較薄的鏡片設計，有益於配戴舒適性和角膜生理。此種鏡片另有提供複曲面選項，柱鏡度數範圍為 0.75~3.00 DC。

臨床提示

- 所有轉換型鏡片都必須在佩戴者向下注視時順利地往上移動，以便將附加區塊帶到瞳孔前。
- 鏡片 (子片) 需要坐落在比原注視位置稍微偏低處，雖然向下注視時需要有良好的轉換 (滑動)，鏡片仍必須在每次眨眼時迅速恢復原位，以避免干擾遠用視力 (尤其是開車時)。
- 當眼睛往下轉動時，患者的下眼瞼必須具有足夠的張力以固定鏡片。
- 理想上，下眼瞼需要位在不低於可見虹膜下緣處。為了幫助下眼瞼能夠抵住隱形眼鏡下緣，隱形眼鏡下緣的橫切面形狀可能需要是相對方形的，而不是一般正常的錐形和圓形邊緣。

轉換型雙焦鏡的總結

優點

- 絕佳的遠用和近用視力 (Visual acuity, VA)
- 提供良好對比。
- 近用附加度數有高度數供應。
- 供應的鏡片參數範圍大。
- 有複曲面的鏡片選擇。
- 提供正常的立體視覺。

缺點

- 需要穩定設計，例如稜鏡垂重法。
- 注視依賴 (Gaze dependent)

- 有中距離視覺的問題。
- 鏡片在眼睛上的滑動必須非常順暢。
- 有舒適度的問題。

同步型鏡片設計 (雙焦鏡和多焦鏡)

使用多焦鏡 (multifocal) 這個詞彙具有潛在混淆的可能性,因為這會讓人以為它和多焦框架眼鏡鏡片具有類似的構造。而同步視覺型雙焦鏡片 (simultaneous vision bifocals) 所產生的光學系統會將兩個影像同時置放於視網膜上,接著靠視覺系統去挑選較清楚的影像。然而,同步型設計的基本原則都是相同的,不管鏡片屈光力是以不連續的 (discrete) 或是以漸進的 (progressive) 方式在鏡片表面分布。

中心定位良好和穩定性高的鏡片配適是達成鏡片最佳表現的必要條件。然而,其中有個主要問題是在疊合的視網膜影像中造成對比敏感度降低,而且在低亮度下情形會變得更糟,並且造成使用近距離視力更加困難。儘管嘗試過多種提高視覺表現的方法,同步型設計法總是會有部分影像對比度的喪失。此類型鏡片不受注視狀態影響,但遠用視力和近用視力的平衡幾乎總是受到環境光線 (瞳孔直徑) 的影響。市面上某些設計方法利用或控制球面像差以嘗試改善屈光效果。由於閱讀時不需要刻意地下壓視線,這對某些職業 (長時間的電腦使用) 而言有顯著的好處。對於後期老視患者,通常需要再加戴框架眼鏡,雖然這僅針對某些特定視覺任務。

非球面的同步型設計中,在前或後表面上產生漸進的曲率變化,藉以提供閱讀所需的近用附加度數。這些設計可以是中心視近 (center near, CN) 類型 (採用前或後表面的非球面特性,讓鏡片中心的最大正度數向外減少);或是中心視遠 (center distance, CD) 類型 (同樣採用前或後表面的非球面特性,讓鏡片中心的最

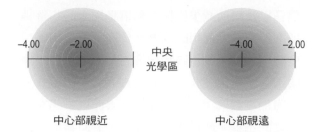

圖 25.4　中心視近和中心視遠的非球面同步型設計的示意圖。

小正度數向外增加)。這兩種設計皆顯示於圖 25.4。

這類型的鏡片可用於硬式、軟式或更近期研發出來的矽水膠材料上。共同的基本缺點為:由於非球面特性是唯一提供近用附加度數的方式,所以對視覺範圍和視覺品質有所影響。偏心率 (或平坦化率) 愈大,可產生相對於遠用度數愈高的閱讀度數。可是愈高的閱讀附加度數,愈有可能嚴重影響遠用視力,尤其是在低對比和／或低照明的條件下。因為這個原因,非球面鏡片運用在初期老視患者通常效果良好,因為初期老視需要的近用附加度數低,造成遠視力的影響會被最小化。非常重要的是,任何非球面鏡片都需要被適當地定位在眼睛中央,否則視力效果會低於預期標準。

前表面 RGP 非球面同步型設計使鏡片的屈光弧度 (power curve) 從中心往外圍逐步增加,這代表大多數的鏡片是 CD 型。藉由控制在屈光度數坡度內的球面像差,製造出從中心遠用過渡到周邊近用的平滑轉換,這也是為什麼這類鏡片通常被形容為擁有實際「多焦」的效果。

同心圓同步型設計 (concentric simultaneous designs) 採用兩個不同的區域。其中,中心區可作為閱讀用 (CN 型) 或遠距使用 (CD 型)。有這些不同的設計,視光執業者可以根據特定需求來挑選中心區的大小,至於其他區域則隨著所需的近用附加度數而有固定的區域直徑。

RGP 非球面多焦鏡片有高和低偏心率可選。高偏心率設計通常需要非常陡峭 (steep) 的配適，這會比角膜弧度儀中最平坦的弧度測量值多出 0.60 mm。良好的中心定位是必要的，另外需有中央區螢光染劑堆積 (central fluorescein pool) 被觀察到。後方非球面設計提供高達 +2.50 DS 的有效近用附加度數。重要的是，必須注意到較高的近用附加度數會產生較小的遠用區域。

舉例來說，No7 **Quasar Plus** 是使用高偏心率設計法製造的鏡片。它是後表面 RGP 非球面設計的中心視遠雙焦鏡片，鏡片的後表面做得比角膜表面弧度要陡峭許多，使得近用附加屈光度數隨著偏心程度增加。通常這種鏡片會被驗配得比最平坦的角膜弧度 K 值更陡 0.4 mm，用以借助陡峭的後表面光學區曲率半徑 (back optical zone radius, BOZR) 達成良好的中心定位。螢光染色圖 (fluorescein pattern) 顯示出頂端間隙 (apical clearance) 搭配中周邊區服貼。理想的鏡片滑動量為 1.0~1.5 mm，在向下注視時則為 2 mm。透過驗配更陡的 BOZR 可增加閱讀所需的近用附加度數，但是視遠區會被縮小，進而可能會降低遠用視力。為了製造高達 +4.00 DS 的近用附加度數，後表面需要產生 +2.50 D 的近用附加度數，剩餘屈光度數由非球面前表面而來。由於非球面設計被納入後表面，當患者向下看時，淚膜的輪廓會被改變。當鏡片視近區自行定位時，鏡片配適的壓力關係會使中心角膜平坦化且在下方產生陡峭構形，在該位置上，角膜和隱形眼鏡中間會有間隙。在某些情況下，這可能會造成角膜塑型 (corneal moulding)，儘管這對戴隱形眼鏡的視力沒有影響，卻可能有患者會在換戴框架眼鏡時產生視力模糊 (spectacle blur)。圖 25.5 顯示後表面非球面設計以及圖 25.6 的地形圖呈現導致換戴框架眼鏡模糊的角膜塑型狀況。

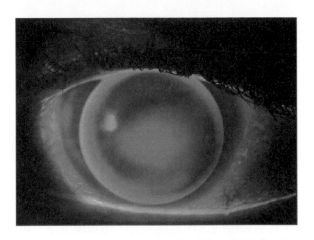

圖 25.5 後表面、非球面多焦鏡片且配適良好的 RGP 螢光染色圖 (通常驗配比最平角膜弧度 K 值更陡 0.4 mm)(參照彩色圖)

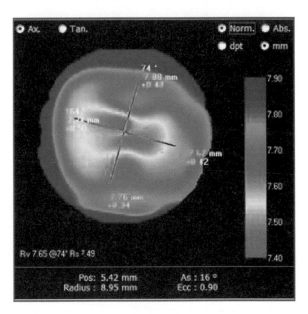

圖 25.6 角膜地形圖清楚地顯示戴後表面非球面多焦 RGP 之後的角膜塑型情形 (參照彩色圖)。

低偏心率設計具有較低範圍的後表面平坦化，其 BOZR 通常只比最平坦的角膜弧度 K 值更陡 0.05~0.10 mm。這些鏡片需要良好的或是稍微偏上的中心定位，並且顯示服貼配適 (alignment) 的螢光染色圖。某些轉換方式在

向下注視時有助於近用視力。**Aqualine MF200** (Cantor & Nissel) 即為此例，該鏡片有低偏心率的非球面前表面設計，用以產生由中心向外增加的漸進屈光力弧度。這種鏡片為中心視遠設計伴隨在瞳孔區內有一可達 +2.00 D。Aqualine MF200 的鏡片配適一般以服貼配適為主。如需要更高的近用附加度數，可將非主力眼作**正度數過矯到** +0.50 D(over-plussed by +0.50D)，但應注意不要在視遠區過矯負度數 (over-minus)。要達到閱讀時的最佳近用視力，患者應將下巴抬高以使用鏡片的中距視區。

瞳孔大小的影響

　　上述所有的設計方法都顯示視覺表現的變化主要取決於瞳孔尺寸，而這對子片轉換型鏡片的影響最小，但在同心圓和非球面同步視覺型鏡片的影響大且值得注意。瞳孔大小隨著光線強度、年齡和視覺任務而變化，即使在診間已仔細測量瞳孔大小，也不能保證鏡片會在「真實世界」以與診間相似的照明條件下被戴用。CN 型設計在低亮度下會有利遠視力而犧牲近視力，在明亮陽光下則有利近視力而犧牲遠視力。因此，CN 型同心圓雙焦鏡片配戴者應該被建議在陽光下開車時戴上太陽眼鏡，並提醒在光弱環境下閱讀可能會有困難。CD 型設計正好相反，遠視力在明亮光線下是最佳的，近視力則在光線弱的時候最佳。除此之外，還有一個使用 CD 型鏡片的優點，就是在往下注視時的轉換對近視力有助益。

　　ACUVUE Bifocal(J & J) 在文獻中被列為多區同心圓鏡片 (multi-zone concentric lens)，也號稱為「瞳孔智能」(pupil intelligent) 鏡片，這個設計是在 8 mm 光學區中具有五段交替視遠和視近的同心環。根據老視族群的不同瞳孔大小的研究結果，設計出每個視環的大小及其間隔，用以在不同光線和視物條件下將視力優

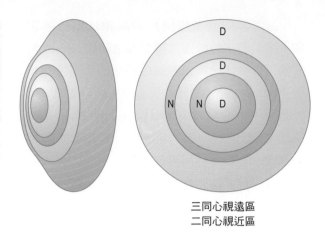

三同心視遠區
二同心視近區

圖 25.7　ACUVUE Bifocal(多視區雙焦) 鏡片示意圖。

化。這款鏡片有四種近用附加度數可選，讓視光執業者可依患者確切的個人需求來修正處方。可是使用這鏡片時，近視力會因小瞳孔而受到影響，同樣的狀況也會發生在看遠時有大瞳孔。**ACUVUE Bifocal** 如圖 **25.7** 所示。

　　當使用非球面鏡片時，運用的是相同的基本因素。近用附加度數有限的中心視遠鏡片例如：Bausch & Lomb **Occasions** 鏡片，其近用附加度數的最大化使用取決於瞳孔的大小。當瞳孔變小時，可覆蓋瞳孔區的近用附加度數隨之減少。不幸的是，隨著年齡增長，瞳孔會愈趨變小，以至於當需要愈高近用附加度數時，卻可能因為小瞳孔而用不到足夠的近用附加度數！中心視近的非球面設計鏡片，例 Ciba **Focus Dailies Progressives** 和 Bausch & Lomb **Purevision Multifocal**，其前表面從中心到外圍逐漸改變，以產生漸變的屈光坡度，非球面多焦鏡片沒有特定的近用附加屈光度數，但透過非球面光學產生預設近用到遠用的屈光度數過渡變化。遠視力受瞳孔大小限制，較大瞳孔的情況下，遠視力較佳。

　　Proclear Multifocal 鏡片運用球面和非球面光學的合併且各個視區尺寸皆是獨特的，用以

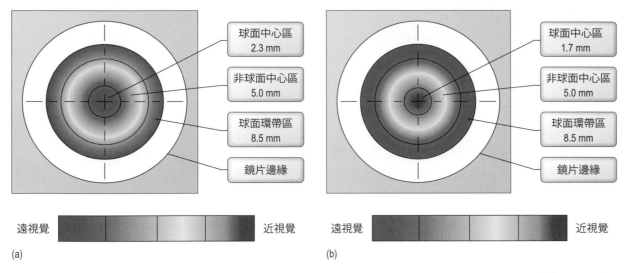

球面中心區
2.3 mm

非球面中心區
5.0 mm

球面環帶區
8.5 mm

鏡片邊緣

球面中心區
1.7 mm

非球面中心區
5.0 mm

球面環帶區
8.5 mm

鏡片邊緣

遠視覺　　　　　　　　　　　近視覺
(a)

遠視覺　　　　　　　　　　　近視覺
(b)

圖 25.8　Proclear Multifocal(多視區多焦) 鏡片示意圖。(a) D 鏡片：主力眼；(b) N 鏡片：非主力眼。(參照彩色圖)

產生兩個互補但幾何形狀相反的鏡片，主力眼使用中心視遠的 **D lens**，非主力眼則使用中心視近的 **N lens**，為了這種雙設計，這種鏡片被製作成多個視區 (multi-zone)。其中，球面的中心視區具有不同尺寸 (遠用為 2.3 mm，近用為 1.7 mm)。圍繞中心視區的是直徑 5 mm 的非球面環形區域，而環繞該非球面區域的則是最終的球面環帶，以組成一共為 8.5 mm 的總視區大小。雖然這聽起來可能有點像單眼視覺設計法，但是每個鏡片本身即為真實的多焦設計，且保有雙焦的整體性。四種特定的近用附加度數可讓視光執業者針對每個患者不同的近用和遠用屈光度數的需求來開處方。Proclear Multifocal 顯示於圖 25.8。

同步型多焦鏡總結

優點

- 不受鏡片旋轉的影響。
- 舒適度相當於單焦鏡片。
- 在任何距離都有良好的視力。
- 具多焦效果 (適用電腦工作者)。

- 易於驗配。
- 有正常的立體視覺。

缺點

- 視力上可能會有折衷、減弱的狀況。
- 對比度降低。
- 近用附加度數有限。
- 鏡片參數有限。

繞射型設計

繞射型 (zone plate〔波帶片〕) 鏡片設計使用折射光學讓遠距影像形成，另外透過中心繞射小階梯光柵達到近距影像形成。此類型鏡片被稱為「不受瞳孔限制」的鏡片，因為無論瞳孔大小如何，遠距和近距影像形成之間的比例都是相等的。由於 50 / 50 的分光比例，對比度相對下降和光學表現受限，尤其是在較高的近用附加度數情況下。另一個缺點則是位於鏡片後表面的稜鏡圈中會有碎屑堆積。繞射雙焦鏡的主要正面效果為不受瞳孔大小限制，這和其他任何設計都不一樣。

95

這種繞射技術運用在軟式 **Echelon** 和硬式 **Diffrax** 鏡片上都不甚成功，兩種產品目前在市面上無從取得。

改良型單眼視覺法

在改良型單眼視覺法 (modified monovision) 中，多焦鏡片在主力眼作為偏向視遠用 (相對的正度數低矯或負度數過矯) 以及在非主力眼作為偏向視近用 (相對的正度數過矯或負度數低矯)。使用這種方式，患者在理論上享有雙焦鏡片的一些好處並伴有額外的單眼視覺優點。對於閱讀附加度數選擇有限的後表面非球面鏡片，這項技術可能是必要的，因為後期老視的患者需要更高的閱讀附加度數。

增強型單眼視覺法

此方法代表僅一個多焦鏡片被納入單眼視覺法系統中。為了改善 (增強) 遠用或近用視力：

- **近距**：在主力眼使用偏向視近的多焦隱形眼鏡，在非主力眼使用近視力完全矯正的單焦隱形眼鏡。
- **遠距**：在非主力眼使用偏向視遠的多焦隱形眼鏡，在主力眼使用遠視力完全矯正的單焦隱形眼鏡。
- **中距**：在非主力眼使用偏向中距使用的多焦隱形眼鏡，在主力眼使用遠視力完全矯正或些微正度數過矯單焦隱形眼鏡。

增強型單眼視覺法 (enhanced monovision) 也許可透過最關鍵的用眼距離提供一定程度的雙眼加成效果 (binocular summation) 改善視覺舒適度。

設計選項

初期老視 (低於 +1.00 DS)
- 同步型：雙眼完全矯正。

- 單眼視覺法：視遠和**完全**視近矯正。

中期老視 (+1.25 DS~+2.00 DS)
- 同步型：雙眼完全矯正
- 轉換型：雙眼完全矯正 (不要過矯附加近用度數)。
- 單眼視覺法：視遠和**完全**視近矯正。

晚期老視 (+2.25 DS~+3.00 DS)
- 轉換型：雙眼完全矯正。
- 同步型：
  – 改良型單眼視覺法。
  – 增強型單眼視覺法。
- 單眼視覺法：
  – 視遠和部分視近矯正。
  – 考慮加戴框架眼鏡以提供額外的正度數。

建立患者的正確期待

有鑑於所有的老視矯正方法 (包括框架眼鏡) 對視覺品質和／或清晰視覺範圍皆有所侷限，對於尋求以隱形眼鏡矯正老視的患者而言，充分了解其選擇的矯正方式的限制是非常重要的。使用多焦鏡片也許會損失些許遠距離視力、降低視遠和視近的立體視覺，以及出現輕微至中度的夜間駕車困難、鬼影、光暈。在某些情況下，輔助的框架眼鏡或許是患者偶爾執行高視覺品質工作的解決辦法。必須讓患者了解沒有完美的老視矯正方法，並且讓患者作事先諮詢，否則患者常常會感受到其矯正結果是不成功的。儘管最終目標是在視遠和視近時作完全的雙眼矯正，但重要的是要確認清楚患者優先考慮的是好的遠視力或好的近視力，這應該要在初次諮詢時趁早確定。

請記住，雖然視光執業者可能一心追求將患者視力矯正到 6/6 和 N5，但其實患者對於視覺品質更加在意，而視覺品質卻無法從高對

比視力表測試出。因此，視光執業者有義務在鏡片試驗期後對患者的感受反饋有所行動，不是只單獨作視力測量。而低對比視力測量表通常能夠有效評估老視鏡片設計在「真實世界」(real-world) 的視力表現。即便目前有複雜精巧的鏡片設計，與其他使用隱形眼鏡矯正老視的方法相比，單眼視覺法仍然擁有更高的成功率。

老視患者的驗配過程具挑戰性且有報酬，但是視光執業者需要了解患者的視力需求，並針對他們的主觀感受反饋有進一步的行動以提升矯正品質。

材料、設計與戴用時程 (modality)

與單焦鏡片相比，考量患者的視力、生理需求以及生活型態，去挑選適合患者的鏡片材料、更換頻率以及配戴時間表 (戴用時程) 是非常重要的。目前矯正老視的隱形眼鏡，包括：軟式日拋式 (CIBA **Focus Dailies Progressives**)、軟式雙週拋式和月拋式鏡片 (J & J **ACUVUE Bifocal**、Bausch & Lomb **Soflens 66** Multifocal, Coopervision **Proclear Multifocal**)，以及矽水膠月拋式或 30 天連續配戴 (30-day continuous wear) 鏡片 (Bausch & Lomb **Purevision Multifocal**)。大多數的軟式定期更換式和傳統式的鏡片是定製的，許多不常使用的產品會撤下市場，所以材料、設計和產品清單不時地在變化。可同時矯正老視和散光的兩個新式有趣產品為 **Royal Toric Bifocal** 和 CIBASOFT **Progressive Toric**，後者是以低含水量 (37%) 的材料製造。

在硬式隱形眼鏡市場上，定製鏡片的可能性使產品清單幾乎無止盡的長。多數鏡片提供一系列的材料和 *Dk* 值範圍，當需要作為持續配戴型 (extended-wear) 鏡片使用時是被允許的。英國市場上的主要產品為 No7 **Quasar**(後表面和前表面非球面設計)、David Thomas **Essentials**(前表面非球面 S 型技術)、CIBA Vision **Astrocon** MF(前表面非球面)、Menicon **Menifocal Z**(同心圓)No7 & Scotlens、**PresbyLite2**(轉換型三角子片)，以及 No7 **Tangent Streak**(轉換型長線)。

市場供應的老視鏡片設計數量持續成長，因此本文無法全部介紹。ACLM 隱形眼鏡年鑑 (The *ACLM Contact Lens Year Book*) 或是其網站 (www.aclm.org.uk) 提供英國現有的完整產品清單。

臨床學習的精華

- 有鑑於所有的老視矯正方法對視覺品質皆有所侷限，患者尋求老花隱形眼鏡矯正時，充分了解其選擇的矯正方式的侷限性是很重要的。

- 為患者預先決定矯正目標，強調當隱形眼鏡作為全時配戴將會有視力折衷的情況，並試圖增加患者對預設矯正目標的接受度。

- 對於任何特殊的鏡片設計，熟悉製造商的驗配建議是非常重要的，因為所有鏡片的各自設計特性和理想鏡片配適都有些許差異。

- 交替型鏡片適合使用在對視覺品質要求嚴格的較高近用附加度數，而同步型鏡片對於矯正較低近用附加度數更為適合。因此，對於交替型鏡片，近用附加度數應為 ≥1.00 D；同步型鏡片則為 <2.00 D。但是，對於準備不時搭配加戴框架眼鏡合併使用的高近用附加度數者，他們或許會非常滿意同步設計型鏡片所提供的視力效果。

- 後期老視 (近用附加度數 >2.25 D) 患者的瞳孔通常較小，因此交替型設計提供的矯正視力往往運作較好。初期老視患者的瞳孔較大，通常建議使用同步型設計來矯正。

- 對於未矯正遠視力極佳的患者，其驗配成功率通常較低。有鑑於所有用於老視矯正的隱形眼鏡系統對遠視力品質都有或多或少的衝擊程度，已習慣相對有較佳的未矯正遠視力

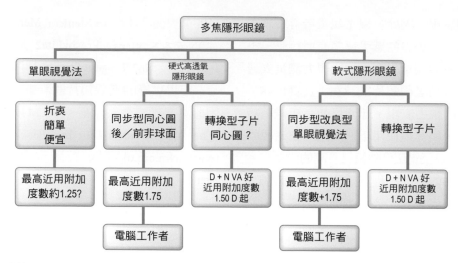

圖 25.9 輔助替特定患者挑選出最合適老視矯正系統的簡易流程圖。D：遠距、GP：高透氧、N：正常 (normal)、VA：視力。

的患者，可能會不太適應戴上老視矯正隱形眼鏡後，出現比原本來得差的遠視力。一般來說，尋求 6/9 或較差的未矯正遠視力通常是較好的。然而，這應該只能被視為一種相對性的禁忌症 (contraindication)，積極的患者還是可能有非常成功的矯正成效。

- 史奈倫視力檢查表 (Snellen chart) 僅用於法律要求的 VA 測量紀錄並作為未來更改鏡片的基準。要求病患往診間的窗外看，通常是更合適評估患者滿意度的方式。

- 會被驗配成功的患者通常在配鏡後的頭兩次追蹤約診 (after-care appointments) 內就能決定，愈多次的追蹤約診代表成功率愈低。

　　圖 25.9 輔助替特定患者挑選出最合適矯正系統的簡易流程圖。

涉及多焦隱形眼鏡的計算

　　涉及融合型雙焦隱形眼鏡的計算問題，可以使用和涉及融合型雙焦框架眼鏡鏡片計算問題完全相同的方式處理。要解決這些問題有兩種方法：一種是第一原理 (first principles)，另一種則是使用融合毛胚比率 (fused blank ratio)。

融合型雙焦框架眼鏡的子片通常被結合至主鏡片的前表面，而融合型雙焦隱形眼鏡的子片通常被結合至主鏡片的後表面。經常必須解決的問題包含凹弧 (depression curve) 曲率半徑的測定。了解使用於融合型雙焦鏡的專有術語是重要的，常用的專有名詞如表 25.1 所示，可同時適用於隱形眼鏡和框架眼鏡鏡片。

　　圖 25.10~25.12 說明融合型雙焦鏡片的前、後表面子片的常用專有名詞，並且適用於框架眼鏡鏡片和隱形眼鏡。

用於融合型雙焦框架眼鏡和隱形眼鏡的表示法

前表面子片：融合毛胚比率法

$$F_1 = \frac{n-1}{r_1}$$

$$K = \frac{n-1}{n_s - n}$$

$$F_c = F_1 - AK$$

$$r_c = \frac{n-1}{F_c}$$

表 25.1　應用於融合型雙焦框架眼鏡和隱形眼鏡的專有名詞

符號	含義
F_1	主鏡片的前表面屈光力
F_2	主鏡片的後表面屈光力
r_1	主鏡片的前表面曲率半徑
r_2	主鏡片的後表面曲率半徑
F_3	子片前表面的屈光力（假如子片位在前表面），或子片後表面的屈光力（假如子片位在後表面）
F_4	子片後表面在空氣中的屈光力（假如子片在前表面），或子片前表面在空氣中的屈光力（假如子片在後表面）
r_c	為了將子片崁入而在主鏡片製造出凹弧的曲率半徑
F_c	凹弧在空氣中的屈光力，亦即從主鏡片移除子片
F_{con}	當子片與凹弧接觸時的接觸面屈光力
F_s	單獨狀態的子片屈光力，亦即在空氣中（假定子片是薄的）
K	融合毛胚比
n	主鏡片折射率
n_s	子片折射率
A	閱讀附加度數

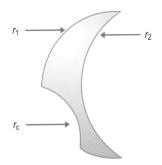

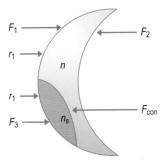

圖 25.10　融合型雙焦鏡專有名詞：前表面子片：r_1 為主鏡片的前表面曲率半徑、r_c 為凹弧的曲率半徑。此表面在空氣中之屈光力為 F_c、r_2 為主鏡片的後表面曲率半徑。

圖 25.11　融合型雙焦鏡專有名詞：前表面子片：F_1 為主鏡片的前表面屈光力、F_3 為子片的前表面屈光力、F_{con} 為凹弧和主鏡片間的介面屈光力、F_2 為主鏡片的後表面屈光力。

$$F_{con} = \frac{n - n_s}{r_c}$$

$$Fs = A(K + 1)$$

後表面子片：融合毛胚比率法

$$F_2 = \frac{1 - n}{r_2}$$

$$K = \frac{n - 1}{n_s - n}$$

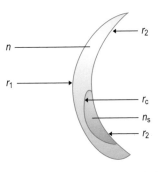

圖 25.12　融合型雙焦隱形眼鏡的一後表面子片。

$$F_c = F_2 - AK$$

$$r_c = \frac{1-n}{F_c}$$

$$F_{con} = \frac{n_s - n}{r_c}$$

$$Fs = A(K+1)$$

前表面子片：第一原理法

$$F_1 = \frac{n-1}{r_1}$$

$$r_1 = \frac{n-1}{F_1}$$

$$F_3 = \frac{n_s - 1}{r_1}$$

Add due to the front surface $= F_3 - F_1$

Total add $= (F_3 - F_1) + F_{con}$

$$F_{con} = \text{Total add} - (F_3 - F_1)$$

$$r_c = \frac{n - n_s}{F_{con}}$$

$$F_s = F_3 + F_4$$

$$F_4 = \frac{1 - n_s}{r_c}$$

後表面子片：第一原理法

$$F_2 = \frac{1-n}{r_2}$$

$$r_2 = \frac{1-n}{F_2}$$

$$F_3 = \frac{1-n_s}{r_2}$$

Add due to the back surface $= F_3 - F_2$

Total add $= (F_3 - F_2) + F_{con}$

$$F_{con} = \text{Total add} - (F_3 - F_2)$$

$$r_c = \frac{n_s - n}{F_{con}}$$

$$F_s = F_3 + F_4$$

$$F_4 = \frac{n_s - 1}{r_c}$$

例題 25.1

前表面融合型雙焦框架眼鏡鏡片的製作參數如下：

$F = +3.00\,\text{D}$，$F_2 = -5.00\,\text{D}$，近用附加度數 (Add) $= +2.50\,\text{D}$，$n = 1.52$，$n_s = 1.65$。找出凹弧曲率半徑和單獨狀態下的子片屈光力。假定鏡片為薄的。

　　兩種方法皆可用來解這個例題。我們首先使用第一原理法解題，因為是薄鏡片，所以要找出前表面屈光力，我們可使用：

$$F = F_1 + F_2$$

這重新整理後得出：

$$F_1 = F - F_2 = +3.00 - (-5.00) = +8.00\,\text{D}$$

接著，找出主鏡片前表面的曲率半徑 r_1：

$$r_1 = \frac{n-1}{F_1} = \frac{1.52 - 1.00}{+8.00} = +0.065\,\text{m}$$

　　融合型雙焦鏡的物理結構代表子片前表面具有和主鏡片前表面完全一樣的曲率半徑 (r_1)。然而，其前表面屈光力 (F_3) 大於主鏡片前表面的屈光力 (F_1)，因為其折射率較高：

$$F_3 = \frac{n_s - 1}{r_1} = \frac{1.65 - 1.00}{+0.065} = +10.00\,\text{D}$$

前表面近用附加度為 F_3 和 F_1 的差值：

$$F_3 - F_1 = +10.00 - (+8.00) = +2.00\,\text{D}$$

於是子片的總體近用附加度 (total addition) 可由下式得出：

$$(F_3 - F_1) + F_{con}$$

所以 F_{con} 可用下式找出：

$$F_{con} = \text{Total addition} - (F_3 - F_1) = +2.50 - (+2.00)$$
$$= +0.50 \text{ D}$$

現在有了 F_{con}，我們可以找出凹弧的曲率半徑：

$$r_c = \frac{n - n_s}{F_{con}} = \frac{1.52 - 1.65}{+0.50} = -0.26 \text{ m}$$

假如移除子片這個元素，凹弧在空氣中的屈光力會變成：

$$F_c = \frac{n - 1}{r_c} = \frac{1.52 - 1.00}{-0.26} = -2.00 \text{ D}$$

由於假定子片是薄的，我們可以使用下式找出子片在單獨狀態下的屈光力：

$$F_s = F_3 + F_4$$

我們已知 F_3，故可用下式找出 F_4：

$$F_4 = \frac{1 - n_s}{r_c} = \frac{1.00 - 1.65}{-0.26} = +2.50 \text{ D}$$

$$F_s = F_3 + F_4 = +10.00 + (+2.50) = +12.50 \text{ D}$$

我們現在使用融合毛胚比率法重新解例題 25.1 這道題，如前述，我們可用下式找出前表面的屈光力：

$$F = F_1 + F_2$$
$$F_1 = F - F_2 = +3.00 - (-5.00) = +8.00 \text{ D}$$

現在找出毛胚比率 (blank ratio) K：

$$K = \frac{n - 1}{n_s - n} = \frac{1.52 - 1.00}{1.65 - 1.52} = 4.00$$

使用下式可找出凹弧在空氣中的屈光力：

$$F_c = F_1 - AK = +8.00 - (+2.50 \times 4.00) = -2.00 \text{ D}$$

凹弧的曲率半徑現在可由下式得出：

$$r_c = \frac{n - 1}{F_c} = \frac{1.52 - 1.00}{-2.00} = -0.26 \text{ m}$$

當子片與凹弧 (F_{con}) 接觸時，產生的屈光力可由下式得出：

$$F_{con} = \frac{n - n_s}{r_c} = \frac{1.52 - 1.65}{-0.26} = +0.50 \text{ D}$$

在單獨狀態下以及位在空氣中時的子片屈光力可由下式得出：

$$F_s = A(K + 1)$$
$$F_s = +2.50(4.00 + 1.00) = +12.50 \text{ D}$$

例題 25.2

後表面融合型雙焦鏡片的製作參數如下：
$F = -3.00 \text{ DS}$，$\text{Add} = +3.00 \text{ D}$，$F_1 = +5.00 \text{ D}$，
$n = 1.525$，$n_s = 1.675$。
請找出凹弧的曲率半徑和單獨狀態下的子片屈光力。假定鏡片為薄的。

再一次，兩種方法都可用來解這道題。我們首先用第一原理法解題，因為我們需要主鏡片後表面的屈光力 F_2，所以可使用：

$$F = F_1 + F_2$$

然後

$$F_2 = F - F_1 = -3.00 - (+5.00) = -8.00 \text{ D}$$

我們現在可用下式找出 r_2：

$$r_2 = \frac{1 - n}{F_2} = \frac{1.000 - 1.525}{-8.00} = +0.06562 \text{ m}$$

由於 r_2 在整個鏡片後表面為恆定的，F_3 可由下式得出：

$$F_3 = \frac{1 - n_s}{r_2} = \frac{1.000 - 1.675}{+0.06562} = -10.28 \text{ D}$$

因此由後表面來的近用附加度數為：

$$F_3 - F_2 = -10.28 - (-8.00) = -2.28 \text{ D}$$

而子片的總體近用附加度數可由下式得出：

$$\text{Total addition} = (F_3 - F_2) + F_{\text{con}}$$

$$F_{\text{con}} = \text{Total addition} - (F_3 - F_2)$$

$$F_{\text{con}} = +3.00 - (-2.28) = +5.28 \text{ D}$$

當嵌入主鏡片凹弧的子片與主鏡片相接觸時，所產生的屈光力為 F_{con}，我們可以使用 F_{con} 得出凹弧的曲率半徑 r_c：

$$r_c = \frac{n_s - n}{F_{\text{con}}} = \frac{1.675 - 1.525}{+5.28} = +0.02838 \text{ m}$$

假如子片元素被移除，在空氣中的凹弧屈光力會變成：

$$F_C = \frac{1 - n}{r_c} = \frac{1.000 - 1.525}{+0.02838} = -18.50 \text{ D}$$

在單獨狀態下以及在空氣中的子片屈光力可由下式得出：

$$F_s = F_3 + F_4$$

我們已找出 F_3。子片在空氣中的前表面屈光力 (F_4) 由下式得出：

$$F_4 = \frac{n_s - 1}{r_c} = \frac{1.675 - 1.000}{+0.02838} = +23.78 \text{ D}$$

$$F_3 = -10.28 \text{ D}$$

$$F_s = -10.28 + (+23.78) = +13.50 \text{ D}$$

因此，在單獨狀態下以及位在空氣中的子片屈光力為 +13.50 D。我們現在用融合毛胚比率法解題。我們已知 $F_2 = -8.00$ D。

毛胚比率可由下式得出：

$$K = \frac{n - 1}{n_s - n} = \frac{1.525 - 1.000}{1.675 - 1.525} = 3.50$$

凹弧在空氣中的屈光力可由下式得出：

$$F_c = F_2 - AK = -8.00 - (+3.00 \times 3.50) = -18.50 \text{ D}$$

凹弧在空氣中的曲率半徑可由下式得出：

$$r_c = \frac{1 - n}{F_c} = \frac{1.000 - 1.525}{-18.50} = +0.02838 \text{ m}$$

當子片與凹弧接觸所產生的屈光力 (F_{con})，可由下式得出：

$$F_{\text{con}} = \frac{n_s - n}{r_c} = \frac{1.675 - 1.525}{+0.02838} = +5.28 \text{ D}$$

子片在單獨狀態下以及位在空氣中的屈光力可用下式找出：

$$F_s = A(K + 1) = +3.00(3.50 + 1) = +13.50 \text{ D}$$

例題 25.3

有一處方為 −3.00 DS、Add +2.00 D，以後表面融合型雙焦隱形眼鏡製作。BOZR(r_2) 為 8.00 mm、中心厚度 0.2 mm、主鏡片折射率為 1.50、子片折射率為 1.60。請找出所有表面的曲率半徑。

需要找出的表面曲率半徑有：

- 主鏡片前表面的曲率半徑。
- 凹弧的曲率半徑。

由於此隱形眼鏡是厚的，我們需要逆向光線追跡法 (step-back ray trace) 來找出 r_1，第一步要找的是主鏡片後表面的屈光力 F_2 和這隱形眼鏡的等效空氣距離 (equivalent air distance, EAD)：

$$F_2 = \frac{1 - n}{r_2} = \frac{1.00 - 1.50}{+8.00^{-3}} = -62.50 \text{ D}$$

EAD(t_{cl} 用公尺代入) 可由下式得出：

$$\text{EAD} = \frac{t_{cl}}{n_{cl}} = \frac{2^{-4}}{1.50} = 1.3333^{-4} \text{ m}$$

現在 EAD 已解出,兩表面之間的折射率可被假定為和在空氣中相等 ($n = 1$)。此數值被用於以下的光線追跡法中,逆向光線追跡法可用來找出前表面屈光力。一如既往,計算分為兩欄進行,一欄用於聚散度,另一欄用於距離。起始點為 L_2',與隱形眼鏡在空氣中的後頂點屈光力 BVP 相等,在此例題中,該值為 $-3.00D$。

聚散度(D)　　　　距離(m)

$L_2' = -3.0000\,\text{D}$

$L_2 = L_2' - F_2$

$L_2 = -3.0000 - (-62.5000)$

$L_2 = +59.5000\,\text{D}$　$\rightarrow$　$l_2 = \dfrac{1}{+59.5000} = +0.01681\,\text{m}$

$l_1' = l_2 + \left(\dfrac{t_{\text{cl}}}{n_{\text{cl}}}\right)$ (step-back)

$\leftarrow l_1' = +0.01681 + 1.3333^{-4} = +0.01694\,\text{m}$

$L_1' = \dfrac{1}{+0.01694} = +59.0317\,\text{D}$

As $L_1 = 0.00$, $L_1 = F_1$

$F_1 = +59.0317\,\text{D}$

可使用下式找出 FOZR:

$$r_1 = \dfrac{n' - n}{F_1}$$

$$r_1 = \dfrac{1.50 - 1.00}{+59.0317} = +8.4700^{-3}\,\text{m}$$

隱形眼鏡的前表面曲率半徑,因此為 $+8.4700\,\text{mm}$。

第一原理法被用來找出凹弧的曲率半徑。由於 r_2 在鏡片整個後表面為恆定的,F_3 可由下式得出:

$$F_3 = \dfrac{1 - n_{\text{s}}}{r_2} = \dfrac{1.00 - 1.60}{+8.00^{-3}} = -75.00\,\text{D}$$

因此,由後表面產生的近用附加度數為:

$F_3 - F_2 = -75.00 - (-62.50) = -12.50\,\text{D}$

子片的總體近用附加度數由下式得出:

$$\text{Total add} = (F_3 - F_2) + F_{\text{con}}$$

$$F_{\text{con}} = \text{Total add} - (F_3 - F_2)$$

$$F_{\text{con}} = +2.00 - (-12.50) = +14.50\,\text{D}$$

當嵌入子片與主鏡片的凹弧相接觸時,所產生的屈光力為 F_{con},我們可用 F_{con} 來找出凹弧的曲率半徑 r_{c}:

$$r_{\text{c}} = \dfrac{n_{\text{s}} - n}{F_{\text{con}}} = \dfrac{1.60 - 1.50}{+14.50} = +6.8965^{-3}\,\text{m}$$

因此,凹弧的曲率半徑為 $+6.8965\,\text{mm}$。

此外,我們可使用融合毛胚比率法來解題。我們知道 $F_2 = -62.50\,\text{D}$。

毛胚比率可由下式得出:

$$K = \dfrac{n - 1}{n_{\text{s}} - n} = \dfrac{1.50 - 1.00}{1.60 - 1.50} = 5.00$$

至於後表面子片,凹弧在空氣中的屈光力可由下式得出:

$$F_{\text{c}} = F_2 - AK = -62.50 - (+2.00 \times 5.00)$$
$$= -72.50\,\text{D}$$

凹弧在空氣中的曲率半徑可由下式得出:

$$r_{\text{c}} = \dfrac{1 - n}{F_{\text{c}}} = \dfrac{1.00 - 1.50}{-72.50} = +6.8965^{-3}\,\text{m}$$

因此,凹弧的曲率半徑為 $+6.8965\,\text{mm}$,與使用第一原理法解題的答案一致。

在這個例題中,雙焦子片被合併至主鏡片後表面。值得注意的是,假如融合型雙焦隱形眼鏡子片被設計在前表面,r_1 和 r_{c} 通常非常相似,這代表鏡片的製作很困難,因為製造出的子片需要很薄。因此,融合型雙焦隱形眼鏡通常以後表面子片製作。

例題 25.4

一同心圓前表面 CD 型 RGP 雙焦隱形眼鏡將被製作成擁有 +2.50 D 的近用附加度數。如果中心視遠區的曲率半徑為 8.333 mm，鏡片材料的折射率為 1.50，請找出產生該近用附加度數所需的曲率半徑。

因為此鏡片為前表面 CD 型設計，鏡片中心區用於視遠而周邊區用於視近 (圖 25.13)。由於分屬不同兩區，所以前表面需要個別使用兩個曲率半徑。

前表面中心區的屈光力可由下式計算出：

$$F_1 = \frac{n_{cl} - 1}{r_1}$$

其中 $n_{cl} = 1.50$、$r_1 = +8.333\,mm$，代入以上公式可得出：

$$F_1 = \frac{1.50 - 1.00}{+8.333^{-3}} = +60.0024\ D$$

要產生 +2.50 D 的近用附加度數，前表面的周邊弧度必須要有以下的屈光力：

$$+60.0024 + (+2.5000) = +62.5024\ D$$

前表面的周邊區曲率半徑可由下式得出：

$$r_1 = \frac{n_{cl} - 1}{F_1} = \frac{1.500 - 1.000}{+62.5024} = +7.9997^{-3}\ m$$

因此，此同心圓型雙焦隱形眼鏡的前表面具有 +8.333 mm 的中央區曲率半徑，以及 +7.9997 mm 的周邊區曲率半徑。前表面周邊區的弧度較彎，負責產生閱讀附加度數。

總結

- 中心區的弧度較平，用以提供視遠矯正。
- 周邊區的弧度較彎，用以提供視近矯正。
- 鏡片周邊區有較正值的屈光力。

例題 25.5

一同心圓前表面 CN 型 RGP 雙焦隱形眼鏡將製作成擁有 +2.00 D 的近用附加度數。如果中心視近區的曲率半徑為 7.85 mm，鏡片材料的折射率為 1.49，請找出產生該遠用矯正所需的曲率半徑。

因為此鏡片為前表面 CN 型設計，鏡片中心區用於視近，而周邊區用於視遠 (圖 25.14)。由於分屬不同兩區，所以前表面需要個別使用兩個曲率半徑。前表面中心區的屈光力可由下式計算出：

$$F_1 = \frac{n_{cl} - 1}{r_1}$$

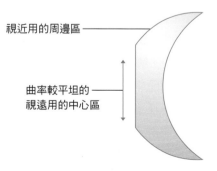

圖 25.13 前表面中央視遠的整塊型雙焦隱形眼鏡。中心區有較平的弧度。

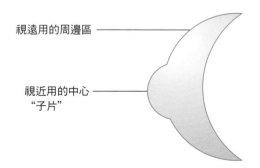

圖 25.14 前表面中央視近的整塊型雙焦隱形眼鏡，中心區的弧度較陡 (NV)，周圍區的弧度較平 (DV)。DV：遠視覺、NV：近視覺。

其中 $n_{cl} = 1.49$、$r_1 = +7.85\,mm$，代入以上公式可得出：

$$F_1 = \frac{1.49 - 1.00}{+7.85^{-3}} = +62.4204\,D$$

以上數值提供近用矯正。假如閱讀附加度數為 +2.00 D，表示前表面周圍弧度必須有比這個屈光力低 2.00 D 的屈光力。

$$+62.4204 - (+2.00) = +60.4204\,D$$

前表面周邊的曲率半徑可由下式得出：

$$r_1 = \frac{n_{cl} - 1}{F_1} = \frac{1.49 - 1.00}{+60.4204} = +8.1098^{-3}\,m$$

因此，此同心圓型雙焦隱形眼鏡的前表面具有 +7.8500 mm 的中心區曲率半徑，以及 +8.1098 mm 的周邊區曲率半徑。前表面中心區的弧度較彎，負責產生閱讀附加度數。

總結
- 周邊區的弧度較平，用以提供視遠矯正。
- 中心「子片」區的弧度較彎，用以提供視近矯正。
- 鏡片中心區有較正值的屈光力。

有兩個關於前表面設計的常見問題值得提出：

1. 前表面兩區之間的曲率半徑差異小，導致這種類型的鏡片製作困難。然而，精密複雜的 CNC(computer numerically controlled) 製作技術已經可以克服這個困難。

2. 堆積在鏡片前表面的淚液或許會透過「填滿」兩個弧度的轉換區，因而改變近用附加度數的屈光力。

例題 25.6
一後表面 CD 型暨整塊型雙焦鏡片由折射率 1.51 的材料製作。視近區的 BOZR 為 7.80 mm，與角膜表面服貼。視遠區的 BVP 為 −4.00 D，

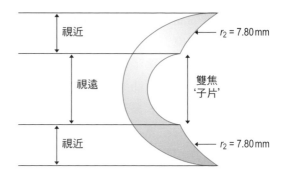

圖 25.15 後表面中央視遠的整塊型雙焦鏡。

閱讀附加度數為 +1.50 D。請找出視遠區的曲率半徑，還有假設在空氣中測量的近用附加度數的屈光力。

此鏡片如圖 25.15 所示。重要的是，必須注意，此鏡片必須產生 +1.50 D「戴於眼睛上」(*on-the-eye*) 的閱讀附加度數。因此，第一步是計算出視近 (周邊區) 部分在眼睛上的屈光力。可由下式得出：

$$F = \frac{n_{tears} - n_{cl}}{r_2}$$

其中 $n_{tears} = 1.336$、$n_{cl} = 1.51$、$r_2 = 7.80\,mm$，代入以上公式可得出：

$$F = \frac{1.336 - 1.510}{+7.80^{-3}} = -22.3077\,D$$

由於上述屈光力是由周邊 (視近) 部分產生，依此狀況，視遠部分在眼睛上的屈光力必須**更負** 1.50 D，以產生 +1.50 D 在眼睛上的閱讀附加度數。因此，視遠區在眼睛上的屈光力為 −23.8077 D，此表面的曲率半徑可由下式得出：

$$r_2 = \frac{n_{tears} - n_{cl}}{F_2}$$

代入得出：

$$r_2 = \frac{1.336 - 1.510}{-23.8077} = +7.3086^{-3}\,m$$

後表面周邊區弧度的曲率半徑為 +7.8500 mm，提供眼睛所需的閱讀處方；後表

面中心區弧度的曲率半徑為 +7.3086 mm，提供眼睛所需的遠用處方。後表面整塊型雙焦鏡的視遠和視近部分的曲率半徑差異遠大於前表面整塊型雙焦鏡片兩部分曲率半徑差異。這使得此類型鏡片的製作更容易達成。要找到近用附加度數在空氣中的屈光力，我們需要找出兩個後表面的屈光力，使用以下表達式：

$$F_2 = \frac{1 - n_{cl}}{r_2}$$

對於中心（視遠）部分：

$$F_2 = \frac{1.000 - 1.510}{+7.3086^{-3}} = -69.7808 \, D$$

對於周邊（視近）部分：

$$F_2 = \frac{1.000 - 1.510}{+7.8500^{-3}} = -64.9681 \, D$$

空氣中的近用附加度數其實只是上述數值之間的差異，近用附加度數為 **+4.8127 D**。兩個屈光力間的大量差異使得要驗證近用附加度數比前表面整塊型雙焦鏡更加容易。應該注意的是，在空氣中的近用附加度數約為在眼睛中的三倍。我們可使用以下公式計算在空氣中產生的近用附加度數：

$$\begin{array}{c}\text{空氣中的}\\\text{近用附加度數}\end{array} = \begin{array}{c}\text{眼睛上的}\\\text{近用附加度數}\end{array} \times \frac{n_{cl} - 1}{n_{cl} - n_{tears}}$$

假如隱形眼鏡和淚液的折射率分別為 1.490 和 1.336，則在空氣中的近用附加度數之屈光力是戴於眼睛上的近用附加度數之屈光力 的 **3.18 倍**。

總結

- 鏡片的子片（中心）區提供視遠矯正。
- 鏡片的周邊區提供視近矯正。
- 當產生子片的表面與淚液而非空氣接觸時，

表面曲率半徑有較大的差異，這使得鏡片的製造更容易。

- 遠用屈光力和近用屈光力之間的巨大差異，使得鏡片確認比前表面雙焦鏡來得容易許多。
- 在空氣中測量之近用附加度數的屈光力，約為戴上眼睛所需近用附加度數之屈光力的 3.18 倍。

例題 25.7

一個 CD 型前表面整塊型雙焦隱形眼鏡將被製為處方度數 −1.00 DS、Add +2.25 DS，此鏡片具有 0.20 mm 的固定厚度，且使用折射率為 1.490 的材料製作。此鏡片將被驗配給沿著所有子午線的角膜弧度值皆為 8.20 mm 的患者，鏡片與角膜表面服貼，無頂端間隙 (apical clearance)。試計算出所有表面的曲率半徑。

此題要求找出所有表面的曲率半徑，即要找出 BOZR、產生遠用處方的前表面中心曲率半徑，以及產生近用處方的前表面周邊曲率半徑。由於該鏡片的驗配方法為鏡片配適服貼且無角膜間隙（因此沒有淚鏡），所以淚膜的光學效果可以忽略不計。服貼配適 (alignment fit) 也代表 BOZR 與問題中提供的角膜曲率相同，因此 BOZR = 8.20 mm。要找出兩個前表面曲率半徑，我們必須透過這個厚的隱形眼鏡來執行兩次逆向光線追跡法：一次是穿過中心視遠區，另一次是穿過周邊視近區。請記住我們要忽略淚鏡的光學效果。此鏡片如圖 25.16 所示。

到目前為止，我們知道 r_2(BOZR)、n_{cl}、t_{cl}、BVP 以及近用附加度數，我們可以很容易地確定隱形眼鏡的後表面屈光力 (F_2) 和 EAD：

$$F_2 = \frac{1 - n}{r_2} = \frac{1.00 - 1.49}{+8.20^{-3}} = -59.7561 \, D$$

EAD(t_{cl} 由公尺代入) 可由下式得出：

$$EAD = \frac{t_{cl}}{n_{cl}} = \frac{2^{-4}}{1.49} = 1.3423^{-4} \, m$$

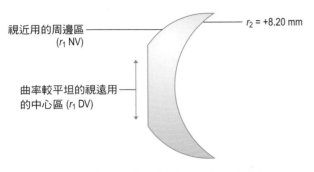

圖 25.16 例題 25.7 的示意圖,前表面中央視遠的整塊型雙焦隱形眼鏡。DV:遠視覺、NV:近視覺。

現在 EAD 已解出,兩表面間的折射率可被假設為與在空氣中相等 ($n = 1$),此數值被用於以下的光線追跡法,我們使用逆向光線追跡法來找出前表面屈光力。一如既往,計算分為兩欄進行,一欄用於聚散度,另一欄用於距離。第一個光線追跡法可找出中心視遠部分的曲率半徑,起始點為 L'_2,此和隱形眼鏡在空氣中的 BVP 相等,在這個例子中,該值為 $-1.00\,D$。

聚散度(D)　　　　　距離(m)

$L'_2 = -1.0000\,D$

$L_2 = L'_2 - F_2$

$L_2 = -1.0000 - (-59.7561)$

$L_2 = +58.7561\,D \quad \rightarrow \quad l_2 = \dfrac{1}{+58.7561} = +0.01702\,m$

$\qquad\qquad\qquad l'_1 = l_2 + \left(\dfrac{t_{cl}}{n_{cl}}\right) \text{(step-back)}$

$\qquad \leftarrow l'_1 = +0.01702 + 1.3423^{-4} = +0.01715\,m$

$L'_1 = \dfrac{1}{+0.01715} = +58.2963\,D$

As $L_1 = 0.00,\ L_1 = F_1$

$F_1 = +58.2963\,D$

因此,前方 CD 部分的表面屈光力為 $+58.2963\,D$,對應的曲率半徑可由下式得出:

$$r_1 = \frac{n' - n}{F_1}$$

$$r_1 = \frac{1.49 - 1.00}{+58.2963} = +8.4053^{-3}\,m$$

因此,隱形眼鏡中心視遠部分的前表面曲率半徑為 $+8.4053\,mm$。

我們現在需要使用同一個方式計算周邊(視近)部分,假如遠用處方為 $-1.00\,D$,近用附加度數為 $+2.25$,那麼近用部分的 BVP 為 $+1.25\,D$。該值被假定為等同逆向光線追跡法的起始點 L'_2。F_2 和 EAD 皆保持不變。

聚散度(D)　　　　　距離(m)

$L'_2 = +1.2500\,D$

$L_2 = L'_2 - F_2$

$L_2 = +1.2500 - (-59.7561)$

$L_2 = +61.0061\,D \quad \rightarrow \quad l_2 = \dfrac{1}{+61.0061} = +0.01639\,m$

$\qquad\qquad\qquad l'_1 = l_2 + \left(\dfrac{t_{cl}}{n_{cl}}\right) \text{(step-back)}$

$\qquad \leftarrow l'_1 = +0.01639 + 1.3423^{-4} = +0.01653\,m$

$L'_1 = \dfrac{1}{+0.01653} = +60.5106\,D$

As $L_1 = 0.00,\ L_1 = F_1$

$F_1 = +60.5106\,D$

因此,前方周邊視近部分的表面屈光力為 $+60.5106\,D$,對應的曲率半徑可由下式得出:

$$r_1 = \frac{n' - n}{F_1}$$

$$r_1 = \frac{1.49 - 1.00}{+60.5106} = +8.0977^{-3}\,m$$

因此,隱形眼鏡的周邊視近部分之前表面曲率半徑為 $+8.0977\,mm$。

此問題問的是所有表面的曲率半徑,所以:

- r_1 視遠區 (DV) $= +8.4053\,mm$。
- r_1 視近區 (NV) $= +8.0977\,mm$。
- $r_2 = +8.2000\,mm$。

例題 25.8

一個 CD 型後表面整塊型雙焦隱形眼鏡將被製為處方度數 +5.00 DS、Add +2.25 DS，此鏡片具有 0.25 mm 的均勻厚度，且使用折射率 1.490 的材料製作。此鏡片將驗配給沿著所有子午線的角膜弧度測量值為 7.80 mm 的患者，鏡片與角膜表面服貼，無角膜間隙。假如視近區與角膜表面服貼，試計算出所有的表面半徑。淚膜的折射率假定為 1.336。

　　這個問題的起點為視近區與角膜表面是服貼吻合的，再次地，因為這是服貼的鏡片配適，我們可以忽略淚膜在視近區的光學效果。由於隱形眼鏡的視近區與角膜表面服貼，視近區 (r_2) 的 BOZR 和角膜曲率半徑相同，我們知道了視近區的 r_2。而未知的曲率半徑為 r_1(FOZR) 以及中心視遠區的後表面曲率半徑 (r_2)。一如既往，我們必須從已知的數值開始，因此，第一步是使用透過隱形眼鏡周邊（視近）部分的逆向光線追跡法來找出 r_1。該鏡片當然為厚鏡片，如圖 25.17 所示，我們可以決定隱形眼鏡在視近區的後表面屈光力 (F_2)，然後找出 EAD：

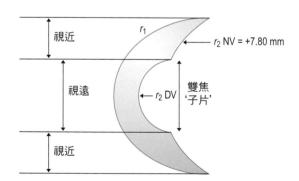

圖 25.17　例題 25.8 的示意圖，後表面中央視遠的整塊型雙焦鏡，曲率半徑 r_1 在整個前表面上為常數，透過周圍近用區由右至左的逆向光線追跡法得出。曲率半徑 r_2 視遠 (DV) 透過 r_1 從左至右的順向光線追跡法得出。NV：近視覺。

$$F_2 = \frac{1-n}{r_2} = \frac{1.00-1.49}{+7.80^{-3}} = -62.8205 \text{ D}$$

EAD(t_{cl} 由公尺代入) 可由下式得出：

$$EAD = \frac{t_{cl}}{n_{cl}} = \frac{2.5^{-4}}{1.49} = 1.6778^{-4} \text{ m}$$

　　現在 EAD 已解出，兩表面間的折射率可被假設為與在空氣中相等 ($n = 1$)，此數值被用於以下的光線追跡法，我們使用逆向光線追跡法來找出前表面屈光力。一如既往，計算分為兩欄進行，一欄用於聚散度，另一欄用於距離。第一個光線追跡法可找出隱形眼鏡前表面的曲率半徑，由於我們透過視近區做光線追跡法，必須使用 L_2' 的近用處方，近用處方為遠用處方加上近用附加度數，在這個例子中，該值為 +7.25 D。

聚散度(D)　　　　　　距離(m)

$L_2' = +7.2500 \text{ D}$

$L_2 = L_2' - F_2$

$L_2 = +7.2500 - (-62.8205)$

$L_2 = +70.0705 \text{ D} \quad \rightarrow \quad l_2 = \frac{1}{+70.0705} = +0.01427 \text{ m}$

$$l_1' = l_2 + \left(\frac{t_{cl}}{n_{cl}}\right) \text{ (step-back)}$$

$$\leftarrow l_1' = +0.01427 + 1.6778^{-4} = +0.01444 \text{ m}$$

$L_1' = \frac{1}{+0.01444} = +69.2563 \text{ D}$

As $L_1 = 0.0000$, $L_1 = F_1$

$F_1 = +69.2563 \text{ D}$

　　因此，隱形眼鏡前表面的表面屈光力為 +69.2563 D，對應的曲率半徑可由下式得出：

$$r_1 = \frac{n'-n}{F_1}$$

$$r_1 = \frac{1.4900 - 1.0000}{+69.2563} = +7.0752^{-3} \text{ m}$$

因此，隱形眼鏡前表面曲率半徑為 +7.0752 mm。

藉由全矯正的近用處方，上述數值已從穿過視近區的光線追跡法得出。現在必須找出視遠區的後表面曲率半徑，我們可以使用兩種方法：方法 1—忽略淚膜，假設鏡片不在眼睛上而是在空氣中；方法 2—假設鏡片戴在眼睛上，因此需要考慮淚液的光學效果。

方法 1

首先，我們必須找出鏡片沒戴在眼睛上，而是在空氣中時所提供的近用附加度數，可由下式達成：

$$\text{空氣中的近用附加度數} = \text{眼睛上的近用附加度數} \times \frac{n_{cl} - 1}{n_{cl} - n_{tears}}$$

代入以上公式，得出：

$$\text{Add in air} = +2.25 \times \frac{1.490 - 1}{1.490 - 1.336} = +7.1591\,\text{D}$$

因此，在空氣中的遠用處方度數為全部近用處方度數減去在空氣中的近用附加度數：

遠用 Rx = 近用 Rx − 在空氣中的近用附加度數

遠用 Rx = +7.2500 − (+7.1591) = +0.0909 D

我們現在來計算中心區 (由左至右)，以順向光線追跡法 (step-along ray-trace) 找出視遠區的後表面曲率半徑。當然，從前半段的計算過程中，我們已知鏡片前表面的屈光力 (F_1) 和 EAD，前述的遠用 Rx 被取為和 L'_2 相等。一如既往，計算分為兩欄進行，一欄用於聚散度，另一欄用於距離。

聚散度(D)   距離(m)

$L_1 = 0.0000$

$F_1 = +69.2563\,\text{D}$

$$L'_1 = L_1 + F_1 = 69.2563\,\text{D} \quad \rightarrow \quad l'_1 = \frac{n}{L'_1}$$

$$l'_1 = \frac{1}{+69.2563} = +0.01444\,\text{m}$$

$$l_2 = l'_1 - \left(\frac{t_{cl}}{n_{cl}} \right)$$

$$L_2 = \frac{n}{l_2} \quad \leftarrow \quad l_2 = +0.01444 - 1.6778^{-4} = +0.01427\,\text{m}$$

$$L_2 = \frac{1}{+0.01427} = +70.0705\,\text{D}$$

$$F_2 = +0.0909 - (+70.0705) = -69.9796\,\text{D}$$

最後，中心視遠區的後表面曲率半徑可由下式得出：

$$r_2 = \frac{1 - n_{cl}}{F_2} = \frac{1.000 - 1.490}{-69.9796} = +7.0020^{-3}\,\text{m}$$

因此，中心視遠區的後表面曲率半徑為 +7.0020 mm。

方法 2

此替代方式是假設鏡片配戴在眼睛上。我們間接被告知周邊視近區的後表面曲率半徑為 +7.8000 mm，當鏡片配戴在眼睛上時，後表面周邊區的表面屈光力為：

$$F_2 = \frac{n_{tears} - n_{cl}}{r_2} = \frac{1.336 - 1.490}{+7.80^{-3}} = -19.7436\,\text{D}$$

假設戴在眼睛上的近用附加度數為 +2.25 D，中心視遠區的後表面一定要更負 2.25 D，例如 −21.9936。對應的曲率半徑可由下式得出：

$$r_2 = \frac{n_{tears} - n_{cl}}{F_2} = \frac{1.336 - 1.490}{-21.9936} = +7.0020^{-3}\,\text{m}$$

因此，中心視遠區的後表面曲率半徑為 +7.0020 mm，此結果與方法一的結果相同。

此例題問的是所有表面曲率半徑，所以：

- $r_1 = +7.0752\,\text{mm}$。
- $r_2\,\text{DV} = +7.0020\,\text{mm}$。
- $r_2\,\text{NV} = +7.8000\,\text{mm}$。

第 25 章總結

- 即便目前有複雜精密的鏡片設計，和其他隱形眼鏡矯正老視的方法相比，單眼視覺法仍然具有較高的成功率。

- 對於任何特定類型的雙焦／多焦隱形眼鏡，盡可能使用接近最終處方的診斷用隱形眼鏡是必要的，以便得到最具成功潛力的矯正。

- 雙焦／多焦隱形眼鏡的驗配通常依賴靈活且有創意的作法，包括使用不同鏡片和／或不同方法的組合。

- 永遠使用試鏡架進行自覺式驗光檢查，因為綜合驗光儀可能會影響瞳孔大小，也會使得在正常條件下測量看近所需的閱讀附加度數更加困難。

- 再次地，本章中的數學運算仰賴對於基本光學原理的了解，以及順向和逆向光線追跡法的計算能力。

延伸閱讀

De Carle J I (1997) Bifocal and multifocal contact lenses. In: Phillips A J, Speedwell L (eds), *Contact Lenses*, 4th edn. Butterworth-Heinemann, Oxford

Douthwaite W A (2006) *Contact Lens Optics and Lens Design*. Elsevier, Oxford

Efron N (2002) *Contact Lens Practice*. Butterworth-Heinemann, Oxford

GP Lens Institute (2006) *Correcting Presbyopia*. website www.gpli.info/correcting-presbyopia-04

Kerr C, Ruston D (2007) *The ACLM Contact Lens Year Book 2007*. Association of Contact Lens Manufacturers, London

隱形眼鏡驗配之戴鏡驗光技術

簡介

本章討論配戴隱形眼鏡患者之戴鏡驗光所需注意事項和檢查技術。欲診斷患者初次驗配隱形眼鏡的配鏡處方，通常需要檢查戴鏡驗光的結果作為依據。戴鏡驗光是每位配戴隱形眼鏡患者回診時的重要檢查項目之一。在這裡我們將說明單焦隱形眼鏡鏡片、散光隱形眼鏡鏡片，以及雙焦／多焦隱形眼鏡鏡片的戴鏡驗光方式。另外，也將討論如何處理隱形眼鏡開立處方的一些棘手問題與解決方式。

本章內容

- 戴鏡驗光檢查技術。
- 患者回診時的戴鏡驗光。
- 為長期使用隱形眼鏡者驗配框架眼鏡。

戴鏡驗光檢查技術

隱形眼鏡的最終處方不能只依照框架眼鏡的處方來做決定，必須透過已知基弧和後頂點屈光力 (BVP) 的隱形眼鏡，戴鏡驗光後來決定。

硬式高透氧 (RGP) 隱形眼鏡

先確定鏡片後光學區半徑 (BOZR) 和後頂點屈光力 (BVP) 的鏡片數值，接著使用球面鏡片以決定最佳球面度數 (best vision sphere, BVS) 的方式來執行戴鏡驗光，BVS 的詳細說明可見第 10 章。

戴鏡驗光同時也可以檢查 RGP 鏡片的配適狀況。在平行弧（定位弧）的驗配中，在預留頂點距離後，淚鏡（淚液厚度）屈光力應為 0，且戴鏡驗光應與裸眼驗光的測量值相等。如果戴鏡驗光比裸眼驗光顯示出更少負度數或更多正度數的屈光度數，應懷疑是否需要改為鏡片弧度稍平一些的驗配，弧度過陡的驗配通常會產生更多負度數或更少正度數的戴鏡驗光。若開立處方的 BOZR 不同於角膜弧度時，最終的隱形眼鏡屈光度數必須調整，因為鏡片與角膜間所產生的淚液會形成淚鏡效應。

經驗法則：假定半徑在 7.80 mm 的範圍內，則 0.05 mm 的半徑變化 = 0.25 D 的屈光力變化。

軟式或矽水膠隱形眼鏡

若鏡片的後表面設計、中心厚度、含水量不同，即使在相同的 BVP、基弧和直徑規格下，軟式或矽水凝膠鏡片的光學性能和屈光力也會不同。要注意的是，相同的鏡片在同一隻眼睛上的表現可能會非常不一樣，所以需要周全的鏡片驗配和戴鏡驗光來評估正確的鏡片處方，才能讓患者擁有最佳的視力表現。同時要

注意的是，即使參數看起來相同，不同品牌的鏡片是不能互相替換的。另外，在開立硬式隱形眼鏡鏡片處方時可忽略少量的殘餘散光，但在驗配軟式或矽水凝膠隱形眼鏡鏡片時便不能輕易省略。

患者配戴軟式和矽水凝膠隱形眼鏡鏡片的視力敏銳度可接受範圍為 1.00 D，但對較敏感的使用者而言，也許微小至 0.50 D 也會注意到，特別是有「逆散」(against the rule) 或有斜散的狀況時。這些患者藉由使用散光隱形眼鏡來矯正，除去重影和扭曲影像的狀況後，便可得到視力敏銳度顯著的改善。現今大多數有散光設計的軟式和矽水凝膠隱形眼鏡鏡片已有散光 0.75 D 的選項。

因為有許多原因會導致近用視力障礙，所以對任何患者都應該要評估其近用視力狀況，例如鏡片表面乾燥、眼瞼壓力造成鏡片不規則變形或彎曲，以及鏡片偏位狀況等，都會對視力有所影響。由於鏡片材料和製作技術不同，來自某間實驗室的鏡片不一定能被另一間實驗室複製，因此不能僅透過訂購相同規格來取得完全相同的鏡片，對矽水凝膠產品來說尤其如此。

患者回診時的戴鏡驗光

患者每次回診時，驗配者都需要幫患者檢查及記錄其遠用和近用的視力敏銳度。如果患者的視力敏銳度的期望值不盡理想，加上戴鏡驗光未能提供任何改善，則需要使用視網膜鏡進一步確認是否有剩餘散光，或是有視覺扭曲、低視力、鏡片表面沉積物過多，甚至鏡片表面濕潤度是否不佳等問題。如果一隻眼戴鏡驗光發現需要更多的負度數／正度數，而另一隻眼需要相同量的正度數／負度數時，通常是因為左右鏡片弄反了。另一種情況是，當患者眨眼後視力不穩定的狀況變差，代表驗配的鏡片過鬆或鏡片有些彎曲，此時則需考慮改善驗

配方式、增加鏡片中心厚度、或使用具有更高模數的隱形眼鏡材料。還有一種狀況與殘餘散光造成的視力模糊有關，有時候直到鏡片完全配戴服貼角膜後，患者才會察覺到視力不佳與影像不清的狀況。

配戴直徑較小的 RGP 鏡片通常會有眩光現象，尤其當鏡片向上偏位時。在這種情況下，考慮使用較大的後光學區直徑 (back optic zone diameter, BOZD)、總直徑較大的鏡片；或是邊緣翹角 (edge lift) 較少的鏡片 (尤其是非球面鏡片)；或是改用軟式隱形眼鏡鏡片來改善。眩光的狀況不常見於軟式鏡片，但在高屈光度鏡片嚴重偏心時，或是有散光設計鏡片的情況下還是會發生。如果患者無法適應，應加大鏡片前光學區直徑 (FOZD)，或是選用不一樣設計的鏡片來配戴。在軟式鏡片中，若視力在一天內就發生降低的現象，可能是因為鏡片脫水所造成的結果。在軟式和 RGP 鏡片中，因為油污使鏡片產生霧視現象，通常是因為鏡片親水性 (濕潤度) 不佳所造成，這種情況經常發生在配戴後視線立即變差，或是戴鏡片一段時間後，鏡片表面因乾燥造成視線情況更加糟糕。遇到這樣的情況時，必須確保患者正確地使用保養產品 (清洗鏡片的藥水)，或是改用不同的藥水保養系統，或直接更換鏡片材料，都會有幫助。

請記住，當發現患者回診檢查時，戴鏡驗光的視力敏銳度不佳，首先要考量患者是否有眼睛病變的可能性。假定隱形眼鏡的屈光力是正確的，在其眼前手持 +0.50 D 的鏡片，理應會使患者的遠距敏銳度稍微模糊，如果戴鏡驗光達到預期的視力敏銳度和雙眼的平衡視力，配鏡者只需要決定患者是否接受任何的附加正度數即可 (以避免過度矯正)。

單焦鏡片

首先，使用第 10 章中詳細介紹的 BVS 標準

驗光技術來找出戴鏡驗光後的球面度數。如果預期的視力敏銳度不能透過球面鏡片矯正而達到標準視力值,則可懷疑患者是否有殘餘散光(晶體散光),利用視網膜鏡檢查法是確認此狀況的最佳辦法。在視網膜鏡檢查後,散光的程度和軸度可使用第 11 章中提到的技術,透過自覺式驗光法來改善。

在任何閱讀眼鏡(近用眼鏡)中,考慮殘餘散光矯正是有必要的,因為減少遠用視力通常比較容易被患者接受,而當需要長時間閱讀時,近用度數不足導致的視力不良會造成患者較大的困擾與問題。

散光軟式和散光矽水凝膠隱形眼鏡

在現代軟式和矽水凝膠鏡片驗配上,大致使用經驗驗配法,在第 23 章已有所概述。初次驗配鏡片成功之關鍵與因素,包含精確的初步驗光、散光軸度和後頂點距離的完全矯正。

在患者回診取鏡時,應建議配戴鏡片約 5~10 分鐘,如果患者可接受驗配結果,應使用鏡片上的記號(刻痕)來評估鏡片的定位。如果鏡片定位有對準(無旋轉)標記,則應進行簡易的 ±0.25 D 戴鏡驗光和紅綠測試,以確保最終的雙眼視力平衡,完成隱形眼鏡的驗配。配戴在患者眼睛上的鏡片應該穩定,且每次眨眼後都可以重新定位到相同位置上。若鏡片定位不佳,可使用在第 23 章中概述的 LARS 規則(左加右減)或 CAAS(順時針加,逆時針減)作為處方的調整方針。

假設鏡片軸線超出預期的 20~30°,代表患者的眼瞼和角膜特性的穩定性不佳,應考慮選擇其他的鏡片設計。

雙焦和多焦鏡片

執行患者配戴雙焦或多焦鏡片的戴鏡驗光時,則不建議使用綜合驗度儀,因為這可能會改變到達眼睛的光線程度,進而影響瞳孔大小。同時也會阻礙屈光力在不同情形之間的評估,例如評估患者的遠用距離和近用距離,以及其複雜的臉部表情,這些細節通常可以為配鏡者提供相當豐富的資訊,因而足以影響最終的評估。 ± 0.25 D 反轉鏡是一種簡單、通用且快速的方法,或者配鏡者也可以使用手持式試片作為檢查工具。

患者在配戴同步性視覺鏡片的過程中,其腦部會同時不斷選擇兩隻眼睛的近用或遠用視力影像。而雙眼的視力評估,可讓評估者了解患者雙眼影像結合的能力,並可以對他們的視機能有更進一步的了解。

除了記錄視力敏銳度之外,最好讓患者戴著鏡片到驗光室外面看看,以實際的用眼情況來判斷其視力的變化,而不只使用傳統的檢查表。要求患者往窗外看通常是非常好的方式,鏡片驗配是否好壞的結果,通常可透過此方式優先得知。通常 ±0.25 D 的變化在驗光室內的影響較小,但在觀看「真實」距離時卻較容易被注意到。在戴鏡驗光時,使用大型目標,例如字母表中的視標 6/9(0.7),可有助於防止過度矯正的情況。一般建議患者試戴體驗的時間為 15~20 分鐘以上,因為人們在這段時間似乎會產生神經適應現象,經驗上,許多患者在 20 分鐘後會有更好的反應。

當驗配多焦隱形眼鏡時,極為重要的是,每次調整度數應該同時考量患者在遠用和近用視力狀況下,檢查其變化的影響。原則是只有在遠用視力有顯著改善且近用視力不須折衷的狀況下,才能做改變,反之亦然。驗配的目標是根據患者想要的優先順序,達成遠用和近用視力的最佳平衡。

大多數的處方會在最初試驗鏡片挑選的 0.25 D 範圍內,這種最小值的變化可以對視力敏銳度帶來顯著的影響,且通常患者的近用視

力已能遠超過使用單焦鏡片。作者並不建議在驗配程序中進行較大的變化，如果需調整度數，兩次的變化應該足夠了，太多的變化可能不一定會提升成功率，不僅浪費看診時間，而且患者和驗配者可能會因此而感到沮喪，降低了配戴和驗配者的信心。

為長期使用隱形眼鏡者驗配框架眼鏡

　　為隱形眼鏡使用者驗配框架眼鏡往往費時又麻煩，通常遇到的潛在問題，包括：

- 配戴框架眼鏡時，視網膜影像大小會有所差異。
- 不同的空間視角。
- 視覺扭曲現象。
- 有限的視野範圍。
- 夜間反光現象。
- 無法適應完全矯正，特別是有散光鏡片的矯正。

　　長期配戴隱形眼鏡的患者無法適應框架眼鏡的原因，也可能包括患者的近視、散光度數與軸度有明顯的變化。由於視覺系統已經習慣以不同的方式運作，長期習慣使用隱形眼鏡的使用者可能會導致雙焦框架眼鏡，甚至是單焦框架眼鏡的驗配困難。

　　和 PMMA(polymethyl methacrylate〔聚甲基丙烯酸甲酯〕) 材料相比，大多數的現代 RGP 鏡片很少會引起問題，雖然可能會遇到某程度上的角膜塑型狀況，但在這種情況下，重新驗光前應該要求患者停戴此類型的鏡片一段時間後，再進行驗光檢查。

　　如果最終的驗配結果和隱形眼鏡的規格、角膜弧度，以及舊有的眼鏡數據沒有相互關聯性時，則需要重複驗光確認。對於硬式隱形眼鏡使用者，建議等待約 8~12 週再驗配框架眼鏡，因為此時大多數的角膜塑形變化才會完全解除。角膜的狀況也可透過測量角膜弧度值或是使用角膜地圖儀來確認。

　　在軟式隱形眼鏡使用者的例子中，患者的角膜曲率和屈光度有所變化的情況並不普遍。移除軟式鏡片的驗光通常有好的結果，但如果擔心使用軟式鏡片造成的角膜水腫會使得患者的屈光度數改變時，應在停戴鏡片一晚後才驗光 (角膜水腫的現象通常是從角膜輪部延伸到另一端，角膜輪部不會有局部變化)。

提示

- 在實際將配好的眼鏡交給患者之前，必須向患者說明潛在的問題。
- 檢視所有的隱形眼鏡規格後再交給使用者，雖然是老生常談，但還是很重要！
- 提供最佳的雙眼視覺。
- 針對斜散症狀者，提供不完全矯正或是略減散光度數。
- 如果驗光結果和隱形眼鏡、角膜弧度，以及先前的矯正紀錄沒有相互關聯，則應重複驗光確認。

第 26 章總結

- 遠用視力應與近用視力分開評估，因為可能會出現不同的個別問題。
- 雙眼視力通常明顯優於單眼測驗結果，尤其是使用多焦隱形眼鏡驗配時。
- 視網膜檢查儀 (檢影鏡) 是用於確認不理想視力敏銳度之原因的重要診斷工具，例如殘餘散光症狀。
- 患者戴眼鏡有模糊症狀時，不應驗配 RGP、軟式和矽水凝膠鏡片。
- 請記住，若患者回診時有視力下降的情況發生，要考量到眼睛病變的可能性。

調節與會聚：眼鏡與隱形眼鏡

簡介

調節和會聚的課題已分別在第13、15章討論過了。本章不打算介紹新的題材，而且目標也十分明確。讀者可借助適切的計算，當以眼鏡和隱形眼鏡兩種方式矯正屈光異常患者時，進行比較其所需要的調節與會聚，並討論這些計算的驗光意涵。我們將透過例題27.1和27.2達成這些目標。建議讀者複習第13章中已介紹過的下列術語的定義：

- 調節
- 調節幅度
- 眼鏡調節
- 眼調節
- 會聚

本章內容

- 基本術語的修訂。
- 眼調節與會聚的計算。

基本術語的修訂

調節

為了對焦於不同距離的觀察物，眼睛可調變屈光力的能力。

調節幅度

眼睛所能調變的最大屈光度。

眼鏡調節

中和 (neutralize) 一個近處物體在眼鏡鏡片平面測得的負聚散度，所需的眼調節能力。

眼調節

中和一個近處物體在眼睛平面測得的負聚散度，所需的眼調節能力。

會聚

為了注視雙眼中線上的一點，眼睛自原來位置所需要的移動 (轉動)。

眼調節和會聚的計算

例題 27.1、27.2 使用的方法與第 13、15 章介紹的相同。

例題 27.1

有位患者以一副 -5.00 D 的眼鏡矯正遠用視力，鏡片的頂點距離為 15 mm。瞳距為 64 mm 且眼睛轉動中心距眼鏡後表面距離 27 mm。物體位於雙眼中線上，且距離眼鏡平面 20 cm。

試求：當患者戴眼鏡看近物時，所需的眼調節與會聚。

試求：若患者改配戴隱形眼鏡矯正，觀看相同的近物所需的眼調節與會聚。

戴眼鏡時的眼調節

要求解眼調節，需要從物體到眼睛使用順向光線追跡法。我們必須解出到達眼睛的聚散度 L_2，然後再與眼屈光度 K 做比較，兩者之差即為眼調節。

一如既往，順向光線追跡法分為兩欄進行，一欄用於聚散度（屈光度），一欄用於距離（公尺）。聚散度如圖 27.1。

聚散度(D)　　　　　　　　　　距離(m)

$$L_1 = \frac{1}{l} \qquad \leftarrow \qquad l_1 = -0.20\,\text{m}$$

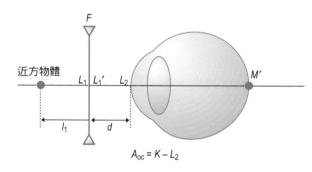

圖 27.1 眼調節。

$$L_1 = \frac{1}{-0.20} = -5.00\,\text{D}$$
$$L_1 = -5.00\,\text{D}$$
$$F_1 = -5.00\,\text{D}$$
$$L_1' = L_1 + F_1$$

$$\begin{aligned} L_1' &= -5.00 + (-5.00) \\ &= -10.00\,\text{D} \end{aligned} \qquad \rightarrow \qquad \begin{aligned} l_1' &= \frac{n}{L_1'} = \frac{1}{-10.00} \\ &= -0.10\,\text{m} \end{aligned}$$

$$l_2 = l_1' - d$$

$$L_2 = \frac{n}{l_2} = \frac{1}{-0.115} \qquad \leftarrow \qquad \begin{aligned} l_2 &= -0.10 - 0.015 \\ &= -0.115\,\text{m} \end{aligned}$$
$$= -8.69\,\text{D}$$

從近物到達眼睛的聚散度為 $-8.69\,\text{D}$。我們將此聚散度與眼屈光度進行比較，可得出眼睛的調節。因此，利用遠用矯正眼鏡與頂點距離來計算：

$$K = \frac{F_{\text{sp}}}{1 - (dF_{\text{sp}})} \quad K = \frac{-5.00}{1 - (0.015 \times -5.00)} = -4.65\,\text{D}$$

所以

$$A_{\text{oc}} = K - L_2$$

$$A_{\text{oc}} = -4.65 - (-8.69) = +4.04\,\text{D}$$

基本上，看近物時，眼睛所收到的負聚散度比它所需要的更多 (L_2 是眼睛接收到的聚散度，K 是眼睛需要的聚散度)。因此眼睛需要調節，將 L_2 減少至 K。

戴眼鏡時的會聚

參考圖 27.2，我們使用以下的公式求解會聚：

$$\tan\theta = \frac{h'}{l' + s}$$

注意，在求解角度 θ 時，為了使解出的 θ 都是正值，須忽略 l' 的負號。本題給定的參數，綜整如下：

- $F = -5.00\,\text{D}$

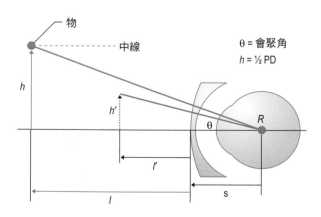

圖 27.2 使用眼鏡矯正之近視患者的會聚。

- 瞳孔間距 64 mm，1/2 PD 和 $h = 32$ mm
- $s = 27$ mm
- $l = -0.20$ m (從眼鏡平面起量測)

$$L = \frac{1}{l} \qquad L = \frac{1}{-0.20} = -5.00 \text{ D}$$
$$L' = L + F \qquad L' = -5.00 + (-5.00) = -10.00 \text{ D}$$
$$l' = \frac{1}{L'} \qquad l' = \frac{1}{-10.00} = -0.1 \text{ m}$$
$$h' = h \times \frac{l'}{l} \qquad h' = 0.032 \times \frac{-0.100}{-0.200} = +0.016 \text{ m}$$

以上各方程式的數值皆以公尺為單位。
故，最後得到：

$$\tan \theta = \frac{h'}{l' + s} = \frac{+0.016}{|0.100| + 0.027} = 0.1260$$

在求解角度 θ 時，為了解出的 θ 都是正值，忽略 l' 的負號：

$$\tan^{-1}(0.1260) = 7.18°$$

由於注視的近物距離鏡片 0.20 m，故眼睛所需的轉動或會聚為 7.18°。以稜鏡度 (prism diopters) 為單位的會聚可由下式得出：

$$p = 100 \tan \theta$$

因此，在此例題中可改寫為：

$$p = 100 \tan 7.18 = 12.60\Delta$$

戴隱形眼鏡時的眼調節和會聚

隱形眼鏡配戴者的物體位置，為上述的物體位置加上頂點距離，故 l 為 0.20 m+0.015 = −0.215 m。

$$L = \frac{1}{l}$$
$$L = \frac{1}{-0.215} = -4.65 \text{ D}$$

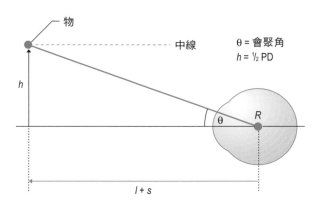

圖 27.3 正視眼或戴隱形眼鏡患者的會聚。

由於隱形眼鏡配戴者，實際上等效於人工矯正的正視眼，眼睛的調節力必須中和掉上述的負聚散度，故眼調節 A_{oc} 為 +4.65 D。

隱形眼鏡配戴者與正視眼者的會聚度在計算時完全相同，如圖 27.3 所示。正視眼者 (或是隱形眼鏡配戴者) 由於沒有眼鏡鏡片，因此當然不會成像。眼睛可以輕易地轉動來注視物體。如圖 27.3 所示，眼睛的旋轉中心 R 和物體間的距離可由下式求出：

$$l + s$$

且觀看該物所需的會聚或轉動為：

$$\tan \theta = \frac{h}{l + s}$$

同樣地，h 等於 1/2 PD。此例題給出的數值為：

- $l = -20$ m
- $s = 27$ mm
- $h = 32$ mm

以上各方程式的數值皆以公尺為單位，且為了得到正值的 θ 角，需忽略 l' 的負號：

$$\tan \theta = \frac{h}{l + s} = \frac{0.032}{|0.200| + 0.027} = 0.1410$$

表 27.1　例題 27.1 解出的結果整理

	眼睛調節 (D)	會聚 (°)
眼鏡	+4.04	7.18
隱形眼鏡	+4.65	8.02

$$\tan^{-1}(0.1410) = 8.02°$$

因此，觀看近物所需的轉動或會聚為 8.02°。會聚可以稜鏡度表示為：

$$p = 100 \tan 8.02 = 14.10\Delta$$

所以，患者戴隱形眼鏡比戴眼鏡需要更多的調節和會聚。

例題 27.2

有位患者以一副 +6.00 D 的眼鏡矯正遠用視力，鏡片的頂點距離為 12 mm。瞳距為 66 mm，且眼睛轉動中心距眼鏡後表面距離 25 mm。物體位於雙眼的中線上，且距離眼鏡平面 40 cm。

試求：當戴眼鏡看近物時所需的眼調節與會聚。

試求：若患者改配戴隱形眼鏡矯正，觀看相同的近物所需的眼調節與會聚。

戴眼鏡時的眼調節

聚散度(D)　　　　　距離(m)

$$L_1 = \frac{1}{l} \qquad \leftarrow \qquad l_1 = -0.40\,\text{m}$$

$$L_1 = \frac{1}{-0.40} = -2.50\,\text{D}$$

$$L_1 = -2.50\,\text{D}$$

$$F_1 = +6.00\,\text{D}$$

$$L_1' = L_1 + F_1$$

$$L_1' = -2.50 + (+6.00) \qquad \rightarrow \qquad l_1' = \frac{n}{L_1'} = \frac{1}{+3.50}$$
$$= +3.50\,\text{D} \qquad\qquad\qquad\qquad = 0.2857\,\text{m}$$
$$\qquad\qquad\qquad\qquad\qquad\qquad l_2 = l_1' - d$$

$$L_2 = \frac{n}{l_2} = \frac{1}{+0.2737} \qquad \leftarrow \qquad l_2 = +0.2857 - 0.012$$
$$= +3.65\,\text{D} \qquad\qquad\qquad\qquad\qquad = +0.2737\,\text{m}$$

從近物到達眼睛的聚散度為 +3.65 D。我們將此聚散度與眼屈光度進行比較，可得出眼睛的調節。

因此，利用遠用矯正眼鏡與頂點距離來計算：

$$K = \frac{F_{sp}}{1 - (dF_{sp})} \qquad K = \frac{+6.00}{1 - (0.012 \times +6.00)}$$
$$= +6.46\,\text{D}$$

所以

$$A_{oc} = K - L_2$$
$$A_{oc} = +6.46 - (+3.65) = +2.81\,\text{D}$$

基本上，看近物時，眼睛所收到的正聚散度比它所需的還少 (L_2 是眼睛接收到的聚散度，K 是眼睛需要的聚散度)。因此眼睛需要調節，將 L_2 增加至 K。

戴隱形眼鏡時的眼調節

隱形眼鏡配戴者的物體位置，為上述的物體位置加上頂點距離，故 l 為 0.40 m+0.012 = −0.412 m。

$$L = \frac{1}{l}$$
$$L = \frac{1}{-0.412} = -2.43\,\text{D}$$

由於隱形眼鏡配戴者，實際上等效於人工矯正的正視眼，眼睛的調節力必須中和掉上述的負聚散度，故眼調節 A_{oc} 為 +2.43 D。

配戴眼鏡時的會聚

依據圖 27.4，求解會聚的公式可表示如下：

$$\tan\theta = \frac{h'}{l' - s}$$

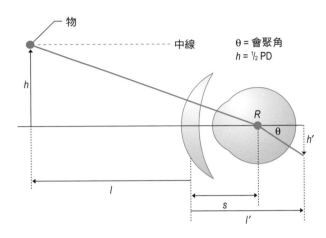

圖 27.4　使用眼鏡矯正之遠視患者的會聚。

在求解角度 θ 時，為使解出的 θ 角都是正值，需忽略 h' 的負號。此例題所給出的數值為：

- $F = +6.00\,D$
- 瞳距為 66 mm，1/2 PD 與 $h = 33\,mm$
- $s = 25\,mm$
- $l = $ 與眼鏡平面的距離為 −0.40 m。

$$L' = \frac{1}{l} = \frac{1}{-0.40} = -2.50\,D$$
$$L' = L + F = -2.50 + (+6.00) = +3.50\,D$$
$$l' = \frac{1}{L'} = \frac{1}{+3.50} = +0.2857\,m$$
$$h' = h \times \frac{l'}{l} = 0.033 \times \frac{+0.2857}{-0.4000} = -0.0236\,m$$

以上各方程式的數值皆以公尺為單位。

$$\tan\theta = \frac{h'}{l' - s} = \frac{|0.0236|}{0.2857 - 0.025} = 0.0904$$

為了解出正值的角度，需忽略 h' 的負號：

$$\tan^{-1}(0.0904) = 5.17°$$

因此，觀看近物所需的眼球轉動或會聚為 6.53°。

表 27.2　例題 27.2 解出的結果整理

	眼睛調節 (D)	會聚 (°)
眼鏡	+2.81	7.18
隱形眼鏡	+2.43	5.17

會聚以稜鏡度表示為：

$$p = 100\tan 5.17 = 9.04\Delta$$

戴隱形眼鏡時的會聚

看近物所需的會聚或轉動，可表示如下：

$$\tan\theta = \frac{h}{l + s}$$

同樣地，h 等於 1/2 PD。

本例題所使用的數值為：

- $l = -40\,m$
- $s = 27\,mm$
- $h = 33\,mm$

所有的數值均以公尺為單位，同時為了解出正值的角度，需忽略 l' 的負號：

$$\tan\theta = \frac{h}{l + s} = \frac{0.033}{|0.400| + 0.025} = 0.0776$$

$$\tan^{-1}(0.0776) = 4.44°$$

因此，觀看近物時所需的轉動或會聚為 4.44°，會聚可以稜鏡度表示為：

$$p = 100 \tan 4.44 = 7.76\Delta$$

由此可知，戴隱形眼鏡的患者所需的調節和會聚，會少於戴眼鏡者所需的調節與會聚。

第 27 章總結

- 若是近視，使用隱形眼鏡矯正時所需要的調節和會聚，會大於使用眼鏡矯正者。

- 若是遠視，使用隱形眼鏡矯正時所需要的調節和會聚，會少於使用眼鏡矯正者。

- 因此，從隱形眼鏡換成眼鏡時 (或從眼鏡換成隱形眼鏡時)，調節會聚的比值 (accommodation convergence ratio) 只會有最小程度的干擾。

進階閱讀

Douthwaite W A (2006) *Contact Lens Optics and Lens Design.* Elsevier, Oxford

Efron N (2002) *Contact Lens Practice.* Butterworth-Heinemann, Oxford

Rabbetts R B (1998) *Bennett & Rabbetts' Clinical Visual Optics.* Butterworth-Heinemann, Oxford

Tunnacliffe A H (1993) *Introduction to Visual Optics.* Association of the British Dispensing Opticians, London

隱形眼鏡軸向與徑向的邊緣厚度

簡介

圖28.1為正屈光力的隱形眼鏡邊緣特定距離處的徑向邊緣厚度(radial edge thickness)t_r與軸向邊緣厚度(axial edge thickness)t_a的比較。軸向邊緣厚度是指特定直徑的隱形眼鏡,在平行於光軸的方向,從鏡片後表面測量至前表面的厚度。徑向邊緣厚度則是指從隱形眼鏡前表面一點,沿著法線至曲率中心C_1點的連線,與後表面的交點所測得之間距。當然,這條法線即是前表面的曲率半徑r_1,故稱為「徑向邊緣厚度」。

本章內容

- 單弧隱形眼鏡徑向邊緣厚度的計算。
- 雙弧隱形眼鏡徑向邊緣厚度的計算。

單弧隱形眼鏡徑向邊緣厚度的計算

　　計算隱形眼鏡的徑向邊緣厚度的目的為何?該問題的答案在於:唯有藉由計算鏡片的厚度,才能達到正確地估計出硬式透氧 (RGP) 鏡片和軟式鏡片的透氧率的目的。鏡片的軸向邊緣厚度,則不適用於此目的,因為假設氣體通常會經最短路徑流動,而徑向邊緣厚度比軸向邊緣厚度薄。ISO 8320 和 BS 3521 都建議應以垂直於隱形眼鏡鏡片前表面的方向,實施徑向邊緣厚度的測量。

　　隱形眼鏡徑向邊緣厚度 (t_r) 是前表面曲率半徑 r_1 的一部分。圖 28.2 (a) 為一個前表面曲率中心 (C_1)、後表面曲率中心 (C_2)、前表面曲率半徑 (r_1),以及後表面曲率半徑 (r_2) 的正單弧鏡片。

徑向邊緣厚度是對隱形眼鏡邊緣的某已知點實施計算。自該點到鏡片光軸的距離,以常見的符號 y (半孔徑大小) 表示。請注意,y 通常是在鏡片的前表面進行的測量,因為隱形眼鏡的徑向邊緣厚度是垂直於其前表面所做的測量。隱形眼鏡的中心厚度標示為 t_c。檢視圖 28.2,顯示出一個呈三角形的外觀,三個角分別標示為 A、B 和 C,而與三個角對應的三個邊長,則分別被標示為 a、b 和 c。

　　檢視此三角形可知:邊長 c 等於前表面曲率半徑減去徑向邊緣厚度:

$$c = r_1 - t_r$$

　　邊長 b 則等於後表面的曲率半徑 (BOZR 或 r_2):

$$b = r_2$$

　　此三角形第三邊的長度可由下式得出:

$$a = r_2 + t_c - r_1$$

若已知表面半徑 r_1、r_2 以及中心厚度 t_c，或是由已知的條件計算出，則邊長 a 與邊長 b 也隨即可知。要求出徑向邊緣厚度 t_r，我們需要解出邊長 c。正弦規則 (sine rule) 為求解邊長 c 的方法之一：

$$\frac{a}{\sin A} = \frac{b}{\sin B} = \frac{c}{\sin C}$$

從圖 28.2 可知角度 B 為：

$$B = 180 - \theta$$

且角度 θ 可由 y 和 r_1 的值求出：

$$\sin\theta = \frac{y}{r_1}$$

因此：

$$\theta = \sin^{-1}\left(\frac{y}{r_1}\right)$$

解出角度 B 後，我們再使用正弦規則來求解角度 A：

$$\frac{a}{\sin A} = \frac{b}{\sin B}$$

因此：

$$\sin A = \frac{a}{b}\sin B$$

角度 C 可由三角形的幾何公式推導：

$$C = 180 - (A + B)$$

然後，再次應用正弦規則，可計算出邊長 c：

$$\frac{c}{\sin C} = \frac{a}{\sin A}$$

因此：

$$c = a\left(\frac{\sin C}{\sin A}\right)$$

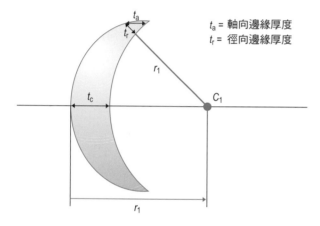

圖 28.1　單弧隱形眼鏡的軸向與徑向邊緣厚度。t_a = 軸向邊緣厚度；t_r = 徑向邊緣厚度。要注意的是，r_1 是經由鏡片前表面測量到 c_1 的距離，所以 t_r 為 r_1 的一部分。

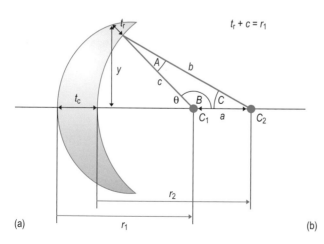

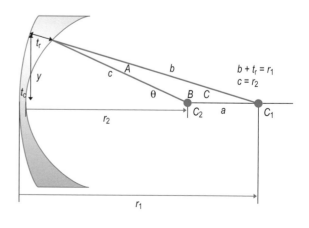

圖 28.2　(a) 正屈光力單弧隱形眼鏡與 (b) 負屈光力單弧隱形眼鏡的徑向邊緣厚度。

最後，藉由重新整理算式可得出徑向邊緣厚度：

$$c = r_1 - t_r$$

或：

$$t_r = r_1 - c$$

例題 28.1

計算出距離鏡片邊緣 0.25 mm 處的徑向邊緣厚度：

C1 : 7.75 : 10.00

已知前表面的曲率半徑 r_1 為 7.45 mm，中心厚度 $t_c = 0.25$ mm。

所有的計算過程請參考圖 28.2a：

$$a = (t_c + r_2) - r_1$$

$$r_2 = \text{BOZR}$$

$$a = (0.25 + 7.75) - 7.45 = 0.55 \text{ mm}$$

$$\sin\theta = \frac{y}{r_1}$$

$$y = \left(\frac{10}{2}\right) - 0.25 = 4.75 \text{ mm}$$

$$\sin\theta = \frac{4.75}{7.45} = 0.6376$$

$$\theta = 39.6119°$$

$$B = 180 - \theta$$

$$B = 180 - 39.6119 = 140.3881°$$

以正弦規則求解角度 A：

$$\frac{a}{\sin A} = \frac{b}{\sin B}$$

且：

$$\sin A = \frac{a}{b}\sin B$$

$$b = r_2 = 7.75 \text{ mm}$$

$$\sin A = \left(\frac{0.55}{7.75}\right)\sin 140.3881° = 0.04525$$

$$A = 2.5934°$$

$$C = 180 - (A + B)$$

$$C = 180 - (2.5934 + 140.3881) = 37.0185°$$

利用正弦規則來找出邊長 c：

$$\frac{c}{\sin C} = \frac{a}{\sin A}$$

以及：

$$c = a\left(\frac{\sin C}{\sin A}\right)$$

$$c = 0.55\left(\frac{\sin 37.0185°}{\sin 2.5934°}\right) = 7.3183 \text{ mm}$$

因此，徑向邊緣厚度 (t_r) 為：

$$t_r = r_1 - c$$

$$\boldsymbol{t_r = 7.4500 - 7.3183 = 0.1316 \text{ mm}}$$

假如要求解軸向邊緣厚度，我們需用已知的直徑算出每一表面的垂度（利用精確的垂度公式）。精確的垂度公式為：

$$s = r - \sqrt{r^2 - y^2}$$

$$r_1 = 7.45 \text{ mm}$$

$$r_2 = 7.75 \text{ mm}$$

$$y = \left(\frac{10}{2}\right) - 0.25 = 4.75 \text{ mm}$$

故前表面垂度為：

$$s_1 = r_1 - \sqrt{r_1^2 - y^2}$$

$$s_1 = 7.45 - \sqrt{7.45^2 - 4.75^2} = 1.7107 \text{ mm}$$

後表面垂度為：

$$s_2 = r_2 - \sqrt{r_2^2 - y^2}$$

$$s_2 = 7.75 - \sqrt{7.75^2 - 4.75^2} = 1.6263 \text{ mm}$$

軸向邊緣厚度 t_a 為：

$$t_a = (t_c - s_1) + s_2$$

$$t_a = (0.2500 - 1.7107) + 1.6263 = 0.1656 \text{ mm}$$

誠如本章的開頭所述，徑向邊緣厚度會比軸向邊緣厚度薄。

在例題28.1中，$t_r = 0.1316$ mm 且 $t_a = 0.1656$ mm。同時，所有的表面半徑都是已知。不過，此例題可能不會給出全部所需的表面半徑，例如本題僅給出鏡片的後光學區半徑 (BOZR) r_2 和後頂點屈光力 (BVP)。在此例題中，r_1 需要使用逆向光線追跡法求解。此外，例題 28.1 以正屈光力的隱形眼鏡作為例子。假如為負屈光力的鏡片，前表面曲率將小於後表面曲率，這意味著曲率中心 c_1 和 c_2 的位置將顛倒，即 c_2 會比 c_1 更接近鏡片。因此，三角形邊長 a 的計算將變成：

$$a = r_1 - (t_c + r_2)$$

接著，我們來看一個負屈光力鏡片的例子。

例題 28.2

計算出距離鏡片邊緣 0.25 mm 的徑向邊緣厚度：

$$C1 : 7.50 : 9.00 \text{ BVP} - 4.25 \text{ D}$$

其中，鏡片中心厚度 $t_c = 0.50$ mm，鏡片材料的折射率為 1.49。所有的計算過程皆請參考圖 28.2b。

此例題並未給出隱形眼鏡前表面的曲率半徑，所以我們必須使用順向光線追跡法來計算。

因為折射率、中心厚度和 BOZR 皆為已知，故可算出前表面的曲率半徑。由於 r_2(BOZR) 為已知，後表面屈光力 F_2 可用下式算出：

$$F_2 = \frac{1 - n_{cl}}{r_2}$$

其中，空氣的折射率取為 1，n_{cl} 為隱形眼鏡材料的折射率，r_2 為 BOZR：

$$F_2 = \frac{1.00 - 1.49}{+7.50 \times 10^{-3}} = -65.3333 \text{ D}$$

隱形眼鏡的等效空氣距離 (EAD) 可由下式得出 (代入以公尺為單位的 t_{cl})：

$$\text{EAD} = \frac{t_{cl}}{n_{cl}} = \frac{5 \times 10^{-4}}{1.49} = 3.3557 \times 10^{-4} \text{ m}$$

現在 EAD 已解出，隱形眼鏡兩個表面之間的折射率可假設為 **與空氣的折射率相等** ($n = 1$)。此數值被用於下列光線追跡法，我們需要利用順向光線追跡來找出前表面屈光力。一如既往，計算分為兩欄進行，一欄為聚散度，另一欄為距離。隱形眼鏡在空氣中的 BVP 為 -4.25 D，此數值和 L'_2 相等，亦為光線追跡的起點。

聚散度(D)   距離(m)

$$L'_2 = -4.2500 \text{ D}$$
$$L_2 = L'_2 - F_2$$
$$L_2 = -4.2500 - (-65.3333) = +61.0833 \text{ D}$$

$$L_2 = +61.0833 \text{ D} \quad \rightarrow \quad l_2 = \frac{1}{+61.0833} = +0.01637 \text{ m}$$

$$l'_1 = l_2 + \left(\frac{t_{cl}}{n_{cl}} \right) \text{ (step-back)}$$

$$L'_1 = \frac{1}{+0.01671} \quad \leftarrow \quad l'_1 = +0.01637 + 3.3557 \times 10^{-4}$$
$$= +59.8564 \text{ D} \qquad\qquad = 0.01671 \text{ m}$$

當 $L_1 = 0.00$, $L_1 = F_1$
$$F_1 = +59.8564 \text{ D}$$

FOZR 可用下式得出：

$$r_1 = \frac{n' - n}{F_1}$$

$$r_1 = \frac{1.49 - 1.00}{+59.8564} = +8.1863 \times 10^{-3} \text{ m}.$$

因此,隱形眼鏡的前光學區半徑 (FOZR) 為 +8.1863 mm。

由於,現在已知 r_1,所以我們可以運用例題 28.1 中的正弦規則來找出邊長 b,進而得出徑向邊緣厚度。最重要的是,在計算過程中都要參考圖 28.2b:

$$a = r_1 - (t_c + r_2)$$

$$r_2 = BOZR = 7.50 \text{ mm}$$

$$t_c = 0.50 \text{ mm}$$

$$a = 8.1863 - (0.5000 + 7.5000) = 0.1863 \text{ mm}$$

$$\sin C = \frac{y}{r_1}$$

$$y = \left(\frac{9.00}{2}\right) - 0.25 = 4.25 \text{ mm}$$

$$\sin C = \frac{4.25}{8.1863} = 0.5192$$

$$C = 31.2759°.$$

利用正弦規則來求解角度 A:

$$\frac{a}{\sin A} = \frac{c}{\sin C}$$

因此:

$$\sin A = \frac{a}{c} \sin C$$

$$c = r_2 = 7.50 \text{ mm}$$

$$\sin A = \left(\frac{0.1863}{7.5000}\right) \sin 31.2759 = 0.0129$$

$$A = 0.7389°$$

從圖 28.2b 的幾何形狀來求解角度 B:

$$B = 180 - (A + C)$$

$$B = 180 - (0.7389 + 31.2759) = 147.9852°$$

利用正弦規則來找出邊長 b:

$$\frac{B}{\sin b} = \frac{a}{\sin A}$$

且:

$$b = a\left(\frac{\sin B}{\sin A}\right)$$

$$b = 0.1863\left(\frac{\sin 147.9852}{\sin 0.7389}\right) = 7.6586 \text{ mm}$$

因此,徑向邊緣厚度 t_r 為:

$$t_r = r_1 - b$$

$$\boldsymbol{t_r = 8.1863 - 7.6586 = 0.5277 \text{ mm}}$$

注意!當鏡片為負屈光力時,不需要計算角度 θ。

雙弧隱形眼鏡徑向邊緣厚度的計算

隱性眼鏡徑向邊緣厚度的計算,現在需擴充到有關雙弧透鏡計算的例題 28.3 中。

例題 28.3

計算由鏡片周圍向內 0.75 mm 處的徑向邊緣厚度:

C2:7.70:6.50/9.00:9.50

其中,BVP 為 +4.50 DS,鏡片材料的折射率為 1.50,中心厚度為 0.50 mm。

雙弧 (C_2) 隱形眼鏡是由一個具中央半徑的後表面及較平坦的邊緣曲面所構成的,而位於兩曲面間的曲率變化急遽。在圖 28.3 中,有些誇張地呈現出單弧 (C_1) 鏡片與雙弧 (C_2) 鏡片的比較。以上提供的數值解釋如下:**7.70** 為 BOZR(中央區域的曲率半徑);**6.50** 為後光學區直徑 (BOZD 或中央區域的直徑);**9.00** 為邊緣曲面的半徑;**9.50** 為鏡片的總直徑。所有測量均以毫米 (millimeters) 為單位。

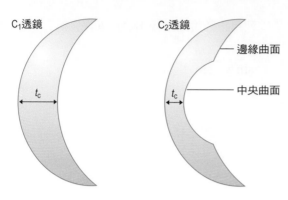

圖 28.3 單弧與雙弧。[圖註] C_1 鏡片、C_2 鏡片

以下列出求解此例題的三個步驟:

1. 此例題並未給出隱形眼鏡前表面的曲率半徑,故需要計算。

2. 鏡片中心區需要用到垂度,以便解出圖 28.5 中之三角形 ABC 的邊長 a。

3. 然後,可利用先前討論的三角幾何公式,來計算徑向邊緣厚度。

步驟 1

由於折射率、中心厚度和 BOZR 均為已知,可計算出前表面曲率半徑。我們將後光學區的屈光力稱為 F_2,BOZR 稱為 r_2,利用以下熟悉的算式可得:

$$F_2 = \frac{1 - n_{cl}}{r_2}$$

其中,空氣中的折射率取為 1,n_{cl} 為隱形眼鏡材料的折射率,r_2 為後光學 (中心) 區的曲率半徑:

$$F_2 = \frac{1.00 - 1.50}{+7.70 \times 10^{-3}} = -64.9351 \, D$$

隱形眼鏡的等效空氣距離 (EAD) 可由下式得出 (代入以公尺為單位的 t_{cl}):

$$EAD = \frac{t_{cl}}{n_{cl}} = \frac{5 \times 10^{-4}}{1.50} = 3.3333 \times 10^{-4} \, m$$

現在 EAD 已解出,隱形眼鏡兩個表面間的折射率可假設為**等於空氣中的折射率** ($n = 1$)。此數值將被用於下列光線追跡法中,我們需要使用逆向光線追跡法求解出前表面屈光力。一如既往,計算分為兩欄進行,一欄為聚散度,另一欄為距離。隱形眼鏡在空氣中的 BVP 為 +4.50 D,此數值等於 L'_2,且為光線追跡的起點。

聚散度(D)	距離(m)

$$L'_2 = +4.5000 \, D$$
$$L_2 = L'_2 - F_2$$
$$L_2 = +4.5000 - (-64.9351) = +69.4351 \, D$$

$$L_2 = +69.4351 \, D \quad \rightarrow \quad l_2 = \frac{1}{+69.4351}$$
$$= +0.01440 \, m$$

$$l'_1 = l_2 + \left(\frac{t_{cl}}{n_{cl}}\right) (逆向的)$$

$$L'_1 = \frac{1}{+0.01473} \quad \leftarrow \quad l'_1 = +0.01440 + 3.3333 \times 10^{-4}$$
$$= +67.8643 \, D \qquad\qquad = 0.01473 \, m$$

當 $L_1 = 0.0000, L_1 = F_1$

$$F_1 = +67.8643 \, D$$

FOZR 可由下式得出:

$$r_1 = \frac{n' - n}{F_1}$$

$$r_1 = \frac{1.50 - 1.00}{+67.8643} = +7.3676 \times 10^{-3} \, m$$

因此,隱形眼鏡的 FOZR 為 +7.3676 mm。

步驟 2

本例題的下一步驟,涉及中心區 (BOZR 和 BOZD)。圖 28.4 顯示兩曲面的垂度,一為中心曲面的垂度 (s_1),另一個為邊緣曲面的垂度 (s_2)。我們必須使用這些曲面的垂度來求解圖 28.5 的三角形 ABC 之邊長 a。邊長 a 是一個未知數;邊長 $b = r_2$,在此例題中為後外圍曲面

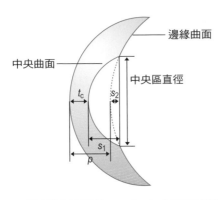

圖 28.4 雙弧隱形眼鏡：s_1 為中央區直徑的中央曲面的垂度；s_2 為中央區直徑的周邊曲面的垂度；$p = (t_c + s_1) - s_2$，且等於 C_1 鏡片的中心厚度。

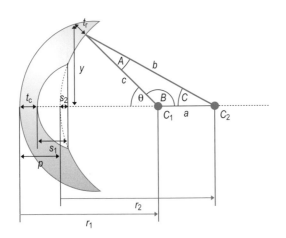

圖 28.5 求解雙弧隱形眼鏡徑向邊緣厚度的圖示。雙弧隱形眼鏡的徑向邊緣厚度為 $a = (r_2 + p) - r_1$。

的半徑 (9.00 mm)；邊長 c 為前表面曲率半徑 r_1 的一部分，並可在步驟 3 時以正弦規則解得。建議檢視圖 28.4 和圖 28.5，並找出距離 p。假如鏡片為單弧 (C_1) 設計，p 將會和單弧的中心厚度相等。如果已知 p，則：

$$a = (r_2 + p) - r_1$$

利用例題 28.1 所述的三角幾何公式可計

算出徑向邊緣的厚度。因此，我們需要借助圖 28.4 求解出 p：

$$p = (t_c + s_1) - s_2$$

其中，t_c 為隱形眼鏡中心厚度，s_1 是孔徑為 6.50 mm(BOZD) 時中心曲面的垂度 (7.70 mm)，而 s_2 為當孔徑為 6.50 mm(BPZD) 時後表面周邊半徑的垂度 (9.00 mm)。

使用熟悉的垂度公式：

$$s = r - \sqrt{r^2 - y^2}$$

參考圖 28.4，可以計算出兩曲面的垂度值 s_1 和 s_2。將數值代入垂度公式時，需要小心地計算 (每一步都要參考圖 28.4)，利用：

$$s_1 = r_c - \sqrt{r_c^2 - y^2}$$

其中，$r_c = 7.70$ mm(後中心曲面的曲率半徑)，且 $y = 3.25$ mm。在本例題中，y 代表中心區的半孔徑 (semi-aperture)，可由 6.50 / 2 得出：

$$s_1 = 7.70 - \sqrt{7.70^2 - 3.25^2} = 0.7195 \text{ mm}$$

$$s_2 = r_p - \sqrt{r_p^2 - y^2}$$

其中，$r_p = 9.00$ mm(後邊緣曲面的曲率半徑)，且 $y = 3.25$ mm(中心區的半孔徑)。

$$s_2 = 9.00 - \sqrt{9.00^2 - 3.25^2} = 0.6073 \text{ mm}$$

從圖 28.4：

$$p = (t_c + s_1) - s_2$$

$$p = (0.5000 + 0.7195) - 0.6073 = 0.6122 \text{ mm.}$$

從圖 28.5：

$$a = (r_2 + p) - r_1$$

$$\mathbf{a = (9.0000 + 0.6122) - 7.3676 = 2.2446 \text{ mm}}$$

步驟 3

因為三角形 ABC(圖 28.5) 的邊長 a 為已知，我們現在可以使用例題 28.1 中單弧鏡片的正弦規則來找出邊長 c，進而求出徑向邊緣厚度。最重要的是，全部的計算過程都要參考圖 28.5：

$$a = 2.2446 \text{ mm}$$

$$\sin \theta = \frac{y}{r_1}$$

$$y = \left(\frac{9.50}{2}\right) - 0.75 = 4.00 \text{ mm}$$

(9.50 mm 為鏡片總直徑；0.75 mm 為求解徑向邊緣厚度上的一點)。

$$\sin \theta = \frac{4.0000}{7.3676} = 0.5429$$

$$\theta = 32.8825°$$

$$B = 180 - \theta$$

$$B = 180 - 32.8825 = 147.1175°$$

$$\frac{a}{\sin A} = \frac{b}{\sin B}$$

以及：

$$\sin A = \frac{a}{b} \sin B$$

$$b = r_2 = 9.00 \text{ mm}(後曲面邊緣半徑)。$$

$$\sin A = \frac{2.2446}{9.000} \sin 147.1175° = 0.1354$$

$$A = 7.7820°$$

$$C = 180 - (A + B)$$

$$C = 180 - (7.7820 + 147.1175) = 25.1005°$$

$$\frac{c}{\sin C} = \frac{a}{\sin A}$$

以及：

$$c = a\left(\frac{\sin C}{\sin A}\right)$$

$$c = 2.2446\left(\frac{\sin 25.1005}{\sin 7.7820}\right) = 7.0321 \text{ mm}$$

因此，徑向邊緣厚度 t_r 為：

$$t_r = r_1 - c$$

$$\mathbf{t_r = 7.3676 - 7.0321 = 0.3355 \text{ mm}}$$

第 28 章總結

除了介紹新題材外，本章例題證明了為何以光學之其他樣貌，會是解決問題方案中的整體或必要部分，例如光線追跡法和垂度。

徑向邊緣厚度的計算本身並不困難，惟理解此主題的關鍵在於圖中的結構和幾何學原理。

有關隱形眼鏡厚度更詳細的討論，讀者可參考 Douthwaite (2006)。

進階閱讀

Douthwaite W A (2006) *Contact Lens Optics and Lens Design*. Elsevier, Oxford

Efron N (2002) *Contact Lens Practice*. Butterworth-Heinemann, Oxford

隱形眼鏡的檢測

簡介

隱形眼鏡供應者必須確保其品質管理，和負責其後續臨床表現。因此，在測量與檢驗提供的隱形眼鏡時，除了兼顧銷量外，鏡片的品質穩定性與規格準確度也非常重要。

　　檢查項目包含：

* 交給患者的鏡片是完整及良好的：
  - 需確認個別包裝與外包裝盒的完整性。
* 確保患者拿到的是正確的鏡片：
  - 如鏡片配戴在正確的眼睛(左右眼)。

　- 確認使用的鏡片未和舊鏡片混淆。
* 確定鏡片在使用後沒有變形。
* 需定期檢查試片組規格的準確性。

　　測量儀器的種類非常多元，大多數的測量儀器是為了特定目的而設計出來的，其中也有適用於檢查隱形眼鏡特定參數及規格的測量儀器，這部分將於本章概述及介紹。

　　請記住，在使用所有測量儀器前，最重要的是儀器校正與定期保養，這是測量結果準確的第一步。

本章內容

* 硬式隱形眼鏡鏡片的檢測。
* 軟式與矽水凝膠隱形眼鏡鏡片的檢測。
* 公差值標準。

硬式隱形眼鏡鏡片的檢測

　　後光學區半徑 (BOZR) 和後頂點屈光度數 (BVP) 這兩項參數，可說是硬式隱形眼鏡最重要的規格數據。前者容易在一段時間後發生改變和變形，因此，鏡片的例行檢測及保養是很重要的。在檢查的同時，也可以確保患者是否戴到不適合或是將不對的鏡片戴到眼睛上，例如鏡片左右戴顛倒等問題。此外，有時也會有特定患者想依舊有鏡片的規格做新的鏡片，此時測量舊鏡片的參數與規格，是必要的。

　　鏡片的規格和光學品質需要在一定的公差規範內，因為鏡片的尺寸準確度將會影響臨床驗配時的種種表現。英國所採用的公差規範為英國標準協會 (British Standards Institution) 和國際標準化組織 (International Standards Organization) 的標準，此標準將於本章結尾總結。

屈光度測量

儀器：鏡片驗度儀 (focimeter / Lensometry)

方法

1. 將要測量的鏡片先清洗乾淨。

2. 驗度儀設置為直立方向。

3. 輕輕地拿取鏡片，並盡可能靠近驗度儀的測量位置。

4. 測量鏡片的後頂點屈光度數 (BVP)，須將鏡片的凸面朝向驗度儀放置 (讀數可能會比真實的後頂點屈光度數來得高或比其度數來得低，特別是當鏡片有較高的傾斜角時)。

5. 觀察影像品質，當察覺影像有扭曲時，代表此鏡片的光學成像不佳。

6. 然而，良好的影像也並不保證整個鏡片的光學成像完全良好，因驗度儀的測量範圍有限。

半徑測量

儀器：曲率半徑測量儀 (radiuscope)

曲率半徑測量儀 (又稱為 microspherometer) 可用來測量隱形眼鏡的曲率半徑。曲率半徑測量儀的光學原理是基於 Drysdale's method，此方法是用來決定凸面和凹面鏡半徑的方法。Drysdale 原理見圖 29.1~29.4。 在圖 29.1 中，當光源通過正透鏡聚焦於凹面鏡上時，它會沿著本身的路徑反射回來，並在光源處形成影像 (返回影像)。如果現在將鏡片 (和光源) 移動遠離凹面鏡 (圖 29.1)，則會發現在光源處也可看到返回影像。由此可知，當鏡片發射出的光聚焦在凹面鏡的曲率中心 (C) 時，其所移動的距離等於反射面的曲率半徑。此論點一樣可應用於凸面鏡上 (圖 29.1 和 29.4)，在這種情況下，鏡片 (和光源) 必須朝向凸面鏡移動。

因此，Drysdale 原理可應用於反射面曲率半徑的實際測量，此時我們需要的是一個複合

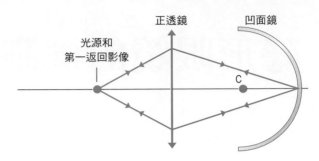

圖 29.1

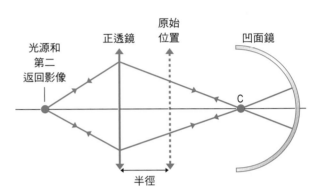

圖 29.2

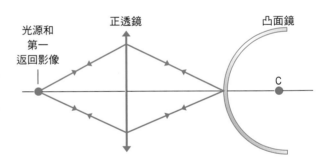

圖 29.3

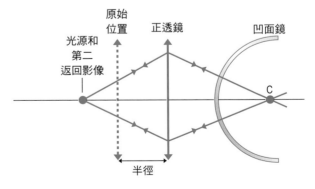

圖 29.4

顯微鏡，該顯微鏡中有一個沿著儀器軸線投影的目標。當該目標的影像被聚焦在如隱形眼鏡這樣的反射面上時，我們可透過顯微鏡看到該目標影像。而當聚焦落在反射面曲率中心時（空中影像）時，我們也可以看到對焦的影像。所見目標之兩個對焦影像的相對距離，就等於該表面的曲率半徑（圖 29.5a）。藉由附加的顯示量測裝置，例如刻度盤（dial gauge），我們便可得知此距離的測量結果，如圖 29.5b 所示。

曲率半徑測量儀除了可測量鏡片的後曲率半徑、前曲率半徑之外，也可以測量鏡片的外圍半徑、鏡片厚度及軸性翹角。在測量硬式隱形眼鏡鏡片時，為了獲得較好的測量影像，必須確保鏡片放置於鏡架中央，並在放置前滴下一滴食鹽水，以減少鏡片前表面的反射。另外，當曲率半徑測量儀外加軟式置鏡裝置，也可用來測量軟式鏡片的曲率半徑。在此例子中，測量出的半徑數值必須乘以裝置中食鹽水的折射率，以取得實際的半徑數據。測量散光鏡片時，其同一鏡面對焦上會產生兩條線的影像（彼此成 90°）。而在非球面硬式隱形眼鏡的情況中，我們需要的是非球面鏡片的頂點的半徑，為了達到該測量結果，可藉由縮小照明器的孔徑來減少該測量區域的直徑，為此，大多數的儀器都具有可縮小孔徑的設計。

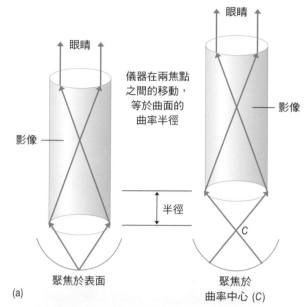

(a)

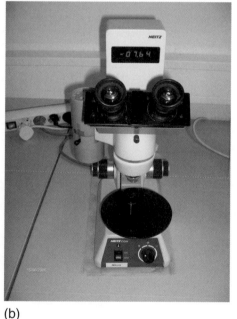

(b)

圖 29.5 採用刻度盤規的曲率半徑測量儀。

方法

1. 在置鏡架的凹槽中滴一滴食鹽水。
2. 先清理並乾燥需量測的鏡片，並將鏡片凸面朝下，放置在曲率半徑測量儀的鏡架上並與食鹽水接觸。
3. 小心拿取鏡片以避免鏡片彎曲變形，鏡片變形將會導致錯誤的讀數。
4. 將顯微鏡對準於鏡片後表面中心的空中影像。

5. 記錄刻度盤上的讀數（或將刻度盤設為 0）。
6. 接下來，使用細調節輪將顯微鏡對準鏡片表面。
7. 然後記錄第二次讀數，兩個讀數的差可得出所量測鏡片的曲率半徑。

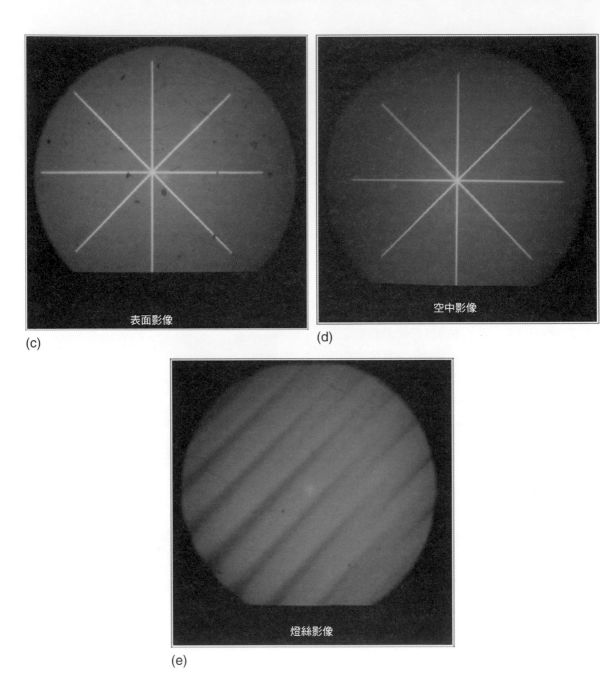

(c) 表面影像

(d) 空中影像

(e) 燈絲影像

圖 29.5，續

8. 應取三組讀數，然後計算其平均值。

9. 記得每個讀數必須先聚焦於空中影像，然後再到表面影像來取得，反之亦然。

10. 當測量複曲面（散光）表面時，兩個主經線都需要測量。

測量技巧

• 從零轉動細調節輪到第二個測量位置之間，可看見光源燈絲的影像。觀察該影像即可看出所量測的鏡片是否有失真的狀況。

• 鏡片表面的影像通常比在曲率中心（空中）

的影像更亮、更大,且會顯示出所有的表面瑕疵。

圖 29.5c~e 顯示由鏡片表面反射的影像、空中影像,以及燈絲的影像。

例題 29.1

軟式置鏡裝置中的食鹽水折射率為 1.336,當測量軟式鏡片的後光學區半徑 (BOZR) 時,鏡片表面和空中影像的讀數分別為 2.15 mm 和 8.20 mm,計算此軟式鏡片的 BOZR。

假設鏡片是硬式,且不使用軟式置鏡裝置來測量鏡片,其鏡片的後光學區半徑 (BOZR) 為 8.20 − 2.15 = 6.05 mm。而轉換為軟式鏡片的 BOZR,測量的結果則必須乘以裝置中食鹽水的折射率。因此,軟式鏡片的 BOZR 為 6.05 × 1.336 = 8.08 mm。

儀器:角膜弧度測量儀

許多儀器公司皆有生產可夾住隱形眼鏡測量鏡片,用來輔助測量鏡片後光學區半徑 (BOZR) 的裝置。這些裝置具有特殊的置鏡架,該置鏡架是使用一片鍍銀鏡和鏡片支撐架所組成。鏡片置於食鹽水中,在水平支撐架的小凹陷處,另外將該鍍銀鏡設置在儀器光軸 45° 處,並將儀器的光線反射到被測量的表面上。當用角膜弧度測量儀測量硬式隱形眼鏡的 BOZR 時,需使用特殊改良的刻度尺或換算表,因為角膜弧度測量儀主要是用於凸表面 (角膜),而不是凹透鏡表面。如果無法取得這些換算表,則需附加 0.03 mm 來為凹表面校正。

外圍半徑

若想使用曲率半徑測量儀來測量鏡片外圍半徑是可行的。鏡片僅需要稍微傾斜,外圍區的寬度至少 1 mm 以上,並且界線清楚。若寬度不足是不易量測的。

直徑測量

總直徑
儀器:頭戴式放大鏡或 V-gauge (鏡片直徑測量尺)
頭戴式放大鏡的方法
頭戴式放大鏡有七種放大倍率可調整。需將隱形眼鏡定位在刻度尺上進行量測。

V-gauge(鏡片直徑測量尺) 的測量方法
此方法只能測量鏡片總直徑 (TD)。該裝置包括刻度在 6.0 和 12.5 mm 之間的 V 形槽。

技巧
確保鏡片是乾燥的,否則可能難以從 V-gauge 取下而不損壞到鏡片。

其他直徑 (BOZD 和 BPZD)
後光學區直徑 (BOZD) 和後外圍區直徑 (BPZD) 可使用放大鏡或投射系統的方式來測量。不過,由於市場上有愈來愈多的非球面鏡片出現,欲測量鏡片的後光學區大小與外圍區直徑變得更加困難。應在不同的經線重複測量,來驗證 BOZD 是否為圓形。假定鏡片有雙軸的外圍區,則 BOZD 會呈橢圓形。

厚度測量
中心和邊緣厚度 (t_c 和 t_e)
儀器:鏡片厚度表
此儀器由一個加載彈簧的探針所組成,該探針的度數由外顯表顯示,如圖 29.6 所示。

方法
1. 在測量邊緣厚度時,需在鏡片邊緣量測多次的讀數,因為厚度可能會隨著圓周圍而改變。
2. 隨時注意量測時不要損壞或夾壞鏡片。

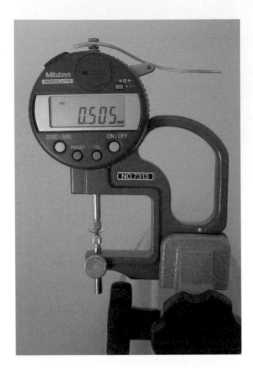

圖 29.6 厚度規。

邊緣輪廓檢驗

隱形眼鏡邊緣的物理形狀會對配戴的舒適度產生重大的影響。一個簡單和相對快速的方法為使用手持式放大鏡、立體顯微鏡或裂隙燈來檢視鏡片。使用較高倍率放大鏡,將鏡片固定在置鏡架上有利於檢查。

表面品質
儀器:裂隙燈、頭戴式放大鏡或曲率半徑測量儀

為了檢測因製造過程不良所引起的表面缺陷,例如刮痕、車刀痕、拋光不良或鏡面燙傷和壓傷等,使用 20 或 20 以上的放大倍率的放大鏡是必需的。表面燙傷的結果是製造過程中鏡片過熱所導致的,這樣的鏡片較容易造成親水性不佳。

特殊製程

包括:

- 雷刻標記。
- 鏡片代碼。
- 鏡片材料染色。
- 鏡片設計。
- 稜鏡垂重 (底部邊緣厚度增加)。
- 鑽孔 (數量、位置,大小)。
- 截邊。

材料

儘管不同材質的比重不太相同,但是以重量來辨別鏡片材料還是很困難的。有時最簡單辨識的方法可能是觀察鏡片的顏色,因為某些鏡片材質可能只有一種獨特色調。

尺寸公差

規範尺寸公差的目的在於確保鏡片能夠滿足患者配戴後的功能。硬式透氣 (RGP) 隱形眼鏡的常見公差如表 29.1 所示。測量應在 20 ± 5 °C 的溫度範圍中進行檢測。

硬式隱形眼鏡的尺寸公差

「BS 7208:Part 1:1992 'Contact lenses – Part 1::硬式角膜和鞏膜隱形眼鏡的規格」,「ISO 8321-1:1991 光學和光學儀器—隱形眼鏡—第一部分:硬式角膜和鞏膜隱形眼鏡的規格」。

軟式與矽水凝膠隱形眼鏡鏡片的檢測

軟式與矽水凝膠鏡片和硬式高透氣鏡片所需要的檢測目的幾乎相同,但是檢查方式卻相較困難許多,因為參數變化取決於以下因素:

- 鏡片含水的程度。
- 保存液的 pH 值。
- 空氣或食鹽水的濃度,溫度的影響。

表 29.1　硬式透氧隱形眼鏡的尺寸公差

尺寸	公差
BOZR(mm)	±0.05
BPZR(where measurable)(mm)	±0.10
BOZD(mm)	±0.20
FOZD(mm)	±0.20
TD(mm)	±0.10
t_c(mm)	±0.02
BVP 後頂點屈光度 (在較弱主經線)(D)：	
高達 ±5.00 D	±0.12
±5.00 D～±10.00 D	±0.18
±10.00 D～±15.00 D	±0.25
±15.00 D～±20.00 D	±0.37
>20.00 D	±0.50
圓柱屈光力 (D)：	
高達 2.00 D	±0.25
>2.00～4.00 D	±0.37
>4.00 D	±0.50
散光軸 (°)	±5

BOZD：後光學區直徑；BOZR：後光學區半徑；
BVP：後頂點屈光力；FOZD：前光學區直徑；
t_c：中心厚度；TD：總直徑。

- 放置在空氣中測量的時間。
- 支撐鏡片的方法。

BOZR(基弧)

儀器：光學球徑測量儀

　　這是一個測量鏡片基度的儀器。移動微探針直至探針接觸到隱形眼鏡的後表面，測量出矢深數據，然後將其轉換為曲率半徑單位。常見的儀器有 Optimec，可用來測量軟式隱形眼鏡的基弧儀器，它包括一個投影放大螢幕與輔助軟式鏡片置鏡槽。

方法

1. 沖洗鏡片，並將其放在含有 0.9% 食鹽水的鏡片置鏡槽中。

2. 確保鏡片放置在支撐架中心。

3. 探針朝著鏡片後表面升高，直至碰觸到後表面 (透過觀察鏡片移動來確定)，然後以 0.1 mm 一跳，讀出儀器刻度尺上的基弧數據。

4. 當探針已接觸到後表面時，可看見鏡片會隨之移動。

5. 此方法應至少重複三次，記錄其平均值。

儀器：角膜弧度測量儀

　　作者不太建議使用此方法來測量軟式鏡片的弧度，因為鏡片被置於食鹽水中，在水平支撐架的小凹陷處，而測量軟式鏡片時，卻又必須確保鏡片不變形且溫度須控制在一定的範圍之內。所測量出的數值，又必須乘以食鹽水的折射率 (平均值為 1.336)，以及凹透鏡表面校正數值 0.03 mm。因此，透過此方法獲得的結果並不太可靠。

總直徑

儀器：投影放大鏡

　　光學系統將放大的鏡片影像投射在校準的螢幕上，我們可透過該螢幕直接進行線性測量。

後頂點屈光力 (BVP)

　　測量屈光力最準確的方法是使用鏡片度數分布圖 (power profile mapping)，這種裝置包括 Visionix(圖 29.7)。這些裝置通常僅由製造商或研究機構使用，因此儀器的成本非常高。在實務上，最常使用的為度數驗度儀。

度數驗度儀：空氣中測量

方法

1. 將度數驗度儀預設至預期的屈光力位置。

2. 先用食鹽水沖洗待檢測的鏡片。

3. 甩掉多餘的食鹽水後，用無絨紙巾吸乾鏡片上的水分。

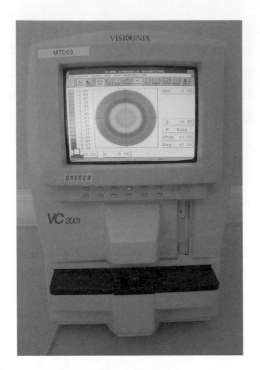

圖 29.7 用於鏡片度數分布圖的 Visionix。

4. 快速且小心地將鏡片凹面放置在儀器測量孔徑裝置上。
5. 直接從度數儀刻度尺上讀取鏡片的屈光度數。

技巧

- 在空氣中測量鏡片屈光力，相較容易且較為準確。
- 軟式裝置測量中的任何誤差都會放大四倍：在液體中，0.25 D 的誤差在空氣中為 1.00 D。

厚度

儀器：光學球徑測量儀或投影放大鏡

當觀察矢狀投影時，軟式鏡片測量裝置可以測量出鏡片中心厚度，可由直接投影放大鏡的毫米刻度尺來讀取。

儀器：曲率半徑測量儀

可使用標準的曲率半徑測量儀來決定鏡片厚度，但是比起實際的測量方法，這是較為理論的作法。

方法

1. 將鏡片凹面向下放置於凸面的球面試鏡上，該球面試鏡曲率比待測鏡片更陡，用此放置方式以確保與中心接觸。
2. 將目標對準球體表面，讓鏡片保持在原位。
3. 將刻度尺設為 0。
4. 將目標對準鏡片前表面。
5. 讀取從刻度尺行進過來的距離。
6. 乘以材料折射率來得出實際的中心厚度。

邊緣形狀和表面品質

觀察這些項目的最佳方法為投影放大鏡，裂隙燈是另一種有用又容易取得的工具，可以在高倍數放大下觀察鏡片。

沉積

投影放大鏡會顯示鏡片上有沉積的位置，如白點。觀察沉積的最佳方法為裂隙燈的間接照射法。透過使用傾斜光束和選擇暗的背景，我們可藉此觀察到鏡片上的沉積物。

含水量和材料

由於含水量跟折射率的關係成反比，可用折射率計估量出鏡片含水量。開發用於測量隱形眼鏡含水量的儀器中，有一種是 Atago CL-1 Refractometer 可用來量出鏡片的含水量。

方法

1. 用食鹽水沖洗鏡片，甩掉多餘的液體，並用無絨紙巾吸乾鏡片上的水分。
2. 將鏡片平放在稜鏡面上，注意不要損壞鏡片。
3. 使用外部光源，直接從內部刻度尺讀取光和暗區域間接合處的含水量數值。

表 29.2　軟式鏡片的尺寸與光學公差

尺寸	公差
BOZR(mm)	±0.20
矢深 (mm)	±0.05
總直徑 (mm)	±0.20
光學區直徑 (mm)	±0.20
中心厚度 (mm):	
高達 0.1mm	±0.01 + 10%
>0.1mm	±0.015 + 5%
BVP(在較弱主經線)(D):	
平光 ±10.00D	±0.25
±10.00~±20.00D	±0.50
>±20.00D	±1.00
散光度數 (D)：	
平光 –2.00D	±0.25
2.25~4.00D	±0.37
>4.00D	±0.50
散光軸度 (°)	±5

BOZR：後光學區半徑；BVP：後頂點屈光力。

- 要記住，測量軟式隱形眼鏡的裝置可能是交叉感染的潛在來源，必須定期清潔和消毒。
- 由於具有難以移除和損壞的風險，因此，將高含水量鏡片放於儀器量測時，需要特別小心。

公差值標準

目前軟式隱形眼鏡的規格，以 BS EN ISO 8321-2:2000 (BS 7208-24:2000) Ophthalmic optics – Specifications for materials, optical and dimensional properties of contact lenses Part 2： Single vision hydrogel contact lenses 為基礎。

第 29 章總結

本章討論了檢查硬式和軟式／矽水凝膠隱形眼鏡的必備儀器，以及隱形眼鏡測量的相關參數與公差值。

若僅從含水量來評估鏡片材料是非常不準確的，還可能需要仰賴其他線索來測定，例如標記、鏡片顏色。

軟式和矽水凝膠鏡片檢查的一般技巧

- 備置投影放大鏡，不僅用於檢查鏡片，也可用於對患者展示鏡片表面和邊緣是否有瑕疵以及沉積。

延伸閱讀

Douthwaite W A (2006) *Contact Lens Optics and Lens Design.* Elsevier, Oxford

Efron N (2002) *Contact Lens Practice.* Butterworth-Heinemann: Oxford

Hough D A (2000) *A Guide to Contact Lens Standards.* British Contact Lens Association, London

Loran D F C (1989) The verification of hydrogel contact lenses. In: Phillips AJ, Stone J (eds), *Contact Lenses*, 3rd edn. Butterworths, London: 463–504

Watts R (1997) Rigid lens verification procedures. In: Phillips AJ, Speedwell L (eds), *Contact Lenses*, 4th edn. Butterworth-Heinemann, Oxford: 407–25

雙眼視覺的基礎知識

簡介

本書編輯發覺先前的隱形眼鏡著作幾乎很少或經常不探討雙眼視覺主題，這是令人訝異的，因為絕大多數的隱形眼鏡患者實際上是有兩隻眼睛的！過去認為在隱形眼鏡驗配討論雙眼視覺考量(第31章)是不入時的，因為許多隱形眼鏡執業者並沒有在隱形眼鏡追蹤照護的常規檢查中執行基本的雙眼視覺評估。

作為這個討論的前導，第30章試圖提供雙眼視覺的基礎知識及其對於評估檢查的見解。作為一個獨立主題，雙眼視覺在本章章末中將做更詳盡的討論。然而，本章討論的全部內容都應該被視為所有視光師(optometrists)、框架眼鏡配鏡師(dispensing opticians)以及隱形眼鏡配鏡師(contact lens opticians)的必要讀物。

本章內容

* 正常雙眼視覺。
* 雙眼視覺異常。
* 失償性隱斜視。
* 斜視。
* 弱視。
* 非共動性偏位。
* 其他情況。

正常雙眼視覺

正常雙眼視覺的發生是當兩個眼睛以舒適且協調的方式共同運作(運動性融像〔motor fusion〕)，使其各自能夠精確地對準視物，並且將各單眼的視物影像合而為一(感覺性融像〔sensory fusion〕)，藉此提供清晰、單一以及立體的視覺。圖30.1為示意圖。

如果一隻眼睛被遮蔽或者雙眼以某個方式被解離(dissociated)，大多數人會發展出隱斜視：眼睛無法作完美對準(perfect alignment)。如果人們具有正常雙眼視覺，那麼在一般狀態下，他們必須克服隱斜視，而要達到隱斜視克服得經由運動性融像。運動性融像的充足度(the adequacy of motor fusion)可以藉由測量融像儲備力(the fusional reserves)來評估，而最相關的測量則是與隱斜視相對的融像儲備力，例如患有近方大量外隱斜視(exophoria)的患者需使用聚合性／內聚性的融像儲備力(convergent fusional reserve)來克服外隱斜視。聚合性融像儲備力的測量是利用基底朝外的稜鏡誘使眼睛內轉。

除了能夠保持視軸呈現物理性對準的運動性融像之外，更進一步地，感覺性視覺系統還需要比對來自兩個單眼的視網膜影像，並且順

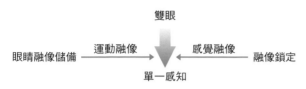

圖 30.1 雙眼視功能的簡化模式 (參照正文說明)。 (Adapted from Evans [2007].)

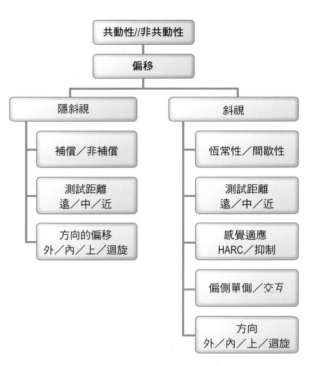

圖 30.2 雙眼視覺異常的分類。 (Reproduced with permission from Evans [2005].)

利地將兩個影像融合在一起，以獲得單一視感知 (a single perception)。這就是感覺性融像的過程。良好的感覺性融像需要融像固定 (fusional lock)：指相似的單眼影像有著唯一的不同，理論上僅來自兩隻眼睛注視方位的屬性不同。如果兩個單眼影像以其他方式產生過大的差異 (例如由於黃斑部變化或兩眼度數不相等) 而造成融像失敗，則患者發生雙眼視覺異常的風險增加。

雙眼視覺異常

根據圖 30.1 和前述討論，可知三種類型的問題可能會導致雙眼視覺異常。首先，如果視軸呈現大量失準 (misaligned) 且達到無法被融像儲備力克服的程度。舉例來說，如果一個孩子有未矯正的高度遠視度數，那麼要看得清楚則需付出調節，進而導致雙眼內聚。這可能致使大量內斜偏位 (convergent deviation) 出現，而當本身擁有的開散性融像儲備力 (divergent fusional reserves) 不足以克服該偏位量時，即促使發展出內斜視 (esotropia)；或是眼睛可以勉強克服該偏位量，但可能發展出失償性內隱斜視 (decompensated esophoria) 和／或間歇性內斜視 (intermittent esotropia)。

第二種類型，導致雙眼視覺異常是造成融像儲備力變差的一般健康問題。當我們有發燒症狀 (febrile illness) 出現時 (如流行性感冒)，我們會感到虛弱—運動系統變得比平常更差，這導致融像儲備力下降。從上述例子來看，這患有高度遠視及相關內隱斜視的孩子，平時靠

著本身有的開散性融像儲備力可能剛好夠用，但如果孩子發燒，那麼其融像儲備力受損而可能導致內斜視的發展。

第三種類型的問題是，如果一眼中的影像不清楚，例如未矯正的雙眼度數不等 (anisometropia)、不對稱性白內障或黃斑部病變等都會干擾感覺性融像。

雙眼視覺異常的分類

雙眼視覺異常的分類，如圖 30.2 所示。共動性 (comitancy)(共動的／非共動的) 和偏位型態 (deviation)(隱斜視／斜視) 的分類是獨立的，也就是說，患有隱斜視的患者，其隱斜視可能是共動性或非共動性，斜視也是一樣。

失償性隱斜視

如果一個人具有非常明顯的雙眼視覺異常

表 30.1　失償性隱斜視的症狀

編號	症狀類型	症狀
1	視覺型	影像模糊
2		影像重複
3		影像扭曲
4	雙眼型	立體視覺困難
5		單眼較舒適
6		對焦變換困難
7	眼疲勞型	頭痛
8	(asthenopic)	眼睛痛 (aching eyes)
9		眼睛痠澀 (sore eyes)
10	轉移型 (referred)	一般性不舒服

Reproduced with permission from Evans (2005).

(例如偏位量非常大、融像儲備力嚴重不足或感覺性融像嚴重受損)，則眼睛對準 (ocular alignment) 可能會完全崩潰 (break down)，使此人因而發展斜視。失償性隱斜視 (decompensated heterophoria) 是比較不嚴重的雙眼視覺異常，因為還能夠保持相當準確程度的眼睛對準，而能夠做到這一點的前提是眼睛承受大量的壓力，因此症狀可能產生 (表 30.1)，如果未經治療，可能致使斜視發展。

檢查與診斷

失償性隱斜視的症狀 (表 30.1) 可能會被各種情況引起，至於所觀察到的症狀是否由失償性隱斜視造成則需進行臨床檢查確認。

沒有單一檢查能夠可靠地診斷失償性隱斜視。綜合不同檢查結果再進行診斷是有必要的，最重要的檢查包括遮蓋測試 (cover test)、Mallett 注視偏差測試 (Mallett's fixation disparity test) 和融像儲備力測試 (fusional reserve test)。綜合相關測試所產生的一種診斷演算法可作為實用臨床指南，如圖 30.3 所示，這包括雙眼視不穩定 (binocular instability) 的相關情形，其特徵是出現不穩定的隱斜視和低融像儲備力。雙眼視不穩定與閱讀困難 (dyslexia) 有關 (Evans 2001)。

遮蓋測試

遮蓋測試可作斜視 (圖 30.4) 與隱斜視 (圖 30.5) 的鑑別診斷。執行該測試時，使用最差眼的視力再大一行的單一視標。如果該視力比 6/60 還差，則可以使用點狀光源 (spotlight)。如果驗光檢查結果與原先處方度數明顯不同，應提供新處方給患者戴上後再重新進行遮蓋測試。

通常，如果病人的病史問診或先前病歷記錄讓視光執業者懷疑斜視可能會出現在某一眼，斜視眼比較可能出現在視力較差的那一眼。如果是這樣，開始執行遮蓋測試時，應該優先遮蓋另一眼。在所有遮蓋中，第一個遮蓋是「最純淨的」視軸正位測試 (the "purest" orthoptic test)，因為眼睛被遮蓋前的那一刻，病人具有原本的雙眼視覺，並以完全自然的方式看著視標。因此當遮眼棒接近眼睛時，檢查者應仔細注意患者的眼睛，因為如果存在解離性垂直隱斜視 (dissociated vertical phoria)，則檢查者常可在遮眼板實際遮到患者眼睛前發現患者眼睛移動。

表 30.2 和圖 30.4 說明如何使用遮蓋／去遮蓋測試 (cover / uncover test) 做斜視檢測；表 30.3 和圖 30.5 說明隱斜視檢測。估計任何眼睛移動的角度是有用的，表 30.4 說明該方法。在隱斜視中，眼睛恢復注視的品質 (the quality of recovery) 也應該被量化，表 30.5 說明該分級系統。

以上說明的是一種遮蓋測試型式：遮蓋／去遮蓋測試。這個測試可用來檢測斜視，還可用來在一般用眼狀態下估計偏位量 (表 30.4)，以及評估隱斜視注視恢復的眼睛移動情形 (表 30.5)。但是，也用來知道多少偏斜角度的增加 (構建) 是藉由交替遮蓋測試 (alternating cover

遠距／近距	分數
1. 患者是否有一種或多種失償性隱斜視的症狀？ (頭痛、眼睛疼痛、複視、視力模糊、扭曲、立體視覺降低、單眼舒適、眼睛痠澀、一般性不舒服)？ 　　　　　　　　　　　　　　　　　　　　如果是，計分+3(+2或+1，若非典型) 症狀出現在遠距□　　或近距□ 以下所有問題可用於遠距或近距，如同所勾選的(如果兩者都勾選，則填寫2份工作表)	
2. 患者在遮蓋測試中是否出現正位？ 是□　否□　　　　　　　　　　　　　　　　　　　　　若否，計分+1	
3. 遮蓋測試的恢復是否迅速且平順？ 是□　否□　　　　　　　　　　　　　若否，計分+2(若非典型，計分+1)	
4. Mallett Hz對齊稜鏡是否：在40歲以下患者<1Δ，或在40歲以上患者>2Δ？ 是□　否□　　　　　　　　　　　　　　　　　　　　若否，計分+2	
5. Mallett 對齊稜鏡是否穩定(當放上所需稜鏡，線條穩定對齊)？ 是□　否□　　　　　　　　　　　　　　　　　　　　若否，計分+1	
6. 使用偏振字母雙眼狀態測試，是否有任何中心凹抑制<1行？ 是□　否□　　　　　　　　　　　　　　　　　　　　若否，計分+2	
將到目前為止的得分，填入右欄中。 若分數：<4診斷正常、>5治療；4～5分，則繼續與下列表格的分數相加。	
7. Sheard準則： (a) 測量解離性隱斜視(如Maddox wing、稜鏡遮蓋測試)：記錄偏位量和穩定性。 (b) 測量與隱斜視相對的融像儲備力(即聚合或基底朝外對於外隱斜而言)。記錄模糊點／破裂點／恢復點， 以Δ為單位。 是否模糊點 (b) 至少高於兩倍隱斜量 (a)？或者如果沒有模糊點則用破裂點。 是□　否□　　　　　　　　　　　　　　　　　　　　若否，計分+2	
8. Percival準則：衡量另一個融合儲備力並比較兩個破裂點。 較小的破裂點是否多過於較大破裂點的一半？ 是□　否□　　　　　　　　　　　　　　　　　　　　若否，計分+1	
9. 當你測量解離性隱斜視時，其結果是穩定的或不穩定的(在±2Δ或更高的範圍內變化) (例如在Maddox wing測試期間，如果Hz隱斜為4Δ XOP，且箭頭從2移動到6，則為不穩定)。 穩定□　不穩定□　　　　　　　　　　　　　　　　　　若不穩定，計分+1	
10. 使用融像儲備力，將開散破裂點與聚合破裂點相加。相加結果(=融像幅度) 是否至少有20Δ？ 是□　否□　　　　　　　　　　　　　　　　　　　　若否，計分+1	
將全部分數加總(從表中的兩區)，並填入右欄。若總分：<6診斷為可償性隱斜視；>5， 則診斷為失償性隱斜視或雙眼視不穩定。	

圖 30.3　診斷失償性水平隱斜視和雙眼視不穩定的評分系統。這種評分演算法被設計來作為水平隱斜視的診斷。如果垂直對齊稜鏡檢測到 0.5 Δ 或以上時，則在試鏡架對齊確認後，測量垂直解離性隱斜視。如果其值超過對齊稜鏡且有症狀時，便診斷為失償性隱斜視；但仍要完成任何水平隱斜視的各自評估表。(Reproduced with permission from Evans [2007].)

testing) 造成患者雙眼被解離破壞到較大程度。所以，在遮蓋／去遮蓋測試之後，建議遮蓋一眼再換遮另一眼，執行此交替遮蓋重複六次，看看偏斜角度如何變化 (表 30.4)。這樣的交替遮蓋測試結束時，此時，在移除遮眼板 (表 30.5) 當下，必須再次觀察注視恢復時的眼睛移動情形以評估交替遮蓋對恢復注視的影響。然後在另一眼再進行一次遮蓋／去遮蓋測試，以評估該眼在注視恢復情形的任何變化。表 30.6 提供一患者遮蓋測試結果的紀錄範例。

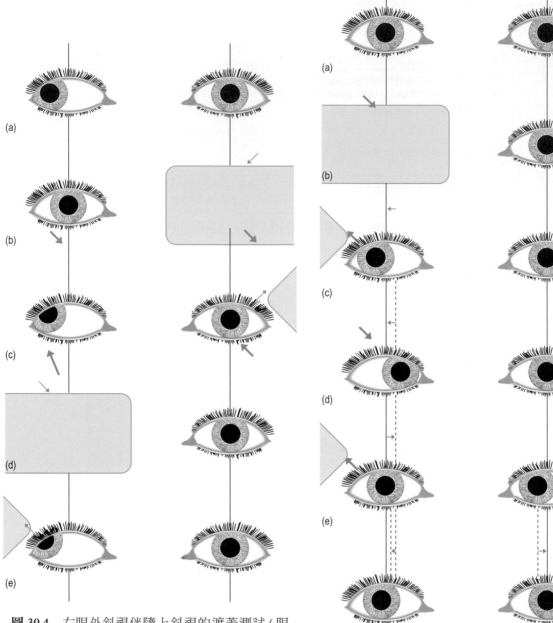

圖 30.4　右眼外斜視伴隨上斜視的遮蓋測試 (眼睛的移動以實心箭頭表示，遮眼板的移動為虛線箭頭)：(a) 右眼向外和向上偏位；(b) 遮蓋左眼，雙眼向左和向下移動，致使右眼開始注視視標；(c) 左眼去除遮蓋，雙眼向右和向上移動，致使左眼再次開始注視視標；(d) 和 (e) 當有斜視的右眼被遮蓋和被去除遮蓋時，任何一眼都沒有移動。(Adapted from Evans [2007] with permission of Elsevier Ltd.)

圖 30.5　內隱斜視的遮蓋測試 (眼睛的移動以實心箭頭表示，遮眼板的移動為虛線箭頭)。(a) ~ (c) 從「直視」的活動位置來看；(b) 當藉由遮蓋造成融像解離時，右眼向內移動；(c) 當遮蓋移除時，該眼平穩地向外移動，同時另一眼繼續注視。請注意，在這個眼睛移動的簡易模型 (simple pattern) 中，左眼 (未遮蓋眼) 沒有移動。(d) ~ (f)：「版本模型」(versional pattern)：(d) 在遮眼板後方的右眼向內移動，如同簡易模型；(e) 在遮蓋移除時，兩隻眼睛向右移動相同的量 (大約是內隱斜量的一半)；(f) 然後，兩眼向外移動到直視位置。(Adapted from Evans [2007] with permission of Elsevier Ltd.)

表 30.2　使用遮蓋／去遮蓋測試檢測斜視

1. 當想要移動遮眼板遮蓋一眼時，視光執業者應該觀察未遮蓋的另一眼。觀察未遮蓋眼的移動情形可得知患者是否患有斜視。
2. 例如當左眼被遮蓋時，視光執業者應該觀察右眼。如果右眼移動，便表示右眼有斜視 (圖 30.4(a) ~ (b)，右眼的移動情形)。
3. 移動方向和移動量應予以估計 (表 30.4)。
4. 然後將遮眼板從被遮蓋的眼睛上緩慢地移開，並觀察該眼是否移動，假如有移動，則表示是隱斜視而非斜視 (表 30.3)。

表 30.3　使用遮蓋／去遮蓋測試檢測隱斜視

1. 當遮眼板緩慢地移開已遮蓋眼睛時，觀察該眼是否移動。如果眼睛被遮蓋後打開時，發生眼睛移動以恢復注視，則表示有隱斜視 (例如在圖 30.5 中，當遮蓋從 (b) 移至 (c) 時，右眼向外移)。
2. 移動方向和移動量應予以估計 (表 30.5)。
3. 這種為了恢復注視 (recovery) 而移動的特質也應該記錄。這給予一個客觀指標以顯示患者的隱斜視被補償得多好 (表 30.5)。在表 30.5 中，等級愈高代表愈可能與偏位失償相關，而更有可能需要治療。

表 30.4　遮蓋測試的眼移動量估計

1. 在遮蓋測試進行期間，應持續估計並記錄移動量 (單位為 Δ)。
2. 在這個過程中，訓練自己可以估計移動量到相當準確並規律地「校準」估計量是容易的。在典型 Snellen 視力表的 6/12 這一行中，其一端的字母到另一端的字母之間的距離約為 12cm(請在表上實際測量以確認)，如果距離的確為 12cm，這意味著當患者從注視一端字母換成注視另一端字母時，眼睛出現 2Δ 的躍視 (saccade)(1Δ 相當於 1cm 對 1m)。
3. 如果在牆壁上靠近字母視力表處放置兩個標記，其間隔距離為 24cm，當患者在兩個標記間變換注視時，則眼睛移動 4Δ。
4. 在完成遮蓋測試和估計斜視或隱斜視移動量 (單位為 Δ) 之後，移除遮眼板，並讓患者看向這兩個標記之間，或者看向 6/12 行的兩個字母之間，這時要同步觀察眼睛。將此眼睛移動量與遮蓋測試中看到的移動量進行比較，以確認估計量的準確性。
5. 類似的方法可用來練習估計較大的移動量。
6. 這項工作在近處變得更加容易執行。手持一有公分標示的尺在 1/3m 處，以上方的數字作為注視目標。如果患者從 1 看向 2，則患者的眼睛移動 1cm，由於是在 1/3m 處，故相當於 3Δ。

遮蓋測試可以收集到大量的訊息。表 30.7 涵蓋一些額外建議。其他評估眼睛對準情形的方法，包括 Hirschberg 和 Krimsky 測試，這些測試是基於觀察角膜反射光來做評估。然而，這些測試本身準確度是低的。經過練習，遮蓋測試幾乎總是可行，即使測試對象是嬰兒。

隱斜視的進階檢查

Mallett 注視偏差測試 (圖 30.6) 是診斷近方失償性隱斜視的有用工具。該測試不直接測量注視偏差，而是測量多少稜鏡 (或球面) 量可消除該注視偏差。這種稜鏡量遠遠小於隱斜視量，並且通常反映的是未被補償掉的隱斜視部分。

表 30.5　遮蓋測試中，評估隱斜視注視恢復的分級系統

等級	描述
1.	快速且平順。
2.	稍慢／抽動 (jerky)。
3.	很慢／抽動，但尚未崩潰而變成斜視。
4.	慢／抽動，並在重複遮蓋後崩潰，或僅在眨眼後注視恢復。
5.	遮蓋一到三次後輕易崩潰。

其他可偵測隱斜視的測試方法條列於圖 30.3。

處置

治療失償性隱斜視始於確定造成失償的原

表 30.6　遮蓋測試結果的紀錄範例

Distance 2Δ XOP G1 → 2Δ XOP G2 Near 8Δ XOP G1 → 12Δ XOP G3
要訣：在遠距離，遮蓋／去遮蓋測試結果顯示 2Δ 外隱斜，且注視恢復良好 (good recovery)(1 級)。在交替遮蓋測試後，偏斜角度不變，但注視恢復得稍慢 (注視恢復 2 級)。
在近距離，遮蓋／去遮蓋測試結果顯示 8Δ 外隱斜，且注視恢復良好。在交替遮蓋測試之後，偏斜角度增大為 12Δ 外隱斜且注視恢復不佳 (poor recovery)，但尚未崩潰到變為斜視 (3 級注視恢復)。

表 30.7　遮蓋測試的額外建議

- 在交替遮蓋測試中，當增加的偏斜角度趨向總偏斜角度時，會使垂直偏位變得更容易被檢測，而垂直偏位量通常小於水平偏位量。
- 通過觀察眼瞼的移動，有時會發現垂直偏位。
- 在某些患者中，測試前就有一眼偏斜 (斜視) 或在測試時一眼變成偏斜，但偏斜眼回到繼續注視位置 (take up fixation) 非常緩慢。所以，當主力眼被遮蓋時，未遮蓋眼睛可能沒有明顯的移動，即使本來未遮蓋眼就沒有看著視標。要讓偏斜眼移動有時可以藉由要求患者「直接看著」視標或稍微移動視標。
- 偏位量的大小可用稜鏡棒 (a prism bar) 或塊狀稜鏡 (loose prisms) 進行測量，一般在交替遮蓋測試時測量。這在大量的偏離角度中尤其有用，因為要精確估計其移動角度會變得困難。

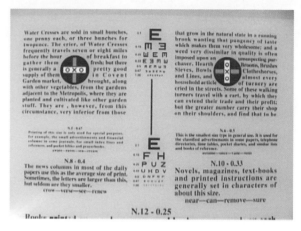

圖 30.6　Mallett unit 注視偏差測試。患者戴著交叉型偏振濾光片 (cross-polarised filters)，除了綠線以外，該檢查畫面都可被患者的雙眼同時看見。兩條綠線 (對於每個 OXO 測試) 中，右眼只能看到其中一條綠線，而左眼只能看到另一條綠線。

因，然後試圖消除該原因。圖 30.1 有助於理解並敘述如下。

　　首先要問的是，感覺性融像是否有損傷，例如是否有雙眼屈光度數不等 (第 31 章)、視野喪失、單側白內障或黃斑部的問題。如果可以找到這些問題並加以矯正，則不需要進一步的治療。

　　第二個問題要問的是，隱斜視量是否為非典型 (atypical)。隱斜視量的正常範圍隨著測試方法所用解離類型的不同而有所變化，但若發現以下結果則屬於不尋常：遠距離隱斜視超過約 2Δ 內隱斜、3Δ 外隱斜和 1Δ 上隱斜；或近距離隱斜視超過約 2Δ 內隱斜、8Δ 外隱斜和 1Δ 上隱斜。對於兒童出現大量內隱斜應總是懷疑是否有未矯正遠視的存在，以及必要時，或許需執行睫狀肌麻痹驗光確認。當遠距離內隱斜比近距離內隱斜大，可能表示外直肌麻痹。垂直性隱斜視並不常見，這常代表為旋轉－垂直性非共動 (cyclo-vertical incomitancy)。隱斜視若發生明顯變化是一種病理徵兆，在這種情況下需要轉診。

　　如果隱斜視不是非典型且無變化，就要看隱斜視是否因為融像儲備力不足而變為失償性？如果是這樣，可以經由視覺訓練 (eye exercises) 來改善。如果因為一般健康狀況不佳而使得融像儲備力不足或是有明顯症狀，視覺訓練可能是一場艱苦奮鬥。

　　對任何年齡的患者來說，外隱斜視的情況都能經由視覺訓練而有良好反應。許多類型的

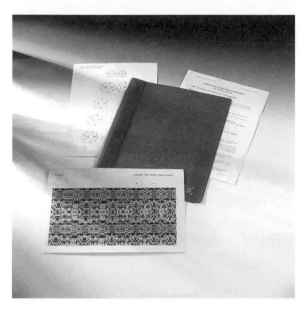

圖 30.7 研究院自由空間立體圖 (Institute free-space sterogram, IFS) 訓 練。 (Reproduced with the permission of the Institute of Optometry [www.ioosales.co.uk].)

訓練可以有效治療失償性外隱斜或是聚合不足，包括研究院自由空間立體圖 (圖 30.7)。

　　矯正多數類型失償性隱斜視的較簡易方法是將隱斜視的程度降低到可以被患者舒適地補償的程度。如果在原位 (primary position) 有上隱斜視，那麼垂直稜鏡可能有助於減輕症狀。相似地，當老年患者出現近距離失償性外隱斜時，其偏斜量可以藉由閱讀框架眼鏡加入基底朝內的稜鏡 (base-in prism) 來補償。Mallett unit 檢查可用來決定要去除任何注視偏差所需的稜鏡度數。

　　對兒童來說，藉由修正驗光度數可以減少水平隱斜視，例如將負透鏡處置給有正視眼伴隨失償性外隱斜的孩子。這個負透鏡可造成調節而引起眼聚合，從而減少外隱斜。多焦鏡可被用於處置近距離失償性內隱斜患者。Mallett unit 檢查可用來決定要去除任何注視偏差所需的最小球面度數，並可再藉由遮蓋測試進行確

認。處置目標是所需的驗光度數修正隨著時間減少。

斜視

　　斜視 (strabismus) 是視軸失準到一定的程度而造成無法產生雙眼單視 (binocular single vision)。最困難被偵測到的斜視病例是微斜視，因為在遮蓋測試中看不到眼睛的移動。

　　如果大人發生斜視，他們很可能經歷複視 (diplopia)(每個物體皆出現兩個影像) 和混亂 (confusion)(看到兩個不相似的影像重疊)。幼兒若發生斜視，通常會發展成感覺性適應 (sensory adaptation) 用以避免複視和混亂。小角度偏斜傾向於和諧性視網膜對應 (harmonious retinal correspondence) 發展，而較大的偏斜較有可能發展出抑制 (suppression)。

診斷、檢查和治療

　　斜視通常可藉由遮蓋測試進行檢測，儘管情況並不總是如此。微斜視通常 (但不總是) 與雙眼度數不等 (anisometropia) 有關，重要的是知道雙眼度數不等患者是否也有微斜視，因為弱視的治療方式可能不同 (見下文)。其他有助於檢測微斜視的測試是偏心注視 (eccentric fixation)、 立 體 視 覺 和 4Δ 基 底 朝 外 的 測 試 (Evans 2005)。

　　斜視的檢查和治療取決於個案詳情。最常見的是，視光師遇到已在童年時期被確診和治療的長期斜視成年人，通常來說，沒有症狀則不需對該斜視採取特定處置。

　　如果視光師檢查到斜視最近才出現的成年人，造成的原因最有可能是病理因素，這需要將病人轉診。急速發作的症狀是緊急轉診的良好指標。

　　出生後第一個月出現視軸失準是很常見的，但應在第二個月結束前改善 (Horwood

2003)。若出生後前六個月內仍出現明顯的內斜視，很可能是嬰兒內斜視症候群 (infantile esotropia syndrome)，需要轉診。

如果視光師檢查到年齡較大的孩子在近期發生斜視，首要任務是作病理性排除 (Evans 2005)。相關任務是找出斜視的成因。如果發現是屈光性成因 (例如遠視導致的內斜視)，要決定這是否可能為該斜視唯一造成原因前，仍應先進行基礎眼睛照護檢查以排除病理因素。接下來，確定斜視是否可經由視光處理進行修復。對於內斜視兒童，在施點睫狀肌麻痺劑 (a cycloplegic) 之前，要先確定最大量的「乾性」遠視度數 (「dry」hypermetropia)，並以此矯正處方進行遮蓋測試，來查看內斜視是否因此被矯正。然後再進行睫狀肌麻痺驗光檢查 (cycloplegic refraction) 以確定完整的遠視量。如果矯正遠視很可能消除內斜視，則處方框架眼鏡。這樣的孩子需要被密切監測 (例如三個月一次)，如果斜視對這些視光處理沒有反應，則需要轉診。如果情況惡化或是如果有任何症狀 (如複視) 的回報，永遠警告父母需立即回診。

如果內斜視是出現在近方，可用多焦點鏡片給予更多正度數。給兒童的多焦點鏡片需要讓子片高度位在比平常高的位置，通常是對分瞳孔下緣。這些兒童需要定期拜訪配鏡師，以確保框架眼鏡的合適度保持在最佳情況。這對於具有遠視性調節內斜視的患者也是一樣的，需要定期做鏡框調整以確保視線不會通過眼鏡頂部。

如果長期發生的外隱斜視被解離為外斜視 (例如讀書加重時)，要考慮給予額外負度數的鏡片或視覺訓練。

如果有新的偏位情形出現或偏位情形明顯變化且又與屈光錯誤無關，則患者需要被轉診至神經眼科做進一步的檢查。

對於這個複雜領域，本章僅能提供概述。很多視光師專門處理視軸矯正 (orthoptics)，這些視光執業者所用的介入治療很可能比這裡的概述更精細複雜，包括使用視覺訓練治療斜視 (Evans，2007)。對於那些專長不在這個領域的視光師，最安全的作法是僅治療那些對於屈光度數處理有效的新發病斜視兒童。其他病例個案則轉診給在此領域更專精的視光師或眼科醫師／視軸矯正師 (orthoptist) 團隊。

弱視

弱視 (amblyopia) 被定義為正常視力發展中，出現障礙或擾亂而導致的視力損失。通常發生在早期視覺發展期出現中斷而造成視覺缺損，到了後期，此視覺缺損無法以屈光方法被立即矯正。因為視覺系統的可塑性，早期檢測和治療是重要的，因為治療所造成的反應會隨著年齡增加而下降。弱視的診斷定義是視力低於 6/9 和／或兩眼視力差異等於或大於兩行。功能性弱視的分類如圖 30.8 所示。

檢查與診斷

斜視性弱視者的視力缺損會因擁擠的刺激 (crowded stimuli) 而惡化，所以最好的視力檢查應處理擁擠效應，即典型的 Sheridan-Gardiner 測試，一次只顯示一個視標，但這並不是一個好測試。電腦化的測試表 2000(可從 IOO Sales-020 7378 0330 獲得) 是理想的，因為視標可以隨機出現，並且有小寫字母、數字和圖片，便於讓年幼的孩子使用。

弱視的鑑別診斷涉及兩種方法：檢測陰性徵兆和陽性徵兆。陰性徵兆是排除造成視力不良的病理原因；陽性徵兆則是找出弱視因素，最常見的是雙眼度數不等和／或斜視。雙眼度數不等的檢測通常包含睫狀肌麻痺驗光檢查，而斜視的檢測已在上文概述。重要的是，需偵

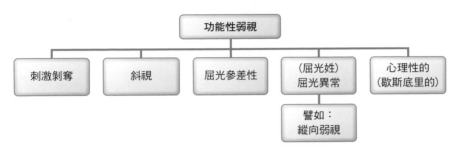

圖 30.8 功能性弱視的分類。(Reproduced with permission from Evans [2005].)

測任何微斜視的存在,因此使用直接眼底鏡的固定刻度以檢查是否偏心注視是有用的。

治療

弱視的治療會因患者年齡及其弱視類型而有所不同。近期研究已證實,許多兒童的弱視只要透過簡單的屈光矯正即可達到視力的改善 (Stewart 等,2004),令人驚訝的是,這種改善發生在斜視以及兩眼度數不等性弱視,雖然研究者僅就框架眼鏡探討其矯正效果。在第 31 章中所討論的證據表明,這些患者有許多是兩眼度數不等,可能使用隱形眼鏡矯正會更好。目前的建議是,所有接受治療的弱視患者應先進行屈光矯正,如果弱視在屈光矯正 18 週之後仍然存在,則進行其他治療。

如果 18 週的屈光矯正後仍然存在弱視,則進一步治療是遮閉主力眼。近期研究建議每天以眼罩遮眼 (patching)2 小時,其中包括 1 小時的近距離精細視覺活動,這樣的方式和以眼罩遮眼 6 小時一樣有效 (小兒眼科疾病研究小組,2003)

在斜視性弱視 (以及混合型雙眼度數不等和斜視性弱視) 中,有相當強烈的證據顯示,當約 7~12 歲的年紀才開始治療,其治療會變得較為無效,還有發生感覺性適應破壞和造成複視的風險。所以,超過 12 歲後不建議以眼罩遮眼,且在超過 7 歲後就應該謹慎使用 (Evans 2002)。

在純粹兩眼度數不等性弱視中,研究證據為較模棱兩可,但有幾個研究提出任何年齡皆可嘗試治療。屈光矯正是重要的,理論上使用隱形眼鏡可消除雙眼影像不等 (aniseikonia) 和差異稜鏡效應 (differential prismatic effects) 的問題 (第 31 章)。如果視力仍然不相等,可以嘗試遮閉 (occlusion)。長時間的遮閉不建議用於年齡較大的兒童或成年人,但如果沒有斜視、非共動性或失償性隱斜視,每天遮閉最多 2 小時未必會造成問題,只是仍應密切監測。

遮閉的目的是幫助弱視眼的使用,因此讓患者進行精細視覺工作是有幫助的。而電腦遊戲往往可增加動機。

非共動性偏位

非共動性偏位 (incomitant deviation) 是指注視在不同方位時,偏位角度發生變化,這取決於正在注視的是哪一眼。非共動性偏位可以是先天性或後天性。新出現的或進展中的非共動性偏位需要緊急轉診。

知道眼外肌的位置和作用對於了解非共動性偏位是必不可少的。要了解的最複雜肌肉是造成眼球旋轉的肌肉 (cyclotorsional muscles),如圖 30.9 所示。此圖僅顯示右眼上直肌 (左圖) 和右眼上斜肌 (右圖),但下直肌和下斜肌位在眼球下方,並具有類似的作用線。

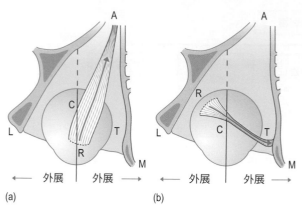

圖 30.9 約略肌肉位置的示意圖：(a) 右眼上直肌和 (b) 右眼上斜肌。(Adapted from Evans [2007] with permission of Elsevier Ltd.)

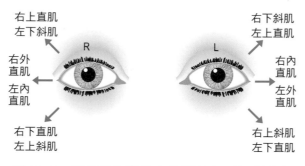

圖 30.10 眼外肌出現最大作用的主要注視方位 (cardinal positions of gaze)。RSR：右眼上直肌。

表 30.8　原位注視的眼外肌作用

肌肉	主要作用	二級作用	三級作用
內直肌	向內 (Adduction)	無	無
外直肌	向外 (Abduction)	無	無
上直肌	向上 (Elevation)	內旋	向內
下直肌	向下 (Depression)	外旋	向內
上斜肌	內旋 (Intorsion)	向下	向外
下斜肌	外旋 (Extorsion)	向上	向外

檢查與診斷

　　症狀和病史通常可透露出非共動性偏位是否為近期發病或長期存在。眼動測試 (ocular motility testing) 是基礎照護視光師 (primary care optometrists) 的基本診斷工具，參考使用圖 30.10 中的訊息。藉由進行周邊注視的遮蓋測試，以及詢問患者在該注視方位所感覺到的任何複視，基本眼動測試 (表 30.9) 可以藉此被擴充以獲得更多訊息。眼動測試對於診斷近期發病的非共動性偏位是有用的，然而，長期存在的非共動性偏位經常出現繼發性後遺症，使得原始作用不全的肌肉更難被確認 (Evans，2007)。其他方法，包括電腦化 Hess 螢幕 (computerised Hess screen)(可從 IOO Sales - 020 7378 0330 獲得) 和診斷性演算法 (Evans，2005) 有助於處理更複雜的病例。

　　這些額外測試對於診斷旋垂型 (cyclo-vertical) 的非共動性偏位 (例如上斜肌麻痺) 特別有用，其可能難以在眼動測試中被檢測。雙 Maddox 桿狀鏡測試 (the double Maddox rod test) 對於這種病例有非常高的檢測價值。兩個完全相同的 Maddox 桿狀鏡被放置在一試鏡架的柱面區中，將濾片溝槽 (grooves) 擺在正好 90° 的方向。讓患者看著一個點狀光源，如果患者感覺看到兩條紅線，則表示超偏位 (hyperdeviation)。如果其中一條線傾斜，則該眼

　　留意眼外肌的解剖構造可有助於了解常見的眼外肌運動作用，如圖 30.10 所示。當然，肌肉位置會隨著眼睛轉動而變化，所以肌肉作用會根據眼睛注視方位而改變。這就是為什麼在原位注視的肌肉作用 (表 30.8) 和肌肉具有最大作用的注視位置之間存在些許差異 (圖 30.10)。

　　外直肌僅被其獨有的神經支配，為外展神經 (the abducens)，上斜肌也被自己獨有的神經支配，為滑車神經 (the trochelar)。其餘的眼外肌均由第三對腦神經支配。供應上斜肌和外直肌的神經是具有長路徑的較薄神經，因此容易受損。

表 30.9　客觀性基本眼動測試的執行程序

1. 最佳視標是點狀光源，此光源應該要足夠亮到使角膜反射光能夠清楚地被看見，但不至於過亮而造成眼瞼痙攣 (blepharospasm)。對於嬰兒來說，建議使用可吸引他們注意力的任何視標。

2. 檢查者手持光源應距離病人約 50 cm。光源應該以相當緩慢的速度移動，因此，從一側的終端注視處移動光源到另一側的終端注視處，約需 5 秒。

3. 光線移動路線應該呈現圓弧形，就像沿著一個假想碗的周邊來移動。

4. 如果沒戴框架眼鏡，在各方向終端處注視時的眼睛移動會較容易被觀察到，但如果存在調節性斜視，那麼戴著框架眼鏡進行檢查，或是在戴眼鏡和不戴眼鏡狀態下重複進行檢查。

5. 不同作者偏好不同的視標移動模式。星形模式 (star pattern) 常被使用，但其他模式也被推薦，每種模式都有其優點。

6. 在直上與直下 (中線處) 位置也常被測試，用以尋找 A 型 (A pattern) 或 V 型 (V pattern) 症候群。

7. 檢查幼兒時，頭部可能需要輕輕扶住。而檢查嬰兒時，最好不要做頭部固定，而是在患者周邊將視標移動到非常過頭、非常遠，如此一來，當頭轉不過去時，眼睛就會被迫移動。

8. 當進行眼動測試時，需同時觀察角膜反射光，以檢測任何明顯的眼睛轉動不足 (under-actions) 或眼睛轉動過度 (over-actions)。

9. 任何過度或不足的轉動，可用一級 (恰可偵測到的〔just detectable〕) 到五級 (非常明顯的〔extremely noticeable〕) 來做等級評估。

10. 在整個測試期間，持續觀察角膜反射光。如果有一眼的反射光消失了，那便表示光線沒有對準那一眼，或患者看到的光已被擋住 (例如被鼻子遮蔽)。這意味著檢查光源已被移動過頭／過遠，測試應在雙眼視野內進行。

11. 在向下注視時，患者常被要求需保持眼睛盡可能地張開。眼瞼應被物理性撐開以保持張眼狀態，如果這是可以看到反射光的唯一方法。

12. 如果在眼動測試中觀察到任何異常，則輪流將一眼遮閉，並依次進行單眼眼動測試 (monocular motility tests)。

From Evans (2005).

睛具有旋轉偏位 (cyclodeviation)，其偏斜角度可以藉由旋轉相關的 Maddox 桿狀鏡來測量，直到兩條紅線變成平行。

治療

　　對於基礎照護視光師和配鏡師而言，大多數病患的非共動性偏位狀況均為長期存在，且通常是先天性的。從病史可得知這狀況，並且通常不會出現複視 (diplopia) 症狀。長期非共動性偏位出現失償是可能的，藉由強迫患者看向長期受損肌肉的作用區會誘發複視 (見右側 Box)。偏位失償會自發性發生，而這些患者很可能回報近期出現複視，這需要轉診以排除病理原因造成的偏位失償。

驗配框架眼鏡和隱形眼鏡的首要提醒

- 某些有視軸矯正問題的患者，在閱讀時難以俯視 (look down)(例如上斜肌麻痺、A 型症候群)。

- 要辨識這些病例通常可以觀察到朝下的下巴位置，因為閱讀時要避免出現俯視。

在這些病例中，多焦點框架眼鏡或交替視覺型 RGP 隱形眼鏡都是禁忌的。

　　長期性的或是經過醫學診斷的非共動性偏位有時會受益於稜鏡的幫助，特別是那些在某些方位的注視已經出現雙眼單一視 (binocular single vision)。由於偏位會在不同的注視方位上發生變化，所以沒有單個稜鏡度數可以完美

地矯正。然而，非共動性偏位通常隨著時間推移，會減輕其非共動性的程度，並且通常可找到能擴展雙眼舒適單一視範圍的稜鏡。在失償性隱斜視部分中概述的測試方法可以使用。

對於新的或正在變化的非共動性偏位，基礎照護執業人員對於該病況的處置是轉診。症狀的發病速度是決定是否需緊急轉診的良好指南。

其他情況

眼球震顫

眼球震顫 (nystamus) 是一種規律的、重複的、非自主性的眼動，其方向、幅度和頻率是會變動的。眼球震顫可分為三大類：早發性眼球震顫 (同義詞：先天性眼球震顫、嬰兒眼球震顫症後群)、潛伏性眼球震顫和後天性眼球震顫。先天性眼球震顫發生在出生後六個月內，可能與感覺型缺陷 (例如出現造成視力下降的原因，如白化病) 有關；或可能與感覺型缺陷無關，這種病例有時也稱為「運動型缺陷眼球震顫」。潛伏性眼球震顫與早期 (第一年) 的雙眼視阻斷有關，通常出現在嬰兒內斜視症候群。潛伏性眼球震顫發生的特徵表現為當一眼被遮閉時，震顫發生或震顫變得嚴重。後天性眼球震顫是一個病理徵兆，可能發生在任何年齡。

病史通常可以明顯透露出眼球震顫的類型。如果視光師在未曾接受過醫學檢查的兒童中察覺眼球震顫，則該兒童應被轉診。如果已知眼球震顫病史但當下沒有變化，則不需要轉診。這些患者經常有高度屈光錯誤度數，進行仔細的驗光檢查是重要的。患有早發性眼球震顫的患者使用隱形眼鏡通常比使用框架眼鏡有更好的情況，特別是 RGP 隱形眼鏡。患者可能有震顫零位 (null position)：眼球震顫減輕的注視方位。這些患者可能具有補償性的頭部姿勢，且不應該驗配會造成他們用於震顫零位有困難的框架眼鏡。

新出現的或正在變化中的眼球震顫可能是病理徵兆，需要及早轉診。

調節異常

調節力通常可用推近測試 (push-up test) 進行評估，其測量的是調節幅度。調節準確度 (滯後) 可以使用動態視網膜檢查 (dynamic retinoscopy) 做客觀性量測，且可用於調節不足 (調節幅度低下) 的診斷確認 (Evans 2005)。調節靈敏度不良 (無法快速轉換調節) 可以使用翻轉鏡來偵測和治療 (Evans 2005)。翻轉鏡還可用於治療調節不足，如推近訓練和那些有時用於治療聚合不足的訓練相似。

結論

本章試圖提供雙眼視覺基礎及其評估方法的見解。作為一個獨立的主題，雙眼視覺在以下文章中將進行更加詳細的討論。然而，本章討論的內容應被視為所有視光師、框架眼鏡配鏡師和隱形眼鏡配鏡師的必要讀物。

參考資料

Evans B J W (2001) *Dyslexia and Vision*. Whurr, London

Evans B J W (2007) *Pickwell's Binocular Vision Anomalies*, 5th edn. Elsevier, Oxford

Evans B J W (2005) *Eye Essentials: Binocular Vision*. Elsevier, Oxford

Horwood A (2003) Neonatal ocular misalignments reflect vergence development but rarely become esotropia. *British Journal of Ophthalmology* **87**:1146–50

Pediatric Eye Disease Investigator Group (PEDIG) (2003) A randomized trial of patching regimens for treatment of moderate amblyopia in children. *Archives of Ophthalmology* **121**:603–11

Stewart C E, Moseley M J, Fielder A R, Stephens D A, MOTAS cooperative (2004) Refractive adaptation in amblyopia: quantification of effect and implications for practice. *British Journal of Ophthalmology* **88**:1552–6

隱形眼鏡驗配的雙眼視覺考量

簡介

雖然框架眼鏡和隱形眼鏡都是矯正屈光異常的方法，但這兩種矯正方法之間存在一些光學差異。這些差異在本書下冊做了總結，其中也提到這些差異對於雙眼視覺異常的重要影響。對於部分雙眼視覺異常來說，假如隱形眼鏡矯正比框架眼鏡矯正更具優勢，臨床上會優先採用隱形眼鏡矯正，當綜合考量其他因素也合適時。

在驗配隱形眼鏡之前，了解患者的視軸矯正狀態(orthoptic status)是很重要的一環。如果是由同一位視光師執行眼部檢查(eye examination)和隱形眼鏡配適檢查(contact lens fitting)的情況下，驗配隱形眼鏡通常不太會有

問題，特別是在眼部檢查前，患者已清楚表明對戴用隱形眼鏡的興趣時。如果是隱形眼鏡配適檢查與眼部檢查被分開執行時，作為預防措施，隱形眼鏡執業者可以根據表31.1執行「必要檢查」。這個步驟對於高度近視的患者，以及使用單眼視覺法或多焦隱形眼鏡的患者尤其重要(見下文)。如果在執行「必要檢查」時顯示出可疑的檢查結果(參見第30章)，執行表31.1的「額外檢查」(Evans 2005)也是合適的。如果患者需要有稜鏡處方(或偏心產生的稜鏡效應)的框架眼鏡，因隱形眼鏡無法加上稜鏡處方，所以該患者不適合配戴隱形眼鏡。

本章內容

- 隱形眼鏡用於視軸矯正的適應症 (Orthoptic indications)。
- 隱形眼鏡用於視軸矯正的禁忌症 (Orthoptic contraindications)。
- 單眼視覺法。

隱形眼鏡用於視軸矯正的適應症

第 17 章曾提到利用框架眼鏡矯正某些屈光不正的相關光學問題，在高度屈光不正中，當患者看向偏離鏡片光心位置時會產生顯著的像

差。然而，這樣的像差在配戴隱形眼鏡時被極小化，因為隱形眼鏡會跟著眼睛轉動而移動。在圖 30.1 的討論中提到，通過增進光學影像的清晰度很可能提升感覺性融像，從而改善矯正狀態。

對於屈光不正而言，配戴隱形眼鏡最顯著的視軸矯正優勢是在於兩眼度數不等(anisometropia)。

兩眼度數不等

大於或等於 2.00 D 的兩眼度數不等，占白人人口的 1.5%，和新加坡青少年人口的

表 31.1　隱形眼鏡患者的雙眼視覺檢查表

必要檢查
病史詢問：「您曾經有複視、斜視、弱視，還是動過眼外肌手術嗎？」
症狀詢問：「您是否在視覺工作（如閱讀、使用電子屏幕產品）時出現過眼睛痠痛／頭痛／模糊／複視嗎？」
準確測量現有的框架眼鏡，以偵測是否有稜鏡或偏心。
遠距與近距的遮蓋測試。
眼動測試（包括詢問有無任何複視出現）。
額外檢查（在某些情況下適用，例如上述任一種檢查的結果異常）
遠距與近距的 Mallett 注視偏差測試。
解離性測試（對於檢測小量垂直偏位特別有用）。
雙 Maddox 桿鏡測試（對於檢測旋垂型偏位〔cyclo-vertical deviations〕特別有用）（Evans 2007）。
電腦化 Hess 螢幕（computerised Hess screen）。
上述測試不一定必須由隱形眼鏡執業者執行，因為在近期的眼部檢查中，它們可能已被執行過。然而，這不應該做事前假設，最好還是由視光師作檢查以確認。
摘自 Evans（2005）。

2.7%(Logan and Gilmartin 2004)。由於隱形眼鏡會隨著眼睛一起移動，所以即使患者看向偏離中心的位置，也很可能仍透過兩隱形眼鏡的光學中心保持視物。這表示差異性稜鏡效應 (differential prismatic effects) 對於配戴隱形眼鏡很可能不成問題，但是戴框架眼鏡則不然。

兩眼度數不等的患者配戴隱形眼鏡的另一個優點是：隱形眼鏡大幅減少兩眼影像不等 (aniseikonia)。過去認為與框架眼鏡相比，隱形眼鏡可減少的兩眼影像不等是對於屈光性的兩眼度數不等 (refractive anisometropia) 產生作用（如無晶體），但是對於軸性的兩眼度數不等 (axial anisometropia) 而言，隱形眼鏡卻會增加

兩眼影像不等。這個理論性的預測即為熟知的 Knapp 定律 (Knapp's law)，然而 Knapp 定律卻被一研究推翻了，該研究結果顯示隱形眼鏡可以減少各種類型的兩眼度數不等所產生的影像不等 (Winn et al. 1988)。此研究發現並不完全令人驚訝 (Edwards 1979)，這表示隱形眼鏡是矯正所有類型兩眼度數不等的優良光學矯正方法，並且能為患者的視覺系統提供足夠的雙眼刺激 (Evans 2006b)。

這表示非斜視性雙眼視覺異常伴隨兩眼度數不等的患者，可藉由隱形眼鏡矯正來輕易地達到他們最好的雙眼視力及立體視覺，當與框架眼鏡矯正相比時。我們已知單單使用框架眼鏡做屈光矯正，即使不做遮蓋治療 (patching)，也可以提升弱視眼的最佳矯正視力 (Gibson 1955, Moseley et al. 2007)，而隱形眼鏡所提供的優越光學矯正可能加強其治療效果 (Evans 2006b)。應該注意的是，純粹兩眼度數不等型的弱視患者 (無斜視)，其弱視無論在哪個年齡進行治療都有效果 (Evans 2007)，而這些患者配戴隱形眼鏡所產生的治療效果也可能出現在一些成人上。

使用任何屈光矯正方法要矯正兩眼度數不等型弱視的困難之處是患者的視覺表現通常不會獲得立即改善。相較之下，當單純雙眼近視的人戴上隱形眼鏡後，他們可以立即看清遠處並明顯感到視力改善，就心理層面來說，這可能抵銷了每個早上要戴上隱形眼鏡所帶來的不便。大多數有兩眼度數不等的弱視患者早上起床的視力是清晰的，所以戴隱形眼鏡並沒有立即幫助。這使得這些患者更容易放棄配戴隱形眼鏡，然而連續配戴型 (continuous-wear) 隱形眼鏡可能使弱視患者比較不容易放棄配戴隱形眼鏡 (Edwards 1979)。矽水凝膠隱形眼鏡讓長時間連續戴用隱形眼鏡更加安全，並且對於治療成年人和兒童兩眼度數不等帶來一定影響。

除了需要符合一般臨床驗配隱形眼鏡的適應症之外，當考量驗配連續配戴型隱形眼鏡給兒童時，仔細處理是需要的 (Evans 2006b)。

隱形眼鏡矯正運動性偏位

屈光矯正可簡單地治癒一些患有失償性隱斜視或斜視的患者。最明顯的例子是完全調節性內斜視，這種內斜視由隱性遠視 (latent hyperopia) 造成，可通過矯正遠視來治癒斜視。通常一旦視軸被矯正變直後，弱視可以獲得改善，假如斜視是在近期發生的話。顯然地，這些病例在視光門診中是相對容易治療的，再加上如果患者的動機強烈且條件適合，隱形眼鏡會是一個矯正選項。

在其他個案中，也有不是由屈光錯誤引起的眼睛偏斜，但仍可藉由屈光矯正來達到眼睛偏斜的改善，例如一些失償性外隱斜視 (decompensated exophoria) 案例，便可以經由負度數過矯 (over-minusing) 來處理。如果外加 −1.00 DS 給正視眼患者，會刺激眼睛增加調節，進而誘導調節性聚合力的產生，從而減少外隱斜視。這些案例的治療目標為逐漸減少過矯度數，而日拋隱形眼鏡成為部分不偏好戴框架眼鏡者的替代選項。

處方稜鏡矯正給某些雙眼視覺異常的患者也是有可能的，例如使用硬式高透氧 (RGP) 隱形眼鏡的稜鏡矯正少量的上隱斜視 (small hyperphoria)，但地心引力效應限制了一眼基底朝下稜鏡的矯正效果。有些軟式散光隱形眼鏡有合適的穩定設計，可以在每個鏡片提供達 2 Δ 的水平稜鏡效果 (Evans 2006b)。

隱形眼鏡作為其他視軸矯正的用途

具有非常不合的屈光矯正度數的隱形眼鏡或是具有不透明光學區的隱形眼鏡，可作為「遮蓋板」(occluders) 之用。這種遮蓋板對於治療弱視或緩解頑固性複視 (intractable diplopia) 是很有幫助的 (Evans 2001)。

隱形眼鏡的另一個用途是矯正先天性眼球震顫 (也稱為早發性眼球震顫或嬰兒眼球震顫症候群)(Evans 2005)。有證據暗示隱形眼鏡在眼睛移動時會提供觸覺反饋 (tactile feedback)，進而減少眼球震顫幅度並提升視力 (Evans 2006b)。

雖然某些雙眼視覺異常是使用單眼視覺法隱形眼鏡矯正的禁忌症，但是單眼視覺法有時候可能是視軸矯正異常 (orthoptic anomaly) 的解決方案。成人的後天性非共動斜視經常出現複視，在某些情況下 (例如小角度的旋垂性偏位〔small-angle cyclo-vertical deviations〕)， 單眼視覺法可消除其中一眼無法融合且產生競爭的視網膜影像，進而減輕複視症狀 (London 1987)。後天性非共動偏位應優先以醫學檢查確認 (Evans 2005)，如果要嘗試單眼視覺法來進行矯正，那麼視軸矯正狀態以及症狀都應該被仔細監督。

隱形眼鏡用於視軸矯正的禁忌症

隱形眼鏡被戴在角膜上並且會隨著眼睛移動。因此，它們是比框架眼鏡更加「自然的」屈光異常矯正方式。所以，隱形眼鏡用於視軸矯正的禁忌症會比其適應症來得簡要許多。

隱形眼鏡特別適用在單眼視覺法上，因為不會產生差異化稜鏡效應 (differential prismatic effects)。然而，單眼視覺法所發生的單眼視力模糊會有解離性效應，所以單眼視覺法不應該用在視軸矯正狀態易受影響的患者身上。

在部分隱形眼鏡配戴型式中，由於隱形眼鏡的美容優點，對視覺品質的讓步被認為是可接受的，例如拋棄式鏡片設計沒有供應高度散光矯正，但高度散光患者戴著散光低矯的隱形眼鏡，對於眼睛呈現輕微的視力模糊仍可滿

意。但如果患者患有失償性隱斜視、斜視或非共動性斜視，這種模糊的視覺品質會導致雙眼視覺無法互相彌補。因此當遇到這些個案時，執行表 31.1 所列的測試是重要的。

如果高度近視患者戴著鏡片中心定位正確的遠用框架眼鏡，那麼在閱讀時，其瞳距會小於兩鏡片的中心距離，造成框架眼鏡產生基底向內作用 (base-in effect)，而有益於近方外隱斜視患者。如果隱形眼鏡被驗配給這類患者，患者可能失去基底向內作用而導致症狀出現。類似作用發生在高度遠視及近方內隱斜的患者。表 31.1 中列出的檢查有助於辨識這些患者（基於雙眼視覺異常的嚴重程度），而且這些患者必須被警告相關症狀，或是在驗配隱形眼鏡前，可能需要先治療雙眼視覺異常（第 30 章）。

上斜肌麻痺 (superior oblique palsies) 會出現失償，如果患者被迫看向該衰弱眼外肌的作用區，例如往下和往內看。因此，交替視覺型多焦設計不適合作為這些患者的矯正方法，這對框架眼鏡以及隱形眼鏡都適用 (Evans 2005)。

單眼視覺法

單眼視覺法是矯正老視的一種方法，其中，一眼被聚焦在遠距離，另一眼則被聚焦在近距離 (Evans 2006a)。雖然最早處方單眼視覺法的型式是使用單眼鏡 (monocles)，但框架眼鏡並不是以單眼視覺法矯正老視的常用方法，部分解釋可說是與設計成功的漸進多焦框架眼鏡鏡片的可取得性有關，但毫無疑問地，如上所述，也可歸因於和兩眼度數不等框架眼鏡矯正的相關光學問題。值得注意的是，隱形眼鏡避免或最小化這些問題，這也解釋了為什麼隱形眼鏡配戴者比框架眼鏡配戴者更加適合單眼視覺法矯正。另一個理由或許是與多焦隱形眼鏡通常伴隨的視覺妥協相關，這使得多焦隱形鏡驗配通常比多焦框架眼鏡驗配更不容易成功。

事實上，使用多焦隱形眼鏡或單眼視覺法所伴隨的視覺妥協使得視光執業者嘗試改良型單眼視覺法 (modified monovision)。在改良型單眼視覺法中，每眼都驗配多焦隱形眼鏡，但其中一眼視遠，另一眼則視近。在增強型單眼視覺法 (enhanced monovisin) 中，一眼配戴多焦隱形眼鏡，另一眼則配戴單焦隱形眼鏡。下文會提到單眼視覺法隱形眼鏡用於視軸矯正功能 (orthoptic function) 的一些限制，而這些限制通常在改良型單眼視覺法中也會遇到。

單眼視覺法在雙眼同視的效應

使用單眼視覺法的後果是，不管看遠看近都有一眼是模糊的。圖 30.1 提供雙眼視覺的簡單示意圖，其強調的是對於感覺性融像而言，每個眼睛中的清晰影像對於提供良好的融像固定是需要的。

單眼視覺矯正法減弱融像能力，以及有些證據指出單眼視覺法使用者其視軸矯正功能 (orthoptic funcions) 的檢查結果有時是較差的 (Evans 2006a)。對於某些患者而言，這會造成恰好可補償的隱斜視轉變成失償性隱斜視，因而這類患者可以說是單眼視覺法用於視軸矯正的禁忌症。

即使有正常視軸狀態的患者，使用單眼視覺法必然會減損其立體視覺 (Evans 2006a)。對於從事需有良好立體視覺工作的患者不可使用這個方法，例如飛行員不應被驗配單眼視覺法，因為曾經有報導指稱，有部分的飛機意外被歸因於飛行員配戴單眼視覺法的隱形眼鏡 (Nakagawara and Veronneau 2000)。

單眼視覺法伴隨的立體視覺降低，通常並不被認為是限制駕駛的因素，但還是要警告剛作單眼視覺法驗配的患者，須在適應此法後才可以開始駕駛。大多數的患者似乎可以適應立體視覺下降，就像他們適應去抑制來自失焦眼

睛的模糊影像一樣。有時候當患者無法適應這些變化，他們便不適合使用單眼視覺法，這樣的驗配應被禁止。在其他情形下，患者雖不能適應全部的環境狀況，但至少也要能適應大部分的環境狀況。對於單眼視覺法來說，最難適應的狀況通常是在夜間開車時。對於患者來說，如果這是一個問題，通常他們會被處方一付框架眼鏡加戴在隱形眼鏡上，這裡是指戴近用隱形眼鏡的那一眼再加戴遠用框架眼鏡鏡片。這付框架眼鏡也需要讓患者戴過幾次來適應。與單眼視覺法一樣，建議患者在夜間戴著新配的矯正器材並作為乘客坐在車裡，以確保在自行開車前，其視覺與深度知覺是正常的。

單眼視覺法的禁忌症

單眼視覺法造成的單眼模糊現象是無法避免的，對於部分患者來說，這使雙眼融像變成不可能或是困難的。如第 30 章一開始所提，造成隱斜視補償困難的三大因素：異常大量的隱斜視、感覺性融像不良及運動性融像不良。單眼視覺法使感覺性融像比正常狀態下更加困難，因為一眼的中心凹接受區出現抑制 (suppression)。然而，遠離中心凹還有較大的接受區對於模糊相對不敏感，所以周邊視覺沒有被抑制而允許感覺性融像產生。換句話說，雙眼融像可能無法達到一般程度，但對於大多數患者來說，這是可以被容忍的。然而，對於某些患者來說，這可能是無法容忍的，特別容易出現在當上述其他兩個因素之一發生時：非常大量的隱斜視和／或運動性融像受損 (低的融像儲備力)。

在臨床上，如果視光執業者正考慮以單眼視覺法幫患者驗配，建議先確認隱斜視是否可以被完全補償。通常建議執行在表 31.1 中的基本檢查項目，如果這些項目的任何一項結果顯示異常，就要考慮執行表 31.1 中的額外檢查 (第 30 章)。這些程序也會建議給單眼視覺法使用者或是出現症狀的雙眼視覺異常患者 (主要是複視或眼睛疲勞)。間歇性斜視患者不建議使用單眼視覺法矯正 (Kushner and Kowal 2003)。

單眼視覺法可能強迫長期固定性 (非交替性) 斜視患者 (如微斜視) 偶爾使用習慣抑制斜視眼做注視。但這會造成**注視轉換型複視** (fixation switch diplopia)，因此單眼視覺法不適合用於固定性斜視患者 (Kushner and Kowal 2003)。

在第 30 章中，非共動性偏位被定義為「因為注視方位的不同而產生的偏斜角度變化」，這取決於用哪隻眼睛注視。此定義的後半部分涉及到當患者用患側眼注視時，偏斜角度典型地增加的情形。由於單眼視覺法迫使患者在任何距離都要有一眼在注視，因而可能造成某個距離的偏斜角度增加，並與患者原本適應的角度差距太大，而導致失償現象 (Kushner and Kowal 2003)。失償也可由感覺性融像損傷造成 (如上所述)，以及上斜肌麻痺案例中，假如患側眼被迫在閱讀時往下看。由於這些種種原因，建議非共動性偏位患者避免使用單眼視覺法。

眼睛的主導性

在幫患者以單眼視覺法驗配時，要選擇哪隻眼應該用哪個距離矯正是有趣的。根據一般原則，主力眼 (the dominant eye) 要配視遠鏡片，但這其實不是個令人滿意的答案，因為隨著視覺任務的不同，主力眼會改變 (Evans 2006a)。通常出現老視的隱形眼鏡配戴者會在隱形眼鏡檢查被發現，且視光執業者發現一眼的屈光錯誤度數已變得近視較多或遠視較少 (Evans 2006a)，這時患者出現自發性的單眼視覺而還沒得到自視光執業者的任何幫助。如果患者是無症狀的，最好保持原樣，並根據要繼續

單眼視覺法所需的度數作修改。當然，這個前提是患者滿意其視力和單眼視覺法概念，這些應先做解釋。

如果視光執業者想嘗試以單眼視覺法幫患者驗配，再加上患者對此方法也有興趣，視光執業者可以先讓患者戴試用隱形眼鏡，並告知患者在其中一眼戴遠用矯正鏡片幾小時或幾天，然後再換另一眼戴遠用矯正鏡片類似時間。

部分患者熱衷以這種方式參與臨床決定，但對其他人來說，視光執業者扮演指導性較強的角色是更讓人喜歡的。對於這些患者，視光執業者可以使用兩種正鏡片模糊測試 (plus lens blur tests) 的其中一種。至於這兩個測試，患者都必須在兩眼先戴遠距離矯正，並且注視接近視力閾值的遠距離視標。其中一個測試，視遠眼睛被選為需要最少量的正度數，即可在雙眼注視遠視標的情況下察覺模糊的那一眼；而另一個測試則包含輪流在各眼加上 +2.00 DS 的鏡片，並詢問患者何時感覺最舒服。

總結來說，建議患者不要馬上進行需要立體視覺的工作 (如駕駛)，直到他們適應單眼視覺法為止，並且要確保他們了解單眼視覺法的優點及其侷限。

結論

隱形眼鏡慣用者通常會戴著框架眼鏡而非隱形眼鏡來進行眼部檢查。這是令人遺憾的，因為這樣一來，視光師所進行的常規眼部檢查中的許多測試都無法反映患者大部分的日常生活。而眼部檢查的其中一部分是視光師評估患者的雙眼視覺。如果有位患者每天只有約 10%的清醒時間戴框架眼鏡，則戴著框架眼鏡所得的評估結果只能反映患者日常生活的 10%。但這位患者在戴隱形眼鏡時可能會有雙眼視覺問題 (一天中約 90%)，而不是戴框架眼鏡時，視光師將無從知道這些問題！雙眼視覺的基本評估應該被納入每次隱形眼鏡追蹤照護檢查的一部分。如果隱形眼鏡執業者發現有任何異常，應馬上與視光師討論。除非隱形眼鏡是驗配給僅有單眼使用的患者，否則雙眼視覺是絕不能被忽略的！

參考資料

Edwards K H (1979) The management of ametropic and anisometropic amblyopia with contact lenses. *Ophthalmic Optician* December 8:925–9

Evans B J W (2001) Diplopia: when can intractable be treatable? In: Evans B, Doshi S (eds) *Binocular Vision and Orthoptics*. Butterworth-Heinemann, Oxford: 50–7

Evans B J W (2007) *Pickwell's Binocular Vision Anomalies*, 5th edn. Elsevier, Oxford

Evans B J W (2005) *Eye Essentials: Binocular Vision*. Elsevier, Oxford

Evans B J W (2006a) Monovision: a systematic review. *Ophthalmic and Physiological Optics* in press

Evans B J W (2006b) Orthoptic indications for contact lens wear. *Journal of the British Contact Lens Association* in press

Gibson H W (1955) Amblyopia. In: *Textbook of Orthoptics*. Hatton Press, London: 170–94

Kushner B J, Kowal L (2003) Diplopia after refractive surgery: occurrence and prevention. *Archives of Ophthalmology* **121**:315–21

Logan N S, Gilmartin B (2004) School vision screening, ages 5–16 years: the evidence-base for content, provision and efficacy. *Ophthalmic and Physiological Optics* **24**:481–92

London R (1987) Monovision correction for diplopia. *Journal of the American Optometry Association* **58**:568–70

Moseley M J, Neufeld M, McCarry B, Charnock A, McNamara R, Rice M, Fielder A (2002) Remediation of refractive amblyopia by optical correction alone. *Ophthalmic and Physiological Optics* **22**:296–9

Nakagawara V B, Veronneau S J H (2000). Monovision contact lens use in the aviation environment: a report of a contact lens-related aircraft accident. *Optometry* **71**:390–5

Winn B, Ackerley R G, Brown C A, Murray F K, Prais J, St John M F (1988). Reduced aniseikonia in axial anisometropia with contact lens correction. *Ophthalmic and Physiological Optics* **8**:341–4

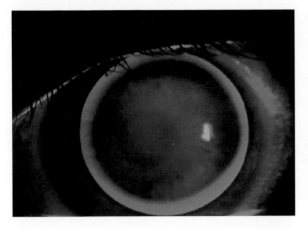

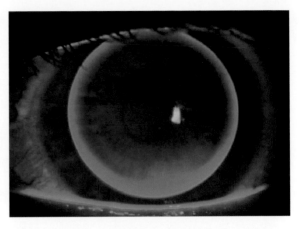

圖 17.2　配戴一個相對於角膜曲率較陡的 RGP 隱形眼鏡。此種關係將產生一個「正的」淚鏡（或液鏡）。

圖 17.3　配戴一個與角膜曲率平行的 RGP 隱形眼鏡。此種關係會產生一個無焦或平光的淚鏡。

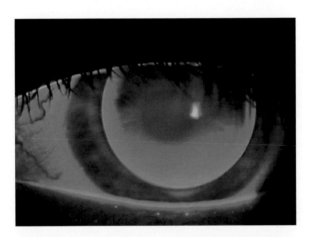

圖 17.4　配戴一個相對於角膜曲率較平坦的 RGP 隱形眼鏡。此種關係會產生一個負的淚鏡。

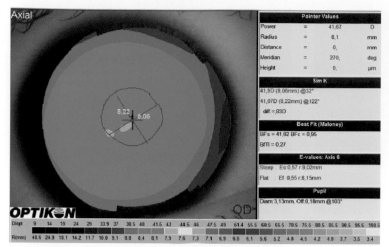

圖 18.9　角膜的地形圖：（a）球形角膜。（b）高角膜散光，與（c）圓錐角膜。

A

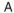

B

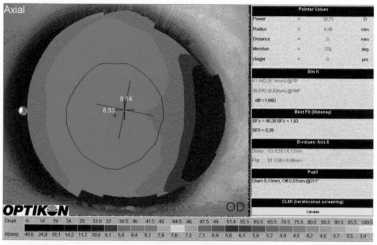

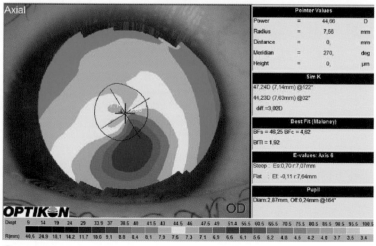

C

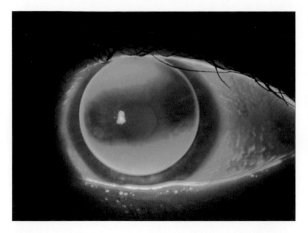

圖 22.1 配戴在環形角膜上的球形 RGP 隱形眼鏡。

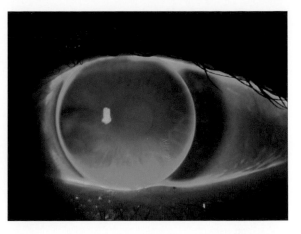

圖 22.2 與圖 22.1 相同的眼睛，但配戴著複曲面後弧的 RGP 隱形眼鏡。

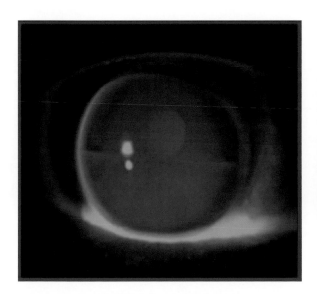

圖 25.1 RGP 雙焦隱形眼鏡的螢光圖案。

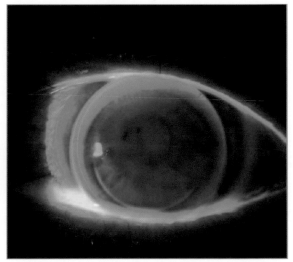

圖 25.2 PresbyLite RGP 雙焦隱形眼鏡的螢光圖案。

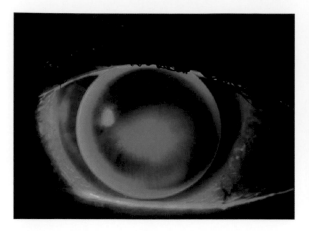

圖 25.5 配適良好的非球面多焦點後弧設計 RGP 隱形眼鏡的螢光染色圖（此透鏡的設計方法通常比最平坦的 K 還要陡 0.4mm）。

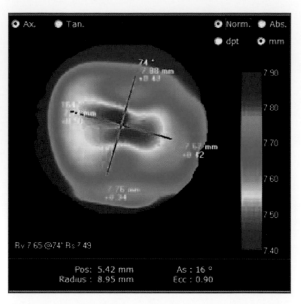

圖 25.6 角膜地型圖清晰地顯示出在配戴 RGP 非球面多焦點隱形眼鏡後，鏡片後表面對角膜的塑形。

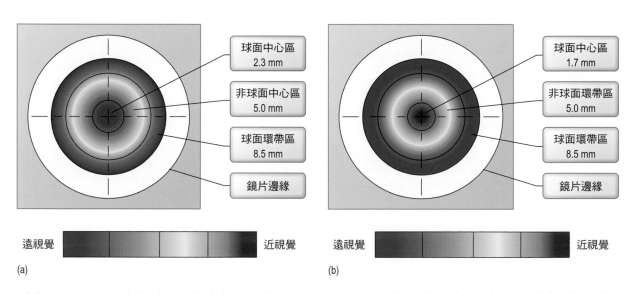

圖 25.8 Proclear 多焦（多區域多焦）示意圖。（a）D(中央看遠) 鏡片：主眼；(b) N(中央看近) 鏡片：非主力眼。

國家圖書館出版品預行編目資料

視覺光學實務與屈光原理（下）- 隱形眼鏡光學及其
視力矯正應用篇／Andrew Keirl 及 Caroline Christie
著，林葦、路建華、劉璟慧 審閱，郭奕萱、游德怡、
鄧光廷、林淑媛 翻譯 -- 初版 . -- 臺北市：台灣愛思唯
爾，2017. 12
　　面；　公分
不含索引
譯自：Clinical Optics and Refraction: A Guide for
　　　Optometrists, Contact Lens Opticians and
　　　Disensing Opticians
ISBN　978-986-95485-5-7（平裝）
1. 驗光　2. 視力
416.767　　　　　　　　　　　　　　106020802

視覺光學實務與屈光原理（下）- 隱形眼鏡光學及其視力矯正應用篇

作　　者：Andrew Keirl, Caroline Christie	發 行 人：Kok Keng Lim
審　　閱：林葦、路建華、劉璟慧	發 行 所：台灣愛思唯爾有限公司
翻　　譯：郭奕萱、游德怡、鄧光廷、	地　　址：台北市中山北路二段 96 號嘉新大樓
林淑媛	第二大樓 8 樓 N-818 室
文字編輯：李毓菁	電　　話：(02) 2522-5900（代表號）
執行編輯：鄭碧華	傳　　真：(02) 2522-1885
排　　版：凸版全美排版有限公司	網　　址：www.store.elsevierhealth.com/taiwan
封　　面：鄭碧華	帳　　號：5046847018
總 經 銷：台灣愛思唯爾有限公司	戶　　名：台灣愛思唯爾有限公司
出版日期：2017 / 12　初版一刷	受款銀行：花旗（台灣）商業銀行
	銀行代號：021
	分行代號：0018（營業部）